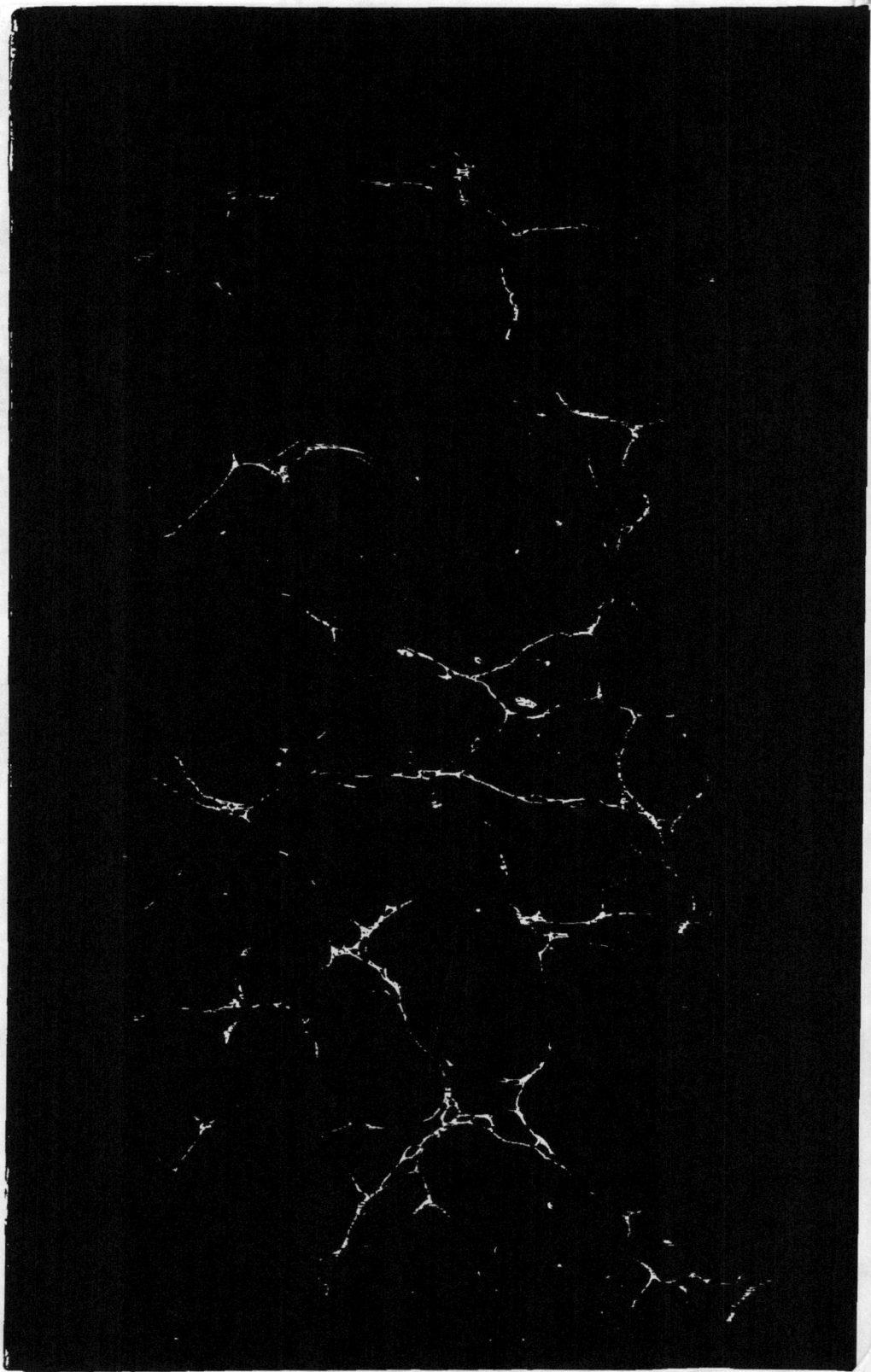

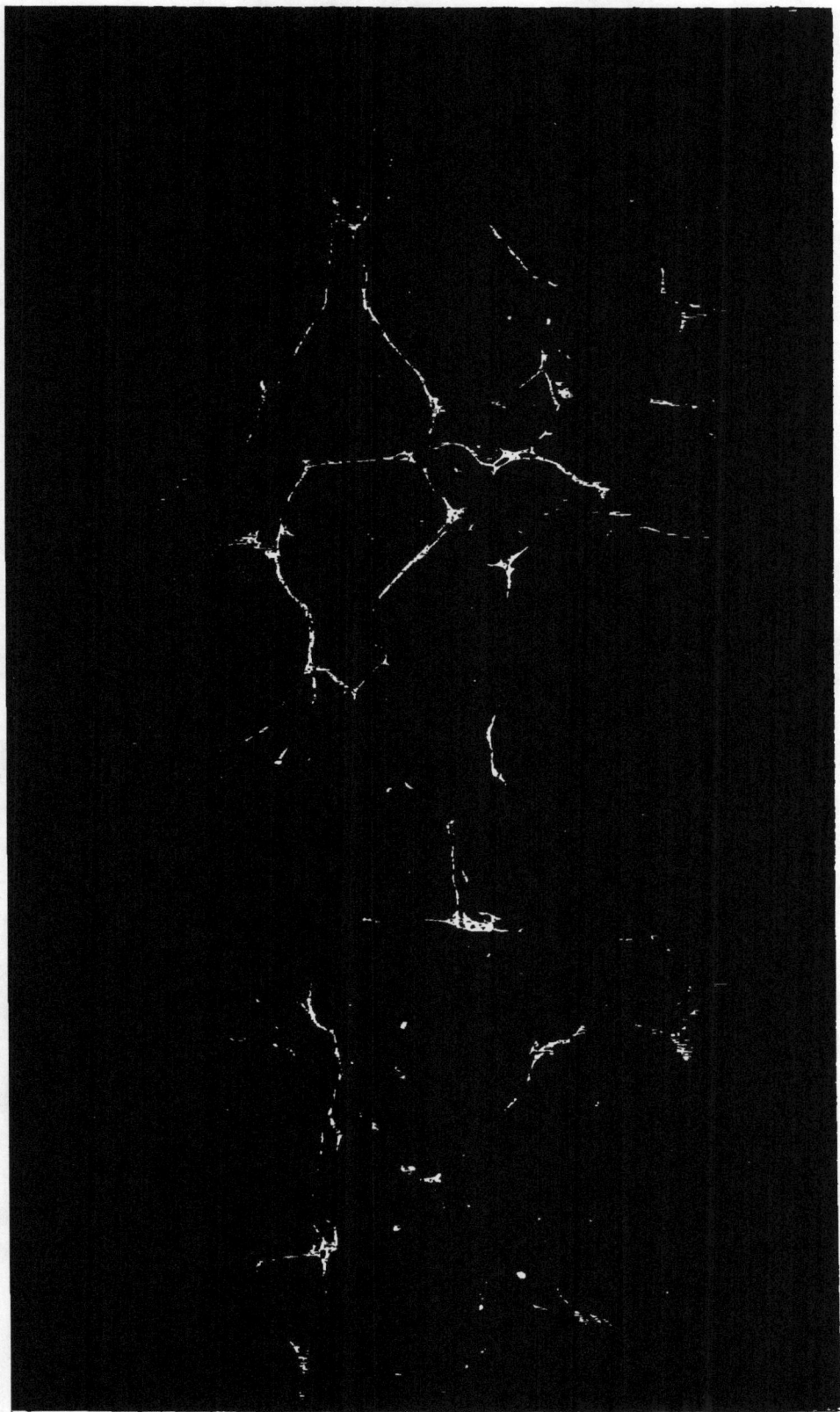

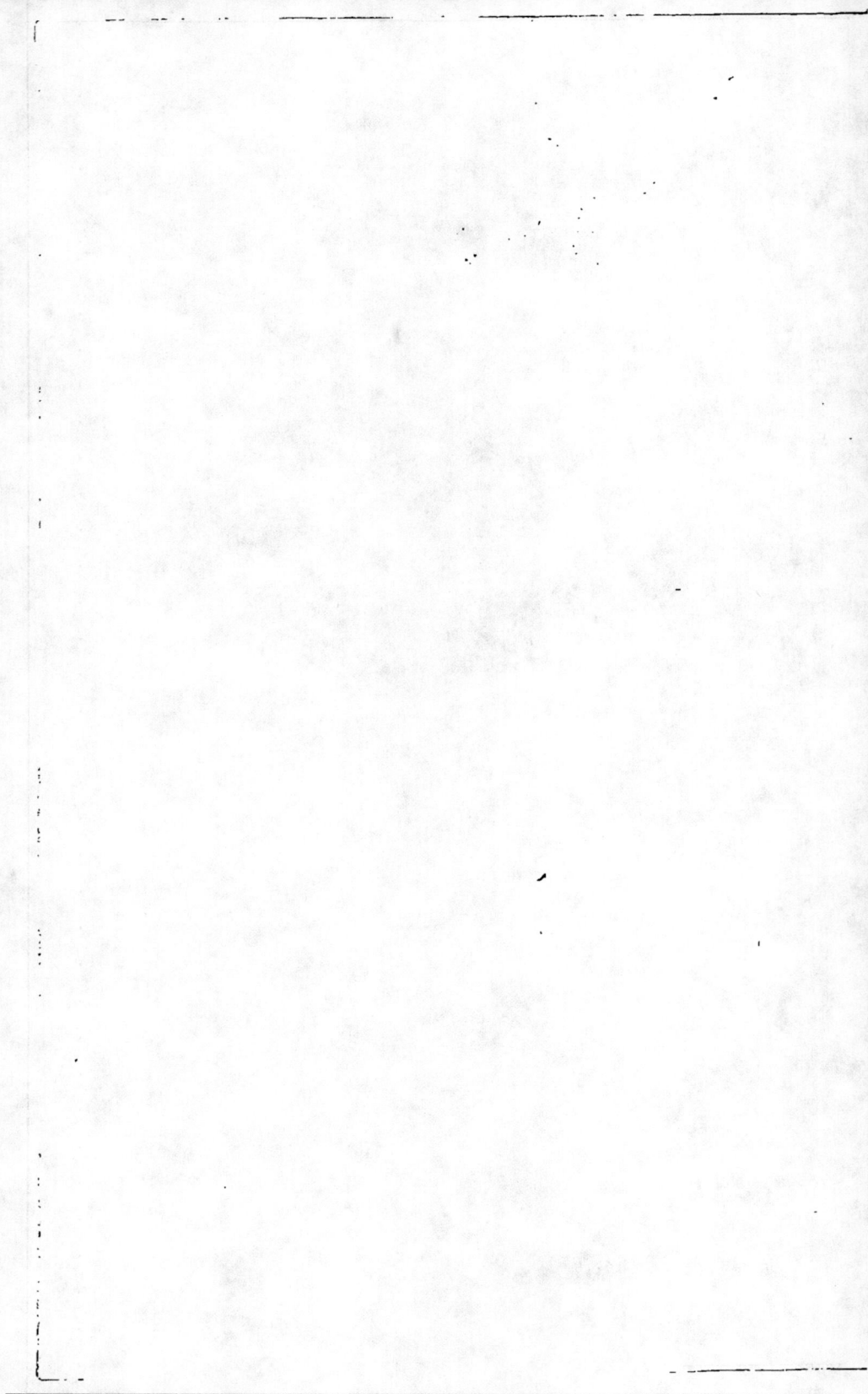

LES MYSTÈRES

DU SOMMEIL ET DU MAGNÉTISME

PARIS. — IMPRIMERIE SIMON RAÇON ET Cᵉ, RUE D'ERFURTH, 1.

LES MYSTÈRES
DU SOMMEIL

ET

DU MAGNÉTISME

OU

PHYSIOLOGIE ANECDOTIQUE

DU SOMNAMBULISME NATUREL ET MAGNÉTIQUE

SONGES PROPHÉTIQUES — EXTASES
VISIONS — HALLUCINATIONS, ETC.— FLUIDE VITAL — PHÉNOMÈNES CÉRÉBRAUX
MAGIE ET PRODIGES RAMENÉS A LEUR CAUSE NATURELLE

PHYSIQUE DES TABLES TOURNANTES

EXPLICATION NATURELLE DE LEURS MOUVEMENTS

PAR A. DEBAY

CINQUIÈME ÉDITION

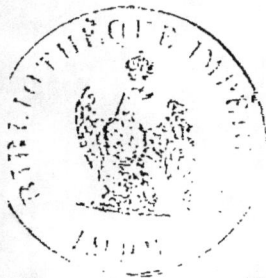

PARIS

E. DENTU, LIBRAIRE-ÉDITEUR,
PALAIS ROYAL, 13, GALERIE VITRÉE.

—

1854

AUX LECTEURS

Cet ouvrage renferme d'étranges observations, des faits extraordinaires et presque incroyables, mais nullement surnaturels ; car, hormis l'absurde, tout est logique dans la nature. Tout effet a une cause, et il serait peu sensé de nier un effet parce qu'on n'en connaîtrait point la cause. — La vie a deux côtés : l'un sensible et connu ; l'autre inconnu et mystérieux, échappant aux investigations du physiologiste ; ce dernier fait le sujet de cet ouvrage.

L'auteur, pour en rendre la lecture attrayante, a su encadrer dans son texte une foule d'anecdotes et d'observations intéressantes ; il a colorié ses tableaux, varié les scènes, et jeté çà et là des fleurs sur

le sol aride et rebattu de la discussion. — Le lecteur marche de surprise en surprise, de prodiges
en prodiges; stupéfait, étourdi des merveilles qui
se déroulent à ses yeux, il doute, il n'ose croire...
mais il arrive au but, conduit par la raison; et à
la connaissance des causes succède la juste appré-
ciation des effets.

LES MYSTÈRES
DU SOMMEIL ET DU MAGNÉTISME

CHAPITRE PREMIER.

DU SOMMEIL

ET DE SES DIVERS DEGRÉS.

Le sommeil est la suspension de la vie de relation et des sensations qui en découlent. Il résulte de cette suspension que l'homme perd la conscience de sa propre existence et celle des rapports avec les objets extérieurs. Les physiologistes n'ont pas encore déterminé si cette suspension des sensations provient de l'inaptitude du cerveau à recevoir les impressions transmises par les nerfs, ou si ce sont les nerfs qui cessent de les transmettre au cerveau.

Lorsque le fluide nerveux, dépensé par la vie de relation, a ralenti son action sur nos organes, la circulation, la calorification, et généralement toutes les fonctions diminuent d'activité, et la disposition au sommeil commence.

Les paupières se baissent, les muscles tombent dans le relâchement, les idées s'effacent peu à peu, le stimulus extérieur n'a plus assez de force pour les renouveler ; le foyer nerveux central, qui élabore la pensée, s'alanguit de plus en plus ; enfin tous les organes arrivent à cet état d'affaissement, d'insensibilité momentanée, où il y a perte du *moi* ; c'est le sommeil complet, absolu.

Mais tous les organes ne dépensent point une quantité égale de fluide nerveux ; l'organe le plus excité pendant la veille, celui qui fait une plus grande dissipation de ce fluide, est, sans contredit, l'organe de la vision ; il doit donc se reposer le premier : les autres organes s'endorment en raison directe de leur activité. On voit rarement les organes cérébraux s'endormir à la fois et du même sommeil ; presque toujours, au contraire, il en est qui veillent ou qui dorment plus légèrement que les autres ; c'est la cause de quelques rêves faibles, vagues, de courte durée, qui précèdent le premier sommeil. Bientôt l'affaissement gagne tout le système, et le sommeil, devenu profond, n'est plus traversé par aucun mouvement d'idées.

Après un temps plus ou moins long, lorsque la nutrition, qui ne se suspend jamais, a versé au cerveau une suffisante quantité de fluide nerveux, les organes restaurés, stimulés de nouveau, retrouvent une partie de leur action ; alors les premiers rêves commencent, obscurs, incohérents et rapides. Peu à peu l'afflux nerveux augmente, les idées se réveillent, se meuvent et sont susceptibles d'associations plus nombreuses et mieux ordonnées ; enfin le rêve se régularise, prend une forme déterminée. Le sommeil a renouvelé, dans l'organe des sens et de la pensée, l'excitabilité épuisée par la veille, et leur a rendu l'énergie. On sait qui l'on est, où l'on est ;

on arrive progressivement à saisir les rapports des images ; les idées se coordonnent, s'éclaircissent de plus en
plus ; on touche au moment du réveil.

Mais le sommeil ne marche point toujours avec cette
régularité ; la plupart des maladies, et surtout les affections nerveuses, le pervertissent en moins ou en plus,
c'est-à-dire l'arrêtent ou le prolongent pendant un temps
plus ou moins long. Le premier de ces deux états se
nomme *agrypnie*, insomnie, perte du sommeil, veille involontaire ; le second a reçu le nom de *cataphora* ; nous
ne parlerons que de ce dernier.

CATAPHORA.

Le cataphora est ce sommeil lourd et profond dont l'intensité a quelque chose d'extraordinaire, d'effrayant. On
lui connaît trois degrés : le *coma*, le *carus*, la *léthargie*.

Le *coma* est un assoupissement invincible, dans lequel
retombe toujours le malade, quelques moyens que l'on
emploie pour le tenir éveillé.

Le *carus* est un sommeil plus profond encore ; les
bruits violents, les tractions, l'immersion même ne peuvent le dissiper ; il est accompagné de perte de mouvement et de sentiment.

La *léthargie* est le degré le plus intense du cataphora ;
il y a délire nerveux, engourdissement général qui ferait
croire à une suspension de la vie.

Dans le Journal de médecine, chirurgie et pharmacie
de 1754, on trouve parmi plusieurs observations celle
d'un homme surnommé le dormeur de la Charité. Son

sommeil durait exactement la moitié de l'année ; on avait beau crier à ses oreilles, l'agiter, le secouer ; il dormait toujours : l'immersion dans l'eau froide ne put le réveiller.

Van-Swieten rapporte un cas à peu près semblable pour la durée. Le dormeur dont il parle ne voulut pas croire, en se réveillant, que la nuit eût été si longue ; cependant il se laissa persuader, car il se rappelait s'être endormi à l'époque des semailles, et le temps de la récolte commençait.

Une femme de la campagne dormait régulièrement toute la semaine et ne se réveillait que le dimanche au matin : alors elle faisait sa toilette, prenait quelques aliments et se rendait à l'église ; à son retour, elle se rendormait jusqu'au dimanche suivant.

Un homme, glouton de son naturel et qui ne mangeait qu'une seule fois le jour, s'endormait aussitôt qu'il avait avalé le dernier morceau et vidé la dernière bouteille. Il se réveillait le lendemain à la même heure, pour recommencer exactement ce qu'il avait fait la veille.

On cite une dame de haute famille qui dormit trois années consécutives, sans prendre d'autre nourriture qu'un peu de bouillon qu'on lui introduisait, au moyen d'une sonde, par les fosses nasales ; car elle conserva pendant tout ce temps un resserrement tétanique des mâchoires. Elle expira quelques minutes après son réveil.

Les annales de médecine contiennent des exemples de sommeil si extraordinaires, si prodigieux, qu'on en douterait presque, s'ils n'étaient rapportés par des auteurs dignes de foi. Ainsi, on y trouve des sommeils qui ont duré depuis vingt-quatre jours jusqu'à quarante-neuf ; depuis deux mois jusqu'à quatre ans et plus ; on serait tenté de croire, en face de tels exemples, que la fable d'Épiménide, qui dormit cent ans, est un fait historique seulement un peu exagéré.

On pourrait comparer les personnes affectées de cette singulière maladie aux animaux hibernants, dont le sommeil est une véritable léthargie. Leur respiration et leur circulation sont insaisissables; il y a perte de sensibilité et de mouvement; on peut même les disséquer, sans qu'ils donnent signe de douleur. Des phénomènes à peu près semblables se passent à l'égard des léthargiques : les bruits violents, les secousses, les piqûres, les incisions, les brûlures et les moyens les plus extrêmes sont impuissants à tirer certains sujets de ce profond sommeil.

Nous terminerons l'histoire du cataphora par un fait d'autant plus curieux que la vérité semble en être garantie par la bonne foi du vieillard à qui nous l'avons entendu raconter.

Un montagnard des Pyrénées vivait dans la plus profonde indigence avec sa femme, créature d'un tempérament irascible, qui, depuis l'âge de retour, avait éprouvé plusieurs atteintes de carus. Les prodromes de cette maladie s'annonçaient par une humeur difficile, intraitable. Déjà méchante par nature, cette femme devenait hargneuse, emportée, fougueuse, et se livrait, sur son mari, à des actes de brutalité ; puis, à la suite de ces scènes violentes, elle tombait dans un sommeil léthargique dont il était impossible de la tirer, et qui durait de quinze à vingt jours. Le pauvre diable n'opposait que patience aux bourrasques conjugales : « Elle est malade, disait-il piteusement, il faut bien lui pardonner. » Et il supportait les injures, les coups, avec une résignation stoïque : seulement il se cachait la tête dans les mains, car c'était surtout au visage qu'en voulait la mégère.

Il arriva un jour que le sommeil de cette femme se prolongea plus longtemps que de coutume ; un homme de l'art la jugea morte. Le montagnard versa quelques larmes et remercia Dieu de l'avoir rappelée dans son sein. Pauvre comme Job, n'ayant pas l'argent nécessaire à l'achat d'une bière, il fit part de son embarras à ses voisins ; deux paysans du hameau placèrent la défunte sur une civière avec ses vêtements pour linceul, et se dirigèrent vers le champ du repos. Comme ils passaient dans un étroit sentier bordé de broussailles, une ronce déchira le visage de la morte qui se réveilla tout à coup, en poussant un cri aigu. Les porteurs effrayés laissèrent tomber la civière et s'enfuirent à toutes jambes ; le mari, qui s'était sauvé comme les autres, revint sur ses pas après un moment de réflexion, et aida la malheureuse à regagner le logis. La terreur fut grande au hameau ; il se passa plusieurs mois sans que les plus intrépides osassent regarder en face la *morte ressuscitée.*

De ce jour, l'humeur de la malade devint si féroce, que le pauvre montagnard fut forcé de déserter sa chaumière, dans la crainte d'être assommé. Sur le bruit qui s'était répandu à la ronde, que cette femme était sorcière, qu'elle mourait et ressuscitait à volonté, le desservant d'un village voisin se rendit sur les lieux, accompagné du mari qui, depuis quelques semaines, errait sans asile. Lorsqu'on ouvrit la porte de la chaumière, on trouva la dormeuse étendue roide et livide sur le sol. Cette fois elle était bien morte ; l'odeur putride que répandait son cadavre ne permettait plus d'en douter. Personne, au hameau, ne voulut la porter en terre ; tout le monde frissonnait encore au souvenir de sa résurrection. Deux soldats, rejoignant leurs cantonnements, qui étaient venus giter

dans l'endroit, sur la prière de l'ecclésiastique, se char-
gèrent de ce triste soin.

Le montagnard, comme la première fois, suivit la civière tête baissée, l'œil humide ; il pleurait, le brave
homme, car il se croyait veuf tout de bon. Sa démarche
lente, ses sanglots, l'abattement de ses traits indiquaient
la douleur et les regrets ; cependant, lorsque les soldats
entrèrent dans le sentier buissonneux, il leur cria naïvement : *Camarades, prenez garde aux broussailles!*

CATALEPSIE.

La catalepsie est la suspension instantanée de l'exercice
des sens et de l'action musculaire dirigée par la volonté :
l'ouïe, cependant, et l'intelligence persistent. Les cataleptiques restent dans la position qu'ils avaient au moment
de l'attaque, leurs membres gardent celle qu'on leur imprime ; la bouche est muette. Le corps conserve, pendant
l'accès, l'immobilité d'une statue ; la respiration et le
pouls sont d'une lenteur remarquable, quelquefois insensible.

Cette affection, très-rare, selon quelques médecins,
attaque plutôt la femme que l'homme. En voici un exemple
intéressant tiré de la *Gazette des hôpitaux.*

Madame de…, appartenant à la classe aisée, accrochait
un panier au mur de sa salle à manger, lorsqu'une ex-
plosion d'arme à feu retentit sous ses croisées ; au même
instant, frappée d'immobilité complète, elle resta comme
pétrifiée, conservant son attitude, un bras levé vers le
clou, l'autre appuyé contre le mur. Des domestiques, ac-

courus aux cris d'une femme de chambre, trouvèrent leur maîtresse dans cette position : les yeux ouverts et fixes, le visage muet et tranquille, sans le moindre signe de douleur; ils la transportèrent sur un lit de repos, et vainement essayèrent de la faire revenir. Après une heure, des convulsions survinrent, ses dents grincèrent; puis les yeux perdirent leur fixité, devinrent humides, et des flots de larmes mirent fin à l'accès. Cette première invasion eut lieu à six heures du soir.

Le lendemain, à la même heure, madame de... s'amusait à cueillir des fleurs d'oranger; le temps était calme, le plus parfait silence régnait autour d'elle; tout à coup les mêmes phénomènes de la veille se reproduisent : elle resta les deux bras automatiquement tendus vers la branche. Comme la veille aussi l'état cataleptique dura une heure, et se termina par d'abondantes larmes.

Ces accès, commençant toujours à la même heure et ayant une égale durée, continuèrent pendant six ans. Aucun symptôme précurseur n'en indiquait l'approche; Madame de... était soudainement frappée, n'importe ses occupations et les lieux où elle se trouvait, et toujours à six heures du soir. Alors, si elle parlait, le mot restait inachevé sur ses lèvres, les prunelles s'arrêtaient fixées sur un objet; tout le corps était saisi d'une effrayante immobilité; les membres obéissaient à tous les mouvements qu'on voulait leur imprimer, et gardaient l'attitude dans laquelle on les laissait. A sept heures, une grande inspiration gonflait la poitrine, et bientôt des convulsions, des larmes, amenaient la détente. Madame de... semblait, du reste, jouir d'une assez bonne santé; son embonpoint n'avait nullement souffert; elle mangeait bien, digérait avec facilité, toutes ses fonctions s'exécutaient paisiblement, et son moral n'avait reçu aucune fâcheuse atteinte.

Tous les traitements imaginables furent dirigés contre cette maladie, sans aucun succès. Au bout de six ans, les attaques devinrent moins fortes et plus courtes ; mais une faiblesse de jambes, augmentant à mesure que la catalepsie s'effaçait, finit par amener une paraplégie complète. Quelques mois après, cette dame marchait avec des béquilles ; il ne lui restait plus, de ses attaques quotidiennes, qu'un phénomène non moins curieux : tous les jours, à six heures du soir, le doigt annulaire gauche se fléchissait sur la paume de la main et ne se redressait qu'à sept heures ; c'était un chronomètre d'une précision rigoureuse.

Il existe une espèce de catalepsie qu'on pourrait nommer léthargique, à cause de sa durée prolongée au delà de la période normale ; cette terrible affection, offrant tous les caractères d'une mort apparente, a plusieurs fois donné lieu à de funestes méprises. La peau est froide, l'œil vitreux, le pouls ne bat plus, la respiration semble éteinte ; le poli d'une glace présentée à la bouche n'en est point terni ; toutes les fonctions vitales sont suspendues, le corps simule un cadavre.

La relation d'un fait passé en Espagne, il y a quelques années, suffira pour faire apprécier les dangers auxquels un jugement trop prompt sur la mort expose les personnes atteintes de cette catalepsie. Laissons parler la jeune demoiselle qui faillit en être victime :

« On me crut morte. . J'entendis les gémissements de ma famille éplorée ; j'entendis les sanglots et reçus le dernier adieu de mon fiancé ; mes sœurs me donnèrent le dernier baiser ; la bière était ouverte, elle allait se fermer sur moi, lorsque le conseil d'un médecin fit re-

tarder mon enterrement. Je restai trois jours exposée
sur un lit mortuaire ; trois jours à écouter ce que la douleur d'une famille, dont j'étais l'idole, avait de plus déchirant, de plus cruel ! Je saisissais tout ce qui se disait
jusqu'au moindre bruit ; combien de fois j'essayai de
m'agiter, de crier, de pousser un soupir ; impossibilité
absolue... J'étais morte physiquement, l'intelligence et
l'ouïe seules avaient conservé leur activité. Je me voyais,
hélas ! condamnée à être enterrée vive. Quelles angoisses,
quel supplice ! oh ! que je souffrais !...

« Le matin du quatrième jour, mon médecin et deux de
ses collègues vinrent me visiter : ils m'explorèrent minu-
tieusement, soulevèrent plusieurs fois mes paupières,
qu'ils frottèrent contre le globe de l'œil en disant : « Pru-
« nelles insensibles et vitreuses, froid général, face livide,
« plaques verdâtres sur la surface du corps, ce sont les si-
« gnes certains d'un commencement de décomposition ; on
« peut l'enterrer aujourd'hui. » Ma famille sortit de l'appartement où j'étais exposée, pour éviter le douloureux
spectacle de mon ensevelissement. Alors on me couvrit
d'un linceul, on me descendit dans la bière et j'entendis
les marteaux clouer le couvercle. En ce terrible instant,
que de tentatives ne fis-je point dans la pensée, que de
prodigieux efforts pour donner signe de vie ! toujours
même impossibilité... Je me résignai donc, croyant que
c'était la volonté de Dieu, et me mis à le prier avec ferveur. Je fus portée à l'église : les cierges brûlèrent autour
de mon cercueil, les prêtres chantèrent la prière des
morts ; une heure après, les fossoyeurs me faisaient glisser
dans la fosse. Au bruit sourd de la première pellée de
terre jetée sur mon cercueil, tout mon être frissonna,
tressaillit ; je m'efforçai de crier ; je multipliai, dans mon

esprit, tout ce que l'énergie du désespoir peut donner de puissance à l'action ; vains efforts ! je restai immobile et muette sous mon linceul. Bientôt je tombai dans l'abattement, mes idées, si claires jusque-là, s'effacèrent. je perdis connaissance.

« Lorsque je revins à moi, le vent sifflait dans les ifs du cimetière, le tonnerre grondait avec fracas, un orage éclatait sur ma tête. La foudre tomba probablement près de moi, car j'éprouvai une violente commotion ; il me sembla que la sensibilité revenait au corps.

« Voici à quelle triste circonstance je dus mon retour à la vie :

« Celui que j'aimais, Diégo, le jeune homme à qui j'étais fiancée, avait obtenu du fossoyeur, moyennant une somme d'argent, que la fosse ne serait comblée que le lendemain matin. Un horrible projet roulait dans sa tête ; il voulait s'unir à moi par le suicide et partager ma tombe. En effet, vers le milieu de la nuit, j'entendis des pas s'approcher... C'était lui !

« O mon Anna ! s'écria-t-il, Diégo, ne pouvant vivre « sans toi, vient mourir près de toi : que Dieu me par- « donne cet acte de désespoir, et réunisse nos deux âmes ! »

« J'entendis craquer les ressorts d'une arme... Il allait se tuer... Soudain, un cri perçant partit de ma gorge : la voix m'était revenue. A ce cri que le silence des nuits et la lugubre obscurité du lieu rendaient plus effrayant encore, l'arme s'échappa de la main du jeune homme et vint rouler avec lui sur mon cercueil.

« Aux premières lueurs du jour, attirés par mes gémissements, les gardiens du cimetière accoururent à ma fosse, enlevèrent le corps de Diégo, déclouèrent ma bière et me rendirent à mes parents. La violente émotion que leur causa ma présence faillit coûter cher à plusieurs d'entre eux. Entourée de soins empressés, de sollicitudes et de caresses, je me rétablis promptement.

« Et Diégo?... L'infortuné! lorsqu'il rouvrit les yeux... il était fou... Je lui ai consacré ma vie sur la terre, car c'est pour moi qu'il a perdu la raison. O mon Dieu! mon Dieu! j'espère en ta bonté. »

Nous transcrirons ici l'histoire du cataleptique de Montaigu, qui attira autrefois la vive attention du monde savant.

« C'était un jeune homme de vingt-deux ans, nommé François Bousch, nouvellement incorporé dans un régiment de dragons, d'une sensibilité morale et d'un amour-propre excessifs; regrettant son pays et toujours triste, taciturne. Ayant été moqué et bafoué par ses camarades, puis puni injustement par son sergent, il devint cataleptique. Toute sa vie de relation fut comme anéantie et cela d'une manière continue; ses sensations, ses facultés intellectuelles, ses mouvements volontaires, furent suspendus. Il était étendu sur le dos, les paupières fermées, continuellement clignotantes, le globe de l'œil fixé en haut. Il n'entendait aucun bruit : le son de la trompette, le roulement du tambour, la détonation d'un pistolet tiré à son oreille, ne pouvaient lui causer la moindre impression. Ses membres gardaient la position qu'on leur donnait, et restaient immobiles d'abord, puis, l'action musculaire s'affaiblissant, ils s'abaissaient peu à peu insensiblement jusqu'à ce qu'ils eussent pris leur position sur le lit. On ne pouvait, malgré de violents efforts, lui faire desserrer les mâchoires. La respiration et la circulation étaient d'une lenteur remarquable; il ne vivait que de la vie de nutrition, à la manière des animaux hiber-

nants. On eut recours à divers moyens de stimulation,
aux vésicatoires, aux douches, aux lavements irritants,
à la flagellation, à l'urtication, au magnétisme, pour le
tirer de cet état, mais inutilement; il n'y eut que le moxa
sur la colonne dorsale et l'acuponcture pratiquée à la
plante des pieds qui purent l'en faire sortir. Pendant ces
opérations le rouge lui montait au visage, il contractait
ses traits comme un homme qui se fâche ; il levait automatiquement les bras et les jambes ; et si, après l'avoir
soulevé et dressé sur pieds, on l'entraînait de force, ses
jambes exécutaient des mouvements de progression aussi
rapides que ceux de la personne qui l'entraînait. Après
l'avoir ainsi fait courir quelque temps, si l'on mettait des
aliments sur le bord de ses lèvres, il ouvrait la bouche et
les avalait sans difficulté. On lui donnait, en outre, des
lavements nutritifs chaque jour, sans cela il fût infailliblement mort d'inanition. Cependant on s'aperçut, au bout
de six mois, que la nutrition se faisait mal, les exonéra-
tions n'avaient lieu que tous les dix jours : les fluides se
dépravaient ; toute sa peau se couvrit d'ecchymoses et de
taches scorbutiques ; les tissus et les chairs se ramollirent,
la rigidité cataleptique diminua, et une odeur putride
s'exhala de son corps. Ce fut en cet état désespéré, où
l'on s'attendait à une mort prochaine, que le malade ouvrit tout à coup les yeux et demanda à manger. Il y eut
une détente générale ; à la rigidité des membres avait succédé une mollesse et une faiblesse extrême. Des aliments
très-nutritifs lui furent aussitôt administrés avec des toni-
ques capables de ranimer ses forces, et en peu de jours il
fut entièrement rétabli. François Bousch ne s'est jamais
rien rappelé de ce qu'on lui avait fait pendant les sept
mois qu'avait duré sa maladie. »

Cette observation prouve que l'abolition complète de la sensibilité et de la mémoire est un des principaux caractères de la catalepsie.

Il existe une autre affection, espèce de névrose qui se rattache à la léthargie et à la catalepsie par quelques symptômes, et offre aussi une mort apparente. La période d'accès est plus ou moins longue ; à l'impossibilité des mouvements volontaires se joint, presque toujours, le sommeil de plusieurs sens : ici encore l'ouïe et l'intelligence conservent leur activité. Malgré son analogie de symptômes, ce n'est cependant point la catalepsie proprement dite, puisque les yeux sont fermés et les membres présentent la molle flexibilité de ceux de l'enfant endormi. Ce n'est pas, non plus, la léthargie, puisque le sentiment et l'ouïe persistent. On pourrait peut-être nommer cette affection *fausse catalepsie*, ou *épuisement* momentané des organes encéphaliques présidant aux mouvements volontaires et à l'exercice d'un ou de plusieurs sens. Cette étrange maladie a fourni une foule d'observations curieuses, dont nous allons rapporter quelques-unes des plus intéressantes.

Un aspirant au baccalauréat ès sciences, chez qui des veilles prolongées et des travaux trop longtemps soutenus avaient occasionné un épuisement nerveux très-grave, tomba tout à coup dans un sommeil cataleptique qui inquiéta beaucoup sa famille. On avait beau crier à ses oreilles, l'agiter, le pincer, il ne donnait aucun signe de sensibilité ; la respiration se reconnaissait à peine, la face était tranquille et la peau conservait sa chaleur ; plusieurs jours se passèrent ainsi. Un matin, après quelques tentatives faites par ses jeunes camarades pour le réveiller, un d'entre eux s'avisa de lui poser cette question :

« Jules ***, je parie que tu ne me dis pas quelle est la racine carrée de 2916?

— 54! » s'écria le dormeur; et le réveil fut soudain.

Jules *** éprouva, pendant le cours de l'année, plusieurs atteintes de cette affection; le remède infaillible, pour abréger l'accès, était la proposition d'un problème, qu'il résolvait avec une étonnante facilité. La suspension de ses travaux scientifiques, l'équitation, la chasse et autres distractions actives le guérirent complétement.

Un musicien passionné, savant dans son art et doué d'une délicatesse d'ouïe surprenante, éprouvait des crispations nerveuses, accompagnées de mouvements d'impatience et de grincements de dents, toutes les fois qu'on chantait ou qu'on jouait faux devant lui; en revanche, il s'extasiait, restait plongé dans un muet ravissement lorsqu'il entendait exécuter, avec âme et précision, un de ces beaux morceaux empreints du génie des grands maîtres. Cette excessive sensibilité lui avait causé de nombreux dérangements dans les fonctions nerveuses et digestives; plusieurs fois il avait été obligé de garder le lit à la suite de ses violentes émotions musicales. Un soir, rentré chez lui, après avoir assisté à un concert donné par les premiers artistes de la capitale, il fut saisi d'un assoupissement dont rien ne put le tirer. Cet état durait depuis quatrevingt-sept heures, lorsqu'un médecin, de ses amis, étant venu le visiter, conseilla de faire de la musique dans l'appartement même. Aussitôt une des personnes présentes se place au piano, et deux autres se mettent à chanter un duo de Rossini; mais ni le pianiste ni les chanteurs n'étaient habiles à rendre, avec expression, la musique du célèbre maëstro. Après quelques phrases exécutées tant bien que mal, les deux voix s'arrêtèrent sur un point d'orgue, de façon à blesser l'oreille la moins exercée. Le malade, jusqu'alors immobile, s'agita brusquement sur son lit, ses traits accusèrent une douloureuse impatience, puis tout à coup, d'une voix courroucée :

« Les barbares ! écorcher ainsi le chef-d'œuvre de Rossini !… »

Il ouvrit immédiatement les yeux et resta stupéfait de se voir entouré de ses amis.

Les journaux ont parlé d'une dame du monde, grande devineresse d'énigmes, de charades, de logogriphes, d'anagrammes, d'homographes et autres jeux de mots, qui étonnait par sa prompte facilité d'esprit en ce genre et faisait sa principale occupation de cet amusement futile. Des contrariétés de famille et surtout la perte d'un petit chien adoré la jetèrent dans un état de fausse catalepsie très-inquiétant. Le hasard fit aussi découvrir le secret d'abréger son sommeil. Deux jeunes demoiselles qui la veillaient s'étant mises à jouer aux énigmes, pour se distraire, l'une d'elles proposa à l'autre le logogriphe suivant :

> Sur six pieds je suis minéral.
> Sans mon chef je suis végétal ?

« Marbre ! » s'écria la dormeuse aussitôt ; elle poussa un profond soupir et se leva, demandant combien de temps avait duré son sommeil. C'était le cinquième jour. Le lendemain elle se rendormit de nouveau ; le médecin ordonna de la laisser reposer quelques heures, au bout desquelles une nouvelle charade lui ouvrit les yeux. On fit la remarque, à la suite de plusieurs accès, que la faculté divinatoire de madame ……. augmentait prodigieusement pendant ce sommeil ; elle trouvait, sans la moindre hésitation, le mot caché des énigmes les plus complexes, les plus difficiles, ce qu'elle n'aurait assurément pu faire pendant l'état de veille.

Ces quelques exemples que nous venons de relater, et une foule d'autres consignés dans les annales de l'art médical, prouvent combien de prudence et de lenteur on doit mettre à constater un décès ; aussi les pères de la médecine légale ont dit que, de tous les signes de la mort, un seul emportait avec lui le critérium de certitude : la *putréfaction*.

Nous terminerons cet article en faisant observer que le sommeil n'est point le partage exclusif de l'homme et des animaux ; tous les êtres ayant vie, depuis la plante la plus simple jusqu'à l'animal le plus complexe, sont soumis à cette condition de l'existence. Et, chose digne d'attention, le sommeil est d'autant plus long qu'on descend davantage dans l'échelle des êtres organisés, de l'homme au lithophyte. Tout le monde sait que les animaux hibernants, l'ours, la marmotte, etc., dorment une partie de la mauvaise saison ; que les reptiles, après avoir englouti une proie souvent plus grosse qu'eux, restent, pendant tout le temps de la digestion, plongés dans un engourdissement si profond, qu'on peut s'approcher d'eux et les toucher sans danger. Personne, non plus, n'ignore que les graines restent inertes et comme privées de vie jusqu'à ce qu'on les sème : alors, pour elles, le réveil commence et la germination prouve leur vitalité. Le sommeil est donc une nécessité de l'existence ; tous les êtres organisés y participent ; nul ne saurait s'y soustraire.

Nous venons d'énumérer les perversions que présentait le sommeil chez l'homme ; il nous reste à décrire les phénomènes qui se passent pendant sa durée et auxquels on a 'donné le nom de songes ; c'est cette matière que nous allons traiter sous le titre d'*Onirogénie*.

CHAPITRE II.

SECTION I.

ONIROGÉNIE

FORMATION ET THÉORIE DES SONGES [1].

Le rêve est, en général, le travail de deux des facultés intellectuelles, la mémoire et l'imagination, pendant que le jugement et la comparaison se reposent et ne fonctionnent plus. Or, le rêve n'étant que la représentation plus ou moins confuse des impressions tant extérieures qu'intérieures ressenties pendant la veille, il en résulte, lorsqu'elles ne sont pas coordonnées, cet appareil fantasmagorique et bizarre qui se déroule pendant la durée du rêve. Ce travail est donc celui de l'imagination affranchie des entraves de la raison, et se livrant en toute liberté à tous ses écarts, à tous ses caprices.

[1] Afin d'éviter les répétitions fréquentes et forcées des mots *songe* et *rêve*, on leur a conservé, dans cet ouvrage, une synonymie complète.

Néanmoins, dans le cas où les organes du jugement et de la comparaison ne sont point endormis et prêtent leur secours à la mémoire, les idées se lient, se coordonnent, et le rêve devient une représentation plus ou moins fidèle des sensations et des projets de la veille.

Enfin le rêve peut encore être déterminé par un besoin de l'organisation, par la gêne, la souffrance, ou la maladie d'un ou de plusieurs organes ; c'est ce que nous traiterons plus loin.

Les sensations et les idées sont la cause nécessaire des songes ; la vie de relation est une des conditions essentielles à l'onirogénie ; le sommeil de l'enfant est, en ce sens, un repos complet. La privation dès la naissance d'un sens entraîne l'absence absolue des sensations attachées à ce sens ; ainsi l'aveugle-né ne saurait éprouver, dans ses rêves, les sensations fournies par la vision ; le sourd est dans le même cas pour tous les phénomènes qui regardent l'audition.

Il y a des songes d'une vérité frappante : l'action est suivie dans ses moindres mouvements, dans ses plus petits détails ; ressemblance de forme, temps, lieux, couleurs, sons, rien n'échappe, tout arrive avec une précision, une netteté merveilleuses : on les nomme *songes lucides*. D'autres, au contraire, sont incohérents, bizarres, fantasques, interrompus, sans suite, et ne laissent, au réveil, que des souvenirs confus ou presque entièrement effacés : *rêves obscurs*.

Cette succession d'images, qui naissent, s'effacent, se renouvellent pendant le rêve, est évidemment due à l'association d'idées. Dans l'état de veille, si l'on considère un objet, il est rare qu'il ne fournisse plusieurs idées réunies : ainsi la vue d'une femme au physique régulier, attrayant, fait naître l'idée complexe de beauté, qui est nécessairement composée de plusieurs idées simples, telles que l'idée de beaux yeux, de jolie bouche, de pieds mignons, de taille souple et bien prise, etc., de même, dans le rêve, l'idée principale attire à elle toutes celles qui s'y rattachent par quelques rapports. Ces idées secondaires en entraînent d'autres, et cette succession se fait avec une si étonnante rapidité, qu'en un quart d'heure il semble qu'on a vécu des années.

L'imagination est celle des facultés qui s'exerce le plus pendant le rêve ; elle devient créatrice par combinaison, puise ses éléments dans la mémoire et n'est presque jamais rectifiée par le jugement.

C'est pendant l'assoupissement qui précède le sommeil profond, et le sommeil léger qui annonce le réveil, que se déroule la nombreuse famille des rêves. C'est surtout dans les rêves du matin que voltigent devant nos yeux ces jolies figures, ces images kaléidoscopiques dont la vue nous charme ; mais les images fantastiques de l'assoupissement ne s'offrent que lorsque la conscience de soi-même a disparu ; elles apparaissent comme les figures d'une lanterne magique, tout à fait indépendantes de notre volonté ; ces images arrivent à l'improviste et, très-capricieuses, refusent de jouer lorsque nous les désirons, elles s'effacent promptement devant tout acte de spontanéité, et elles s'enfuient avec rapidité aussitôt qu'on ouvre les paupières.

Lorsque l'imagination, complétement affranchie du jugement et de la comparaison, agit seule, le rêve n'est plus qu'une succession rapide d'images fantastiques, d'actions bizarres, impossibles : *rêves bizarres*; alors il n'y a plus rien de fixe, rien d'arrêté ; c'est un délire, un dévergondage complet. Rêve-t-on, par exemple, qu'on fait une lecture? arrivé au bout de la page, on ne se souvient de rien, et si l'on veut recommencer à lire, on retrouve des caractères différents ; le format, les lignes, les pages, ne sont plus les mêmes ; bientôt, à la place du livre, vous tenez un pupitre, un portefeuille ou tout autre objet, qui lui-même se transforme en autre chose, et, de métamorphoses en métamorphoses, on arrive à des objets dont la bizarrerie étonne et ne peut trouver d'explication.

Le grave professeur Gruithuisen, qui a écrit sur les songes d'après ses propres expériences, rêva, un jour, qu'il montait un superbe cheval blanc, que ce cheval devint successivement âne, bouc, bélier, jeune fille, et un instant après vieille femme. Cette vieille se métamorphosa en chat, qui, s'échappant comme un trait, se mit à grimper sur un arbre, l'arbre devint église et celle-ci jardin ; l'orgue de l'église prit la forme et le son d'une guimbarde dont le chat se mit à jouer ; enfin le chat se transforma en serpent et fit entendre d'affreux sifflements.

Un autre jour, dans un assoupissement rempli d'images fantastiques, le même auteur voyait les maisons d'une rue se promener à droite et à gauche, sauter deux à deux comme dans une polka, puis s'incliner pour passer sous les portes de la ville. Ces maisons se changèrent ensuite en soldats qui se livrèrent un combat acharné ; mais, un bruit de cloche ayant séparé tout à coup les combattants, ils s'assirent tranquillement à table pour déjeuner.

Ainsi marchent et se succèdent les rêves bizarres.

MÉCANISME DU RÊVE.

Pour qu'un rêve se produise, il est nécessaire qu'un ou plusieurs organes cérébraux veillent pendant que les autres sont endormis; lorsque tous ces organes dorment, il n'y a point de rêve possible; aussi le premier somme, chez les personnes qui sont fatiguées par leurs travaux de la journée, est un repos complet. Si un seul organe cérébral veille, le songe peut parcourir fidèlement toute la sphère des idées appartenant à cet organe : si, ce même organe restant éveillé, d'autres organes, ses congénères, se réveillent à leur tour et reprennent leur activité, le songe sera clair et suivi. Que la mémoire, par exemple, agisse de concert avec le jugement, alors le songe marchera si net, si lucide, l'enchaînement des idées et des circonstances sera si bien observé, la connexion des rapports si intime, tous les objets seront représentés avec tant d'exactitude dans leurs plus petits détails, que l'action revêtira toutes les apparences de la vérité. Dans cet état, le cerveau jouit de facultés d'autant plus élevées que son action est plus concentrée. Cette concentration de la force vitale sur une ou quelques-unes des facultés intellectuelles, leur donne un tel degré de puissance que le dormeur pénètre les probabilités de l'avenir, résout des difficultés, compose des chefs-d'œuvre qu'il eût été incapable d'exécuter pendant la vie de relation. Le phénomène inverse a lieu si plusieurs organes opposés, quant au but, veillent et agissent simultanément; alors le rêve est obscur, incohérent, brisé. Enfin, s'il arrive que l'activité de l'un des organes cérébraux diminue, tandis que celle de l'autre augmente, on aura une série de petits rêves qui naissent, passent rapidement pour être remplacés par d'autres d'aussi courte durée : *rêvasseries*. Ces sortes de rêves sont propres à la somnolence, espèce de sommeil incomplet à la suite de travaux pénibles, de fatigues ou enfin d'un état de souffrances morales ou physiques.

Toutes les fois qu'une impression est vivement ressentie pendant la veille ou qu'une idée s'est opiniâtrément attachée au cerveau, il y a fort à présumer que le songe les reproduira. Les personnes dont le système nerveux, très-excitable, est encore surexcité par une vie intellectuelle active, certains hommes de lettres, par exemple, travailleront, pendant le sommeil. à leurs ouvrages, résoudront des questions difficiles, composeront des discours, des pièces de vers, avec toute la facilité de l'inspiration.

Une foule de circonstances influent sur la nature et la formation des rêves. Nous établirons la classification selon les sexes, les âges, les tempéraments, les lieux, les conditions sociales, et selon l'état sain ou morbide des organes.

Selon l'état de santé ou de maladie et selon la gêne ou la souffrance d'un ou de plusieurs organes.

En pleine santé, lorsque l'économie, jouissant de toute l'intégrité de ses fonctions, repose convenablement, sans aucune gêne, que l'esprit est calme ou affecté d'une joie douce, les rêves sont légers, tranquilles, agréables ; dans l'état maladif, ils sont lourds, fatigants, pénibles, souvent hideux, effrayants : ces derniers prennent le nom de *cauchemar*.

Nous avons dit que les perceptions, les sensations lé-

gères de la veille, grossissaient dans le rêve et acquéraient une force, une intensité remarquables, surtout
quand un organe souffrait, ou était seulement surexcité.
Cet état de l'organisme humain est le plus ordinaire, car
il est bien rare, pour ne pas dire impossible, que l'âme
et le corps soient dans un état de calme parfait.

Ainsi, selon l'état d'inquiétude morale ou de douleurs
physiques, la sensation causée par une piqûre de puce
s'exagérera jusqu'à simuler un coup d'épée; un tintement
de cloche vibrera comme la voix lugubre du tocsin. D'a-
près l'association d'idées, le tocsin implique un événement fâcheux, une catastrophe; c'est un cri d'alarme! Le
dormeur verra une foule effrayée courir de toutes parts,
appeler du secours; des tourbillons de flamme s'élance-
ront d'un édifice, le dévoreront; et, si le réveil n'a point
lieu, il sera témoin de toutes les circonstances d'un incendie.

D'autres fois, pour les personnes malades qui se nourrissent d'idées tristes, ce tintement de cloche ressemblera
au glas des agonisants; un convoi funèbre se déroulera
dans le rêve avec tout son appareil de deuil et de douleurs; elles entendront les graves psalmodies des prêtres
mêlées aux gémissements sourds de la famille éplorée;
elles verront les larmes couler et les têtes sortir pâles et
tristes de leurs longs vêtements noirs. Si le sommeil n'est
pas interrompu par ce premier cauchemar, le rêveur aper-
cevra le cercueil s'ouvrir tout à coup; un cadavre en sur-
gira avec ses membres décharnés, sa face livide et ses
prunelles vitreuses roulant au fond de leurs orbites. Tous
les assistants fuiront: il voudra fuir aussi; mais ses pieds
s'y refuseront et il se sentira saisir par les doigts noueux
du fantôme; il frissonnera à cet horrible contact; il s'ef-

forcera de crier et s'agitera douloureusement sur sa couche, en proie à toutes les angoisses de la terreur ; enfin le réveil aura lieu.

La vue d'un tableau qui a vivement frappé, une conversation, une lecture même, suffisent pour occasionner, chez les personnes délicates, un ébranlement nerveux qui retentira pendant le sommeil et qui, selon les impressions agréables ou pénibles ressenties, doit amener les gracieuses images d'un rêve doré ou les affreuses étreintes du cauchemar.

J'ai connu, il y a quelques années, une jeune demoiselle de constitution chlorotique et nerveuse, qui mourut victime de la coupable imprévoyance d'un confesseur. Cet imprudent lui avait fait une peinture si horrible de l'enfer, que la pauvre enfant s'en retourna toute timorée, pâle, tremblante et comme hébétée. La nuit, ses rêves lui retracèrent tout ce qu'elle avait entendu au confessionnal, mais avec des circonstances encore plus terribles. Elle ne voyait qu'ossements, squelettes, figures épouvantables ; elle sentait l'odeur du soufre et la brûlure des flammes qui l'entouraient ; elle était poursuivie, harcelée par des monstres effroyables qui la fouettaient de leurs queues et la perçaient de leurs cornes... Enfin, elle put se réveiller, mais dans un état déplorable ! Les parents, attirés par ses cris, cherchèrent vainement à calmer son agitation extrême, à vaincre ses terreurs. Plusieurs nuits se passèrent avec les mêmes songes, sans que les parents pussent y apporter remède. Le quatrième jour, cette jeune innocente, atteinte de fièvre cérébrale pernicieuse, expira dans les convulsions d'un délire de *démonophobie*.

Nous noterons en passant qu'il ressort des satistiques de plusieurs médecins attachés aux hôpitaux de fous que la démence, l'imbécillité, la manie, la folie et autres degrés de l'aliénation mentale, sévissent particulièrement sur les sujets qui, dans leur jeunesse, ont eu l'esprit saturé d'idées superstitieuses. Les parents, et surtout les mères, devraient réfléchir sérieusement sur des faits d'une si haute importance, et ne point développer dans leurs enfants, par des récits ou des pratiques superstitieuses, les germes de ces affreuses maladies.

Des songes selon les sexes et les professions.

La femme ne rêvera jamais être homme, au physique, ni l'homme porter dans ses flancs les fruits de la fécondation.

Selon les états, les professions, la position sociale, le genre de vie, les sens et l'âme sont affectés de manières différentes. Or le prolétaire n'aura point les songes du roi ; l'idiot, ceux de l'homme de génie ; non plus que le rude chaudronnier de Saint-Flour n'aura ceux du musicien délicat et passionné de la molle Italie.

Selon les climats et les lieux.

Les habitants des terres équatoriales, qui vivent et meurent sans être jamais sortis de leurs contrées ardentes, ne rêveront point aux glaces éternelles des régions polaires.

Selon les tempéraments et les âges.

On a observé que l'être indifférent, ladre en amour, dont la fibre génitale est muette à tout voluptueux désir, n'a point les rêves du tempérament opposé, rêves qui, bien souvent, provoquent la sensation érotique.

L'homme doux et paisible, vivant sans fiel ni passion, n'a point les rêves agités de l'homme qu'une organisation funeste porte à la haine, aux rixes, aux transports violents de la vengeance ou du désespoir.

Les songes de la jeunesse, de l'âge mûr et du vieillard ne se ressemblent pas davantage : ce dernier ne rêve que rarement ; ses nerfs se sont émoussés au frottement des années ; revenant fatigué du voyage de la vie, le lit sur lequel il doit bientôt se reposer, c'est la tombe. L'espoir ne fait plus battre son cœur paresseux, engourdi ; ses affections s'effacent de jour en jour, sa vie de relation se rétrécit ; l'activité de ses organes allant toujours en diminuant, il a moins besoin de réparer Le vieillard dort peu, le moindre bruit le réveille, et s'il rêve encore quelquefois, c'est aux temps passés ; sa mémoire le reporte incessamment aux belles époques de son existence qu'il regrette, et qui se sont enfuies sans retour... hélas!...

L'âge mûr voit se reproduire dans ses rêves tout ce qui tient à ses intérêts, à sa famille, à son ambition.

Mais, pour la jeunesse folle et rieuse, quelles nuits! quels songes!... Le froid calcul n'a pas encore glacé les chaudes émanations du cœur ; les organes sont neufs ; la maladie n'a pas encore soufflé sur eux ses âcres et virulents poisons. Oh! le sommeil est doux alors, parce que l'âme est tranquille ; la séve remplit tous les vaisseaux et la santé ruisselle par tous les pores ; le sommeil est doux, parce que les yeux de la jeunesse aperçoivent la vie à travers le prisme aux enchantements. Ce sont de jeunes filles, couronnées de fleurs, qui passent et repassent dans les rêves, murmurant d'harmonieuses paroles d'amour,

2.

et vous jetant un mystérieux sourire, un de ces sourires qui promettent le bonheur. Vous courez avec elles sur de fraiches prairies, vous mêlez vos jeux aux leurs, tantôt les poursuivant au sommet des coteaux et tantôt dans les profondeurs du vallon. D'autres fois, vous avez des ailes et rasez légèrement l'eau des lacs limpides, vous franchissez le torrent ou la rivière aux yeux d'une foule émerveillée. De la haute cime des monts vous vous élancez dans la plaine, et, après avoir plané quelques instants, vous venez vous abattre aux genoux de celle que vous aimez, en la ventilant de vos ailes d'azur; elle vous sourit tendrement et vous accorde ce qu'éveillé vous n'eussiez osé lui demander; puis, au réveil, vous vous sentez ému, le cœur débordant de joie et d'amour. Souvent on referme les paupières pour chercher la continuation de si beaux rêves; bien souvent on va se promener solitairement dans la campagne, pour repasser dans sa mémoire les délicieuses impressions de la nuit. Une atmosphère de voluptés vous baigne de toutes parts; les brises sont plus tièdes, les fleurs plus fraîches, plus embaumées; la poitrine est gonflée de vagues désirs, le cœur palpite; on tressaille involontairement, dans l'attente d'une enivrante réalité; et cet état d'ineffable expansion, de béatitude générale, se prolonge des heures entières. O rêves dorés de la jeunesse! rêves luxuriants d'amour et de chaude poésie, qui ne vous a point caressés? Et plus tard... hélas! qui ne vous a point regrettés, ô rêves dorés de la jeunesse!

SECTION II.

CAUCHEMAR.

Définissons le cauchemar ; esquissons à grands traits ses causes, son mode d'action et ses tristes effets.

De toutes les perversions du sommeil, la plus fatigante, la plus douloureuse, est celle qu'on a nommée *terreurs nocturnes*, incube, ou *cauchemar*. C'est l'*éphialte*, le *pnigalion* des Grecs ; l'*incube* des Latins ; le *machérick* des Celtes ; le *alom-kin* ou *vampirisme* des Hongrois ; le *alp-drucken* des Allemands ; le *night mare* des Anglais, le *maren* des Danois ; le *pesarolo* des Italiens ; le *mampesado* des Espagnols, etc. ; expressions qui toutes désignent des êtres fantastiques, sombres enfants de la nuit.

Le cauchemar est donc un songe pénible où, à une apparition effroyable, se joint une douloureuse suffocation ; où l'impossibilité d'exécuter le moindre mouvement, soit pour se défendre, soit pour se tirer d'un péril imminent, se combine à un sentiment de terreur et d'angoisses. C'est dans le cauchemar qu'on aperçoit des monstres, de hideux fantômes, des cadavres ensanglantés, des squelettes sortant de leur tombe, des guivres, des gnomes, des lamies ; enfin toute la horde gibbeuse et disloquée des mythes sacrés et profanes qui se mettent à danser autour de vous avec d'affreuses contorsions, d'épouvantables éclats de rire. Ces figures viennent se poser devant votre lit et vous regardent, tantôt immobiles, tantôt grimaçantes, font grincer leurs dents aiguës, claquer leurs os décharnés, et, tout à coup, s'abattent sur votre poitrine, la compriment, sucent vos mamelles, vous excitent au plus honteux libertinage, aux caresses les plus lascives. Tout à coup vous vous sentez lentement étouffer ; vous voulez crier, mais la voix vous manque ; vous faites de prodigieux et vains efforts pour vous débarrasser du poids qui vous écrase... Enfin, vous vous réveillez anhélant, harassé, brisé. couvert de sueur, et vos yeux cherchent avidement un rayon de lumière pour détruire le reste de ces images horribles.

On a donné le nom d'*incube* au cauchemar où l'homme écrase de son poids un être quelconque, et celui de *succube*, quand c'est la femme qui se sent écrasée. De cette manière, le premier serait exclusivement le cauchemar de l'homme, et le second, celui de la femme. Je pense qu'il serait plus exact, d'après l'étymologie des mots, d'admettre qu'il y a *incube* lorsqu'on écrase, et *succube* quand on est écrasé, n'importe le sexe. Les incubes et succubes ne sont que des hallucinations nocturnes dont il sera parlé au chapitre *Hallucinations*.

On trouvera l'une des causes du cauchemar dans une violente impression reçue pendant la veille, dans un ébranlement du cerveau provoqué par une scène affreuse, dont on a été l'acteur ou le témoin oculaire. La vue d'un tableau hideux qui frappe vivement, l'attention qu'on aura prêtée à un récit énergiquement exprimé, suffisent pour prédisposer au cauchemar ; mais les causes les plus fréquentes se rencontrent, sans contredit, dans l'état maladif ou l'indisposition de nos organes. L'observation prouve que les affections cérébrales donnent lieu aux rêves les plus singuliers, les plus bizarres. Les objets perçus revêtent des formes, des couleurs tellement incroyables ; les figures se meuvent, gesticulent d'une façon si extraordinaire, que l'esprit est comme entraîné dans une région apocalyptique. On prétend que c'est pendant une période d'affection cérébrale, résultant d'une forte contention d'esprit, que le peintre Callot composa ses étranges diableries et que le Dante enfanta ses terribles scènes de l'enfer.

Remarquons bien que, d'après tel ou tel viscère affecté, le songe offre tel ou tel caractère.

Dans les maladies de poitrine, du cœur et des gros vaisseaux, les angoisses sont si intenses, si multipliées, qu'on se réveille en sursaut, le corps couvert de sueur glacée, la respiration courte, gênée, et, longtemps après avoir ouvert les yeux, il reste de l'étonnement et de l'anxiété.

Le cauchemar qui dépend d'une affection d'estomac ou d'intestins est le plus fréquent, surtout si l'on tient compte des digestions laborieuses, des indigestions. C'est d'abord un sentiment de pesanteur à l'épigastre et au ventre ; c'est ensuite une oppression qui augmente de plus en plus et devient intolérable ; puis on se sent étouffer, on veut crier, fuir ; mais on ne trouve ni voix ni force ; il faut subir jusqu'au réveil cette atroce douleur ; c'est le *succube* dans toute son intensité.

Il existe une foule de cauchemars plus ou moins complets, et leur gravité s'accroît toujours en raison directe de l'intensité des causes. Une fausse position pendant le sommeil, le refroidissement d'une partie du corps, la faim, la soif, les douleurs rhumatismales, un travail morbide qui s'opère dans l'épaisseur d'un membre, d'un organe, etc., donnent lieu à différents cauchemars : ainsi la

compression du cou fait rêver qu'on vous étrangle; la chute
de nos couvertures fait croire que nous sommes exposés
au froid; l'hydropique, dévoré de soif, rêve à une eau
fraîche et abondante; l'affamé à une table couverte de
mets savoureux, etc.

Galien parle d'un homme sujet, depuis de longues années, à des attaques de névralgie sciatique très-aiguës. A
la suite d'une attaque des plus vives qui occasionna au
malade une insomnie de plusieurs jours, le membre, brûlant jusqu'alors, se refroidit peu à peu, les souffrances se
calmèrent et il put enfin s'endormir. Après un sommeil
agité de quelques heures, il rêva qu'il avait une jambe de
marbre : à son réveil sa jambe était paralysée ! Évidemment la causalité de ce rêve se trouve dans le travail
morbide que recélait le membre : l'influx nerveux ayant
cessé, les douleurs s'évanouirent avec la vitalité de la partie, et la sensation de froid qui en résulta donne raison du
phénomène. Ce fait expliquerait d'une manière satisfaisante le songe de Jacob, dont la cuisse fut séchée par
un ange au moment qu'il posait le pied sur l'échelle
mystérieuse.

Saint Jérôme, affecté de furoncles sur la région où l'on
s'assied, rêva qu'un ange le fouettait vertement, pour s'ê-
tre appliqué à mettre trop de coquetterie dans son style.
A son réveil le bonhomme porta la main sur la région
flagellée et la trouva très-douloureuse.

Un cordonnier atteint depuis longtemps d'une ophthal-
mie à l'œil droit, rêva que son singe le lui crevait avec
une alêne ; la sensation de vive douleur qu'il éprouva le
tira subitement de son sommeil ; il eut beau ouvrir l'œil
malade ; il eut beau en écarter les paupières avec ses
doigts et s'approcher de la lumière .. il était borgne.

Madame de ***, pendant une froide nuit d'hiver, s'était endormie avec un bras hors du lit ; par un mouvement automatique, l'ayant ramené sur sa poitrine, le contact glacé du membre lui fit rêver qu'un cadavre l'embrassait.

Il est des cauchemars compliqués qui frappent, émeuvent par l'étonnante netteté de l'action ; la mémoire en conserve une profonde empreinte, et, longtemps après le réveil, ils causent un sentiment d'effroi. Le plus communément c'est la perte d'une fortune ; c'est une trahison, une mort qu'on aurait à redouter : cette idée vous poursuit toute la journée et vient se retracer, dans le rêve, avec les plus sombres couleurs. Ce cauchemar atteint surtout les personnes hystériques, hypocondriaques, les jeunes gens timides, faciles à effrayer, et généralement tous les individus faibles d'esprit, crédules, impressionnables ; ces sortes de rêves affectent le moral et l'attristent ; on s'efforce en vain de chasser les noires pensées qu'ils font naître, elles reviennent toujours avec obstination et semblent être un pressentiment mystérieux. Si malheureusement, et par une cause fatale, le songe vient à se réaliser, on ne manque pas de dire que c'était un avertissement du ciel, de là le nom des songes prophétiques. Cette croyance erronée, que la tradition conserve dans les villages, devient une source de frayeurs, toujours préjudiciables, et quelquefois funestes aux êtres faibles et crédules.

SECTION III.

SONGES PROPHÉTIQUES OU FATIDIQUES.

S'il est déraisonnable d'ajouter foi à l'accomplissement fatal des songes en général, ou de regarder ces mêmes songes comme un avertissement donné par on ne sait quelle puissance occulte, il ne faut cependant pas nier exclusivement l'existence de certains songes qui s'accomplissent jusque dans leurs moindres détails, et qui, pour cela, ont été nommés *songes prophétiques*. L'énorme quantité d'observations sur cette matière ne permet pas non plus d'attribuer à l'éventualité la coïncidence frappante existant entre les événements, les catastrophes qui arrivent, et les songes qui les ont annoncés. Malgré toutes les négations du scepticisme et les hésitations de la raison, le rêve prophétique est un fait qui se renouvelle fréquemment; on peut le considérer comme un travail particulier du cerveau s'opérant pendant le sommeil, sous l'influence de causes plus ou moins difficiles à saisir. Du reste, je ne vois pas qu'il y ait plus de merveilleux dans la réalisation d'un rêve que dans celle des prédictions d'un somnambule; qu'il y ait plus d'impossibilité à pressentir en songe qu'à l'état d'éveil. Le rêve prophétique ne paraît surnaturel que parce qu'on en ignore le plus souvent la cause; une fois que cette cause est découverte, il rentre dans l'ordre commun des choses.

Nous essayerons de donner, plus loin, l'explication naturelle de ces sortes de rêves, qui, du reste, trouvent

en partie leur solution dans notre théorie du *fluide ner-*
veux modifié. (*Voy.* ch. xx.)

Le philosophe Synésius, qui florissait au cinquième
siècle et qui a beaucoup écrit sur les songes, émet cette
opinion :

« Les sens sont bien les moyens et les instruments
des sensations, mais le sentiment et la perception des
sensations n'appartient qu'à l'intellect ; car, dans le sommeil nous voyons les couleurs, nous entendons les sons,
nous éprouvons les effets du tact, etc., pendant que nos
sens reposent et sans qu'ils y coopèrent en rien ; et je
crois même que ce mode de percevoir, de sentir, a quelque chose de beaucoup plus délicat. C'est pendant le
sommeil que nous conversons avec les dieux, que nous
sentons s'agrandir notre intelligence et voyons ou devi-
nons les choses cachées. Si donc, en suivant l'indication
d'un songe, quelqu'un trouve un trésor, découvre un
secret, je ne vois là rien d'impossible, pas plus que si
quelqu'un s'étant couché ignorant, il se réveille instruit,
ayant dans son sommeil conversé avec les muses et reçu
leurs leçons. Nous avons vu cela de notre temps et je n'y
trouve rien d'incroyable. »

L'histoire des temps anciens fourmille de citations
relatives aux rêves fatidiques ; la plupart des philosophes et des écrivains acceptaient ces rêves comme des
faits réels, sans s'occuper d'en rechercher la causalité.
Parmi ces rêves, il en est de si étranges, de si prodigieux, que bien des lecteurs ne peuvent aujourd'hui s'empêcher de les regarder comme des contes inventés à
plaisir ; et cependant ils sont rapportés par des hommes
sérieux, intelligents et convaincus, qui n'avaient aucun
intérêt à tromper le public. Il faut donc y ajouter foi ou

nier tous les faits historiques qu'on ne peut expliquer.

Cicéron, qui se moquait et des songes et des augures, nous a conservé, dans son traité de la divination, plusieurs songes fatidiques remarquables, entre autres le songe de Simonide et celui d'un Arcadien.

Simonide, ayant rencontré au bord d'un chemin le cadavre d'un homme, lui rendit les devoirs de la sépulture. Simonide devait s'embarquer le lendemain pour se rendre à Délos ; mais, pendant la nuit, l'homme qu'il avait enterré lui apparut en songe, et l'avertit de ne point s'embarquer sur le navire où sa place était arrêtée, parce qu'il devait être englouti sous les flots. Ce songe impressionna Simonide et le fit changer de dessein. Quelques jours après on apprit que le navire s'était perdu corps et biens.

Deux Arcadiens, arrivés ensemble à Mégare, se séparèrent, l'un pour aller loger à l'auberge, l'autre pour passer la nuit dans la maison d'un ami. Celui-ci vit en songe son compagnon qui l'appelait à grands cris pour lui porter secours contre le maître de l'auberge, qui voulait l'assassiner. Réveillé en sursaut par ce rêve affreux, il saute à bas de son lit et court à l'auberge ; mais, étant au milieu de la rue, il réfléchit que c'était sottise que de croire à un songe et retourna se coucher. A peine s'était-il rendormi que son compagnon de voyage lui apparut, percé de coups de poignard et tout ensanglanté, et lui dit tristement : « Ami, puisque tu n'as pu me sauver la vie, fais que l'assassin ne reste pas impuni. Aux premières lueurs du jour, va te poster à la porte orientale de la ville, tu verras arriver un tombereau de fumier dans lequel tu trouveras mon cadavre qui y a été caché par le meurtrier. »

Encore plus frappé de ce songe que du premier, le

jeune Arcadien courut à la porte indiquée, et, peu de temps après y être arrivé, il vit, en effet, arriver un chariot de fumier qu'il fit arrêter, et dans lequel on trouva le cadavre de son compagnon. L'assassin fut pris et puni de mort.

Cette histoire a aussi été rapportée par Valère-Maxime, qui y a ajouté quelques commentaires.

Calpurnie, femme de César, eut deux rêves fatidiques dans la même nuit. D'abord elle vit couler du sang de la statue de son époux ; ensuite, elle rêva que le dôme de sa maison s'écroulait et que son époux tombait sous les poignards d'une troupe d'assassins. Effrayée de ces deux songes, elle les raconta à César et le supplia de ne point aller ce jour-là au sénat ; mais ses prières ne furent point écoutées et le rêve s'accomplit rigoureusement : César fut assassiné.

Voici l'explication physiologique de ce songe, donnée par le docteur Bourdon, et nous la croyons parfaitement vraie :

« Ce n'est point parce que Calpurnie a rêvé que du sang coulait de la statue de son époux que César meurt sous le poignard de Brutus ; mais ses visions viennent de ses craintes, et ses craintes des circonstances d'une élévation trop rapide et détestée des républicains de Rome. Elle connaît tout ce que sacrifierait César au prix d'une couronne ou d'un nouveau laurier ; elle sait ce que peut tenter Brutus ou Décius, pour arracher de ses mains cette couronne. Elle comprend que tout ambitieux voit son abaissement dans l'élévation de son rival, et que la haine est à craindre, alors surtout qu'elle prend les dehors de l'approbation et de l'assentiment. Elle connaît Cassius ; elle craint l'usage qu'il saurait faire d'un poignard caché sous la pourpre romaine ; elle rêve du sang et supplie César de ne point aller au sénat. César, dédaignant les pressentiments d'une femme, va chercher la mort sur un trône, après l'avoir affrontée dans vingt batailles gagnées, dont ce même trône est le prix contesté.

« Le rêve de Calpurnie, les présages qu'elle en tire, l'affreux événement qui les accomplit, tout a les mêmes causes, tout est dans le cours naturel des choses humaines. »

Olympias, mère d'Alexandre le Grand, quelque temps avant d'accoucher, rêva qu'elle donnait le jour à un enfant armé de pied en cap. Cet enfant, plus valeureux qu'Achille, dompta un superbe coursier, remplit de ses exploits l'Europe et l'Asie, devint le conquérant du monde et mourut à la fleur de son âge. — Lisez l'histoire d'Alexandre, fils de Philippe, c'est le songe réalisé de sa mère Olympias.

Chrysippe raconte qu'un de ses amis, ayant rêvé qu'il voyait un œuf pendu aux draperies de son lit, consulta un devin qui lui répondit :

— Cela signifie un trésor caché dans la terre au-dessous de votre lit.

Le songeur fit fouiller la terre et trouva une assez grosse somme d'argent.

Après avoir commandé le meurtre d'Agamemnon, son époux, Clytemnestre rêva maintes fois qu'elle voyait arriver ce prince avec une tête de dragon, pour la dévorer. Peu de temps après, Oreste vengea la mort de son père en poignardant Clytemnestre.

Hécube songea qu'elle portait un flambeau allumé dans son sein : elle donna le jour à Pâris qui fut cause de l'embrasement de Troie.

La mère de Phalaris, tyran d'exécrable mémoire, rêva

qu'elle accouchait d'une coupe qui versait du sang.

Hipparque, tyran d'Athènes, rêva que Vénus lui jetait du sang au visage. Un amour illicite fut, en effet, la cause de sa mort.

Annibal, assiégeant Syracuse, rêve qu'il soupe dans un des palais de cette ville : le lendemain, il fait donner l'assaut et prend Syracuse.

Pendant deux nuits consécutives, Brutus vit, en songe, un fantôme qui lui prédit sa mort prochaine.

Julien rêve, dans Lutèce, que Jupiter et Minerve lui demandent leurs temples. Il s'arme, traverse la Germanie et la Thrace, va se faire couronner à Byzance, entre dans Rome et rétablit pour quelque temps les dieux de l'Olympe sur leurs autels.

Sylla hésitait à marcher sur Rome, lorsqu'il aperçut, en songe, Bellone venant à sa rencontre et lui remettant les foudres de Jupiter. Le lendemain Sylla se rendit maître de Rome et l'inonda de sang.

Le même Sylla ayant rêvé que la Parque, de son fatal ciseau, coupait le fil de ses jours, raconta son rêve, en riant, à quelques amis. Le lendemain il fut pris d'un accès de fièvre pernicieuse qui l'enleva le troisième jour.

Le matin du même jour où Henri II périt dans un tournoi, Catherine, sa femme, le supplia de ne pas entrer en lice, parce qu'elle avait rêvé qu'il était pâle et couvert de sang.

Marie de Médicis s'étant réveillée les yeux pleins de larmes et poussant un grand cri, Henri IV lui demanda la cause de son effroi :

— J'ai rêvé qu'on vous assassinait !...

Pour calmer la frayeur de Marie, Henri lui dit en souriant :

— Heureusement que *les songes ne sont que des men-songes*.

Quelques jours plus tard le poignard d'un fanatique enlevait à la France le modèle des rois.

Le publiciste Gordon inséra dans le *Wigh indépen-dant* la relation d'un rêve merveilleux avec des explica-tions psychologiques qui l'accréditèrent ; en voici la substance :

Un roi du pays de Galles faisait la guerre à un autre roi des îles Britanniques ; leurs armées étaient en campa-gne, et l'une et l'autre, par une stratégie savante, cher-chaient à s'assurer la victoire. Le roi de Galles, après une marche forcée, s'arrête, avec son armée fatiguée, dans une position avantageuse. Harassé de fatigues, il s'en-dort sur un gazon et rêve qu'il traverse une rivière sur un pont de fer. Apercevant, de l'autre côté du pont, une ca-verne au milieu des rochers, il y entre, poussé par une voix qui lui crie :

— Ici existe un trésor de caché.

En effet, après un quart d'heure de détours dans cette caverne, il y trouve un coffre plein d'or et appelle ses gens pour l'enlever.

A son réveil, le roi raconta son rêve à ses officiers, et ceux-ci lui ayant montré une espèce de souterrain situé derrière le ruisseau qui coulait à leurs pieds, ils y accom-pagnèrent leur roi et trouvèrent, caché au fond d'un trou, pratiqué dans le rocher et recouvert de terre glaise, un trésor considérable.

Qui n'a lu, dans sa jeunesse, la charmante pastorale de *Paul et Virginie ?* — Madame Mallet, mère de Virginie, eut un rêve qui lui retraçait la mort de Virginie Mallet, sa fille ; ce rêve, qui avait lieu au même instant où s'effectuait l'affreuse catastrophe, lui représentait toutes les circonstances du naufrage. Cependant douze cents lieues séparaient la mère de la fille !

Joseph Frank rapporte l'histoire suivante :

Une noble Lithuanienne âgée de vingt ans, de constitution scrofuleuse, se réveilla, dans l'une des premières nuits de sa grossesse, avec un cri terrible ; et, toute frissonnante, raconta à son époux le songe qu'elle venait de faire :

— Il me semblait, lui dit-elle, que j'étais entrée dans une église, et qu'étant descendue dans les caveaux, j'avais aperçu une femme assise dans une tombe ouverte, allaitant deux enfants ; comme son aspect me remplissait de terreur, elle me dit :

« Ne t'effraye point, ma fille, car je suis ton image ; le lendemain du jour où tu auras eu deux fils, tu viendras dormir à ma place. »

Le mari fit tout ce qui était en son pouvoir pour détruire la profonde impression laissée par ce songe effrayant, il ne put y réussir. Son épouse, imbue dès l'enfance de contes de sorciers et de revenants, tomba dans une mélancolie sombre, surtout aux approches de l'accouchement, Ce jour étant venu, après la sortie d'un enfant, l'accoucheuse dit à la mère de la jeune dame qu'il y avait encore un autre enfant dans l'utérus.

— Que ma fille l'ignore à jamais ! s'écria la mère prudente.

Mais on ne put le lui cacher, et cette infortunée dit à son époux, avec un accent désespéré :

— Mon rêve s'accomplit.

En effet, la fièvre puerpérale l'enleva peu de jours après.

Une autre observation qui offre le double exemple d'un songe et d'une hallucination prophétique :

M. Ferdinand ***, homme d'un âge mûr, de constitution sèche et nerveuse, avait coutume d'aller, chaque année, passer quelques jours chez son ami d'enfance, M. Fabrice ***, à l'époque de la fête patronale du village. La dernière fois qu'il s'y rendit, M. Fabrice se trouvait indisposé ; mais le plaisir de revoir Ferdinand fit oublier au malade ses souffrances ; les joies de l'amitié semblèrent même avoir chassé le mal. Cependant M. Ferdinand avait aperçu quelque chose d'insolite sur le visage plissé de son ami, et le jour de son départ, il ne put cacher ses craintes au sujet d'une santé qui lui était chère ; il l'embrassa en lui recommandant des soins, de la prudence, et surtout un régime sévère ; puis il partit pour sa ville natale, distante de vingt lieues du village. Peu de temps après son retour dans ses foyers, M. Ferdinand se sentit oppressé et comme accablé de tristesse, sans cause connue ; la nuit il eut un songe affreux. Il vit une bière sortir de la maison de son ami, suivie de sa famille en deuil qui l'accompagnait au champ du repos ; s'adressant à une personne du cortége, afin de connaître le nom du défunt, il reçut cette réponse :

— Êtes-vous donc assez indifférent pour ignorer la fin malheureuse de ce pauvre M. Fabrice ?

Ces paroles sèchement prononcées le réveillèrent en sursaut : il passa le reste de la nuit dans une agitation extrême.

Le lendemain, obligé de remplir les devoirs que sa position sociale lui imposait, il fut triste, impatient, distrait, en proie à de sourdes inquiétudes ; il chercha vingt fois à se soustraire aux impressions douloureuses qui lui étaient restées de son rêve, et cette pensée qu'il chassait de toute sa volonté revenait toujours plus triste, toujours plus sombre. Ainsi se passa la journée, au milieu d'un malaise et des angoisses qui lui donnèrent la fièvre. Le soir, comme il était à son secrétaire, achevant une lettre à M. Fabrice, dans laquelle il lui narrait son rêve et ses vives inquiétudes, on frappa doucement à sa porte... Il se lève, prend la lumière et va ouvrir. — Que voit-il? Son ami?...

— Ah parbleu! mon cher, s'écrie-t-il en se retournant pour poser son flambeau, sois le bienvenu. Je t'écrivais dans le but de m'informer...

Il se retourne les bras ouverts, pour l'embrasser... Il n'y avait plus personne... Il franchit le seuil de la porte, regarde de tous côtés; personne... Il appelle : partout un profond silence... Il va frapper aux portes des voisins, demandant à tous s'ils n'ont point vu M. Fabrice? Les réponses sont négatives. Après de longues et d'infructueuses recherches, il revint chez lui, la tête brûlante et le moral profondément affecté de cette inconcevable apparition. Il se demandait si la présence de son ami, à cette heure, n'était point un rêve, une illusion de son esprit malade? Mais on avait frappé à sa porte; il était allé ouvrir; il l'avait vu, bien vu de ses yeux grands ouverts; ses sens ne pouvaient le tromper à ce point... — Oh! cette apparition cache quelque chose de mystérieux, murmura-t-il en faisant ses préparatifs de départ, et sur-le-champ il se mit en route pour le village qu'habitait Fabrice.

Arrivé au domicile de son ami, il trouva la famille dans le deuil et les larmes. On lui apprit que le défunt avait été enseveli la veille au soir.

La causalité de ce songe et de cette hallucination prophétiques se trouve dans la vive impression que la maladie d'un ami produisit sur l'esprit de l'autre. Une pensée sombre, tenace, avait suivi M. Ferdinand dans ses foyers ; le soir, elle s'était couchée avec lui, et pendant le sommeil, les organes cérébraux, surexcités, avaient développé le cauchemar. Mais cette inconcevable tristesse, ces inquiétudes, cet abattement éprouvés par M. Ferdinand, cette mort arrivée le jour même du songe? Tout cela reconnaît une autre causalité que nous expliquerons aux dernières pages de ce traité.

Autres exemples de songes prophétiques recueillis avec le plus grand soin :

Un mari soupçonneux, et non sans quelques motifs, se promène dans la campagne ; il s'assied sous un arbre, tire un volume de sa poche, se livre aux délassements de la lecture et s'endort. Il rêve qu'un jeune homme est dans les bras de sa femme; il se réveille aussitôt et regagne, en toute hâte, le toit conjugal. Au lieu de prendre la voie battue, il franchit les haies du jardin, saute, enjambe les plates-bandes, arrive, tout ému, au pied d'un pavillon qui servait de lieu de repos à madame. Il saisit une échelle, la dresse contre le mur et monte sans bruit. Qu'aperçoit-il à travers les persiennes?... Sa femme et le jeune homme dans la position qu'il avait rêvée, absolument comme si son rêve eût été un miroir fidèle. Mais l'amoureuse étreinte était achevée... Le mari, homme d'esprit, dit froidement, en redescendant l'échelle : C'est fini ; je ne puis faire que ce qui est consommé ne le soit point... Il s'en retourna tristement dans la campagne, méditer sur les vicissitudes matrimoniales en attendant la loi sur le divorce.

Une jeune demoiselle avait demandé la permission à sa mère de coucher dans un petit cabinet situé sur une terrasse, en regard du jardin, pour prendre le matin des petits oiseaux à la glu. Cette permission lui fut accordée. La mère crédule lui demandait chaque jour si elle avait réussi à en prendre quelques-uns ? et toujours la demoiselle répondait qu'au moment de les saisir ils s'étaient envolés. Cependant, une nuit, la mère entendit un léger bruit dans le cabinet ; elle eut d'abord quelques soupçons, et fut sur le point de sortir du lit pour aller les éclaircir, lorsqu'elle réfléchit que sa fille avait pu se lever pour des besoins naturels. A peine endormie, elle rêve qu'un amoureux escalade le mur de la terrasse et entre dans le cabinet. Réveillée par ce songe vers l'aube matinale, elle monte avec précaution, ouvre doucement la porte du cabinet et voit sa fille... exactement comme dans le conte du Rossignol, de la Fontaine... Ne se laissant point déconcerter par cet accident, la mère dit aussi en verrouillant la porte : Pour cette fois, du moins, l'oiseau est pris ; il s'agit seulement de l'empêcher de s'échapper. Un mariage fut le résultat de cette chasse à la glu.

Une autre mère, inquiète depuis quelques jours sur la santé de son enfant en nourrice, rêve qu'il a été enterré vivant. Le lendemain, elle part précipitamment et arrive au moment où la fosse venait d'être fermée sur son fils. Cette mère désolée demande qu'on ouvre la tombe, elle en fait retirer le cercueil dont elle brise les planches et emporte l'enfant dans ses bras : quelques secours suffirent pour le rendre à la vie.

Un aide de camp, qui entretenait des liaisons intimes avec la femme de son général, rêve que le mari vient l'épée haute sur eux pour punir leurs criminelles amours : il se réveille effrayé et raconte son rêve à l'épouse adultère : celle-ci se met à rire en lui disant que le général est, à cette heure, à plus de cent lieues. L'aide de camp

se rendort, mais tout bouleversé de ce qu'il vient de rêver. Dans la même nuit, le même songe se répète, et le
réveil est provoqué par de grands coups de sonnette. Le
général entre subitement l'épée à la main, et le pauvre
aide de camp n'a que le temps de sauter par la fenêtre.

Un étudiant en droit, sur le point de passer ses exa-
mens, rêve que son père, au lit d'agonie, demande à
l'embrasser avant de mourir. Le lendemain, il reçoit une
lettre où cette triste nouvelle lui est annoncée. Il part, en
toute hâte, et arrive au moment où le vieillard rendait le
dernier soupir.

Une de nos élégantes de la capitale, femme d'esprit et
à la mode, avait éprouvé un revers de fortune à la suite
d'une banqueroute frauduleuse ; cette perte, assez considérable, l'affecta vivement pendant plusieurs années, et,
malgré les distractions du monde, elle y pensait toujours.
Revenant d'une soirée où l'on avait parlé de songes prophétiques, dont plusieurs étaient étonnants de précision,
elle y pensa avant de s'endormir, et fit celui-ci :

« Elle se rendait, en partie de plaisir, à une délicieuse
villa ; descendue de voiture pour traverser l'avenue qui
conduisait au château, elle rencontre une pauvre vieille,
portant un singe sur l'épaule, et lui jette une pièce d'argent. Arrivée à l'endroit où se donnait la fête, madame...
se trouve face à face avec son banqueroutier ; outrée de
ce qu'on avait gardé si peu de convenances et manqué d'é-
gards en l'invitant à une réunion dont faisait partie ce misérable, elle quitte brusquement la fête, se promettant,
à la première occasion, d'en témoigner son mécontente-
ment au propriétaire de la villa. Comme elle s'en revenait
gagner sa voiture en station au fond de l'avenue, elle retrouve la vieille mendiante entourée de plusieurs femmes

du peuple, et leur distribuant des carrés de papier, sur
lesquels son singe inscrivait des numéros. Madame.....
s'informe dans quel but? La vieille lui répond que son
singe a la faculté de lire dans l'avenir, et que les numéros qu'il combine doivent nécessairement sortir au premier tirage. Il prend fantaisie à la jeune élégante d'é-
prouver l'infaillibilité du singe : elle donne une nouvelle
aumône à la mendiante et lui demande des numéros. Aussitôt le singe se met à griffonner sur un morceau de papier, la vieille les remet à madame... qui, en place de
chiffres, y lit ces lignes :

« Mon art se borne à deviner les extraits et les ambes
« seulement, tandis qu'il faut un quine à madame pour
« combler la perte qu'elle a faite. Qu'elle aille donc à l'hô-
« pital des fous ; dans la loge n° 3 du bâtiment de l'Est
« se trouve un astrologue fameux par son art divinatoire ;
« après quelques hésitations et un peu de mauvaise hu-
« meur, il lui indiquera cinq numéros qui, jetés dans le
« système, sortiront infailliblement. »

Madame... se réveilla tout émerveillée de ce songe ;
elle en causa le lendemain avec ses intimes, et, malgré le
peu de foi qu'on devait y ajouter, il fut décidé qu'on irait
à Bicêtre ; ce serait, d'ailleurs, une promenade, une distraction. Plusieurs élégants et élégantes se réunirent à
elle, et les équipages galopèrent sur l'hôpital des aliénés.
Les directeurs furent très-aimables, et s'empressèrent de
faire visiter leur établissement dans ses plus petits détails.
Arrivée près de l'endroit indiqué par le singe, madame...
demanda s'il n'y avait point un fou surnommé l'*Astrologue*. On lui répondit affirmativement, et on la conduisit
devant la loge du devin célèbre. Après quelques questions

minaudières, madame… lui exposa sa demande en termes clairs et précis.

— Des numéros, répond l'astrologue ; savez-vous à quelle heure la lune passe au méridien ?

— Non.

— J'en suis fâché pour vous ; revenez au moment où Jupiter et Vénus seront en conjonction.

Ces paroles firent sourire nos élégantes.

— Mais nous désirerions le savoir à l'instant même.

— La chose est grave : il faut du recueillement. Tenez, regardez si dans ma physionomie vous ne saisiriez point un rapport, une ressemblance avec quelques-uns des signes du zodiaque ?

Et il se mit à faire les plus horribles grimaces qui aient jamais contorsionné face humaine.

Les rires redoublèrent.

— Ah ! vous riez dans une question aussi profondément sérieuse… Eh bien ! bonsoir ; que les Pléiades vous ceignent le front en guise de couronne, et que l'anneau de Saturne vous serve de bague.

Puis il leur tourna les talons, et fut tracer des caractères symboliques sur les murs de sa loge.

Madame… s'était aperçue que l'astrologue prenait du tabac ; elle tira de sa poche une charmante petite tabatière et la lui offrit. Notre homme se radoucit à ce présent ; il alla prendre une feuille de papier qu'il coupa en cinq morceaux symétriques, et les présentant à madame… avec un crayon.

— Vous êtes, à mes yeux, aussi mignonne, aussi aimable que la divine Bérénice ; il y aurait de la discourtoisie à ne point accorder ce que demande si gracieusement votre jolie bouche : je vais vous satisfaire. Bérénice avait foulé les fleurs de vingt et un printemps ; vous en avez, si je ne me trompe, cueilli les plaisirs, et comptez quelques étés en plus ; seriez-vous assez bonne pour me dire votre âge ?

— Vingt-cinq ans.

— Vingt-cinq années d'hommages et d'adoration qu'ont dû vous valoir vos beaux yeux, ajoutées à vingt et une, donnent le chiffre 46. C'est l'âge de la sagesse et des études sérieuses ; c'est l'âge où le savant Copernic formula son système à jamais immortel : écrivez 46 sur un des morceaux de papier. La distance de Mercure au soleil est de treize millions de lieues ; écrivez 13 sur un autre ; d'où il résulte que le soleil, aperçu de Mercure, est trois fois plus grand que nous le voyons de la terre : écrivez 3 sur le troisième carré de papier ; et que sa chaleur y est sept fois plus grande : écrivez 7 sur le quatrième. Enfin cette planète devant être cinq fois plus dense que la nôtre pour ne pas être fondue par l'action solaire, le nombre 5 est le dernier chiffre de votre quine... Êtes-vous contente, ma petite dame ?

— Très-contente ; et je ne saurais trop vous remercier des jolies choses que vous venez de nous dire.

— Vous devez être habituée à en recevoir de plus louangeuses encore... Mais vous n'êtes point venue ici pour voyager dans les plaines d'Uranie ; votre but était de me demander des numéros ; ce n'est pas tout que de vous les avoir donnés, il faut encore vous assurer de leur sortie. Veuillez me les remettre, je vais vous en fournir la certitude, la preuve infaillible !

Madame... lui remit les cinq carrés de papier. L'astrologue les rangea à terre dans un ordre bizarre, et demanda de nouveau :

— Vous voulez absolument qu'ils sortent, n'est-ce pas?

— Oui, répondit la dame attentive à ses moindres gestes.

Alors il prit sa baguette, décrivit trois cercles magiques en l'air, prononça des paroles mystérieuses, fit plusieurs évolutions cabalistiques autour des numéros, et, ayant roulé en boulettes les carrés de papier, il les avala les uns après les autres ; après cette opération, accompagnée de force grimaces, il s'approcha de notre jeune élégante et lui dit d'un ton confidentiel :

— Madame, repassez demain, à pareille heure, et vos numéros seront sortis.

Un bruyant éclat de rire accueillit ces paroles, et l'espièglerie du fou égaya, pendant quelques jours, les cercles de la capitale.

Un berger voit, en songe, son meilleur chien dévoré par les loups ; il se réveille aussitôt, court à l'endroit où était parqué son troupeau, et ne trouve plus que les restes sanglants du fidèle animal.

Depuis plusieurs jours, un braconnier rentrait au logis triste, fatigué et le sac vide, sans avoir brûlé une amorce. Il rêve qu'étant allé chasser à tel endroit des environs de son village, ses désirs avaient été surpassés. Le lendemain, au petit jour, il s'y rend et revient le soir chargé de gibier.

La veille d'une bataille, un soldat rêve qu'il tombe frappé mortellement au premier coup de feu : il en prévient ses camarades et leur distribue le peu d'argent qu'il possède. Malheureusement pour lui le songe se réalisa.

Une vieille femme, qui habitait seule une maison située

à l'extrémité de la ville, rêve que des voleurs sont entrés dans sa chambre, et la dévalisent complétement (c'était l'exacte vérité.) Elle se réveille en criant au secours ; les voleurs effrayés s'enfuient et n'emportent que la moitié de leur butin.

Un pauvre artiste rêvait que des créanciers impitoyables et le propriétaire de la mansarde qu'il habitait avaient obtenu la saisie de son mince mobilier. Il fut tout à coup réveillé par des coups redoublés qui pleuvaient sur sa porte. C'étaient les menus justiciers venant exécuter le jugement.

Un autre artiste, tout aussi pauvre, fait un rêve plus heureux : il hérite d'un vieil oncle dont il avait jusqu'alors désespéré.

— Ah! s'écria-t-il en s'éveillant, si les songes se réalisaient…

A peine achevait-il son exclamation qu'une lettre arrive l'invitant à passer chez le banquier R…, pour y toucher une somme de cent mille francs, capital de la fortune de son oncle, qui l'a institué son unique héritier.

Dans cette série d'exemples, que nous venons de mettre sous les yeux du lecteur, on reconnaît l'action cérébrale mise en jeu par une influence physique ou morale. La production du rêve s'explique facilement, sa réalisation, quoique plus difficile à déterminer, se trouve dans la marche fatale des choses humaines, ainsi que nous l'avons vu dans le songe de Calpurnie, femme de César.

Il existe des rêves qui paraissent tellement en dehors du cercle de la vie de relation dans lequel nous nous mouvons, qu'il est impossible de leur assigner une cause. Ces rêves rentrent dans la catégorie des faits nombreux dont la causalité échappe à l'investigation du philosophe. Les personnes superstitieuses s'imaginent aplanir la difficulté en signalant ces rêves comme le résultat d'une intuition. Mais qu'est-ce qu'une intuition ? — C'est une sorte de révélation de l'avenir faite par une puissance inconnue. — Autant vaudrait dire que c'est le dieu Morphée qui nous dépêche un de ses songes pour nous prévenir de ce qui doit nous arriver. Aujourd'hui la raison philosophique ne se contente plus d'explications semblables ; elle veut du vrai, du positif ; elle exige une certitude à toute épreuve avant de fixer son opinion, d'établir sa croyance, car elle sait que la superstition marche toujours accompagnée de l'erreur.

Résumé de tout ce qui vient d'être dit sur les songes.

Si le lecteur a lu attentivement, s'il a bien saisi notre théorie du sommeil et du rêve, il trouvera la cause prochaine des songes dans l'association des idées, dans leur succession plus ou moins régulière ou irrégulière due aux divers degrés d'excitation cérébrale ; il remarquera en outre que cette excitation peut être provoquée par deux sortes d'agents : par des agents physiques tels que le froid, le chaud, un air vicié, une fausse position, une gêne des organes, un travail morbide, etc., etc., par des agents moraux, tels que les vives impressions qui ont ébranlé le système nerveux et dont le cerveau a conservé le retentissement pendant le sommeil.

Les rêves semblent même être soumis à des règles assez constantes pour qu'on puisse les apprécier. Ainsi on rêve plutôt aux choses absentes qu'aux choses présentes ; aux choses probables qu'aux choses réelles. Les songes étant généralement formés de souvenirs ou d'espérances, on rêve à ce qu'on a fait ou à ce qu'on désire faire. L'imagination, servie par la mémoire, entasse, amalgame les réalités du passé avec l'espoir du présent et les incertitudes de l'avenir. — Un ambitieux rêva que Jupiter le précipitait des cieux comme un Vulcain. Le physiologiste à qui il demandait l'interprétation de ce songe lui répondit : « Vous aspirez à une alliance trop au-dessus de votre position actuelle ; vous échouerez. » Le fait se vérifia. On peut donc avancer que si les rêves sont entourés de mensonges, ils ont aussi un côté vrai, puisqu'ils sont toujours en rapport avec les objets de notre pensée.

Mais on objectera qu'il existe des rêves tellement baroques et biscornus, tellement éloignés de tout ce qui peut nous être arrivé ou nous arriver, que l'esprit le plus perspicace, le plus pénétrant, ferait de vains efforts pour en découvrir la cause ; c'est vrai. Cependant, si l'on réfléchit aux prodigieuses facultés de la pensée, qui, plus prompte que l'éclair, franchit l'immensité des temps et de l'espace, s'élève au delà des limites célestes et plonge dans les abîmes de l'éternité ; si l'on admet que l'imagination peut enfanter les êtres les plus chimériques, les combinaisons les plus bizarres, qu'elle peut créer les formes les plus capricieuses, les plus fantasques, on concevra la possibilité, non pas d'expliquer entièrement les phénomènes oniriques, mais de découvrir par quels points ils se touchent, par quels anneaux ils s'enchaînent.

SECTION IV.

CONCLUSION DU CHAPITRE

DES MOYENS EN USAGE CHEZ LES ANCIENS ET LES MODERNES
POUR PROVOQUER LE SOMMEIL.

Le sommeil est le résultat forcé de la veille; c'est un temps de repos destiné à réparer les organes fatigués par la vie de relation. L'histoire nous apprend que les hommes coururent de tout temps après les moyens de se procurer un sommeil doux et paisible, car plus il est calme, plus il est réparateur; au contraire, plus il est agité, moins la réparation s'opère, et plus le physique et le moral s'en ressentent péniblement au moment du réveil.

L'expérience semble avoir démontré que certaines substances prises à l'intérieur ou absorbées par la peau procurent au sommeil des rêves agréables, tandis que d'autres substances agissent sur l'économie de façon à provoquer des songes tristes, affreux, des cauchemars.

Les Turcs et les Chinois mâchent ou fument l'opium et obtiennent des songes ravissants; malheureusement son usage prolongé attaque le système nerveux et engourdit l'intelligence. On prétend que l'*aconit-napel* développe de riantes idées, ouvre l'esprit et donne à l'imagination un prodigieux élan.

Le musc, le castoréum, les préparations d'or, l'ammoniaque et ses combinaisons, etc., rendent également les idées plus faciles et disposent à la gaieté. Le docteur Grégory a expérimenté sur lui-même que le chlorhydrate de morphine excitait à la joie, et que l'inspiration du protoxyde d'azote procurait des sensations délicieuses.

Hérodote dit que les Scythes s'enivraient en respirant l'odeur qu'exhalaient les graines de chanvre jetées sur des pierres rougies au feu. Schaw rapporte que certaines tribus arabes fument un mélange de feuilles de chanvre et de chènevis concassé, dans le but d'obtenir une somnolence accompagnée de douces rêveries. L'odeur de la jusquiame provoque aux querelles et aux rixes; on trouve dans le *Dictionnaire de médecine* et l'*Encyclopédie méthodique* plusieurs exemples qui tendent à prouver ce fait. Le plus remarquable est celui de deux époux qui vivaient depuis longtemps dans la plus parfaite harmonie; il arriva un jour qu'ils se querellèrent dans la chambre où ils travaillaient ensemble; ils eurent de fréquentes envies de se battre. Au sortir de leur travail, ils se regardèrent honteux et confus de leurs emportements, ne sachant à quoi les attribuer. Le lendemain et les jours suivants, mêmes dispositions à la rixe; ils ne pouvaient rester une demi-heure dans cette chambre sans s'invectiver, se menacer. Les émanations qui s'échappaient d'un paquet de graines de jusquiame, placé près d'un tuyau de poêle, étaient la cause de ces querelles journalières. Le paquet enlevé, les époux n'éprouvèrent plus ces fâcheux transports.

— L'extrait de belladone appliqué sur une plaie cause une espèce de délire accompagné de visions. Une goutte de ce suc introduit dans l'œil occasionne l'ambliopie ou duplicité des images.

— L'onction magique employée par les sorciers les plongeait dans un sommeil lourd pendant lequel ils se croyaient transportés au lieu du sabbat, et assistaient aux scènes les plus étranges, les plus extravagantes. Porta et Cardan ont indiqué deux recettes : l'une a pour base le solanum somniferum ; l'autre est principalement composé de jusquiame et d'opium.

— André Laguna, médecin du pape Jules III, se servit d'une pommade trouvée chez un sorcier pour oindre une femme sujette à de longues insomnies. Quelques heures après l'onction, cette femme s'endormit d'un sommeil qui dura trente-six heures, et quand on la réveilla, elle se plaignit de ce qu'on l'arrachait sitôt aux embrassements d'un incube.

— Les philtres, poudres et pommades que vendaient les charlatans de Grèce et d'Italie, étaient composées de substances aphrodisiaques.

— Les prêtres de Mithra, d'Isis et de Cérès, ceux qui desservaient le fameux *Antre de Trophonius*, frictionnaient les adeptes avec des huiles médicamenteuses, ou leur faisaient avaler certaines drogues pour exalter leur imagination et provoquer de véritables hallucinations. Ils rendaient l'action de ces drogues plus active en préparant les sujets par des macérations et des jeûnes de plusieurs jours, et surtout par des récits merveilleux qui frappaient vivement leur imagination et les prédisposaient ainsi aux visions d'un sommeil délirant.

Il serait à désirer qu'on pût découvrir un agent qui, sans nuire à la constitution, procurât un sommeil tranquille et fît passer dans les rêves ces gracieuses images qui jettent au cœur leurs doux enchantements. Alors, pour tant d'infortunés qui portent jusque dans les rêves le poignant souvenir de leurs misères, ce serait un bienfaisant remède; non-seulement pour quelques heures ils oublieraient leurs souffrances, mais ils croiraient tremper

leurs lèvres à la coupe des joies inconnues. Ainsi, pendant
le sommeil ils vivraient de la vie heureuse ; au réveil,
hélas! ils reprendraient la vie des douleurs, en attendant
l'heure des beaux rêves.

CHAPITRE III.

SOMNAMBULISME.

De *somnus*, sommeil, et *ambulare*, marcher. Ses synonymes sont : *noctambulisme*, — *onïroscopisme*, —
onïrobatisme, — *onïrexisme*, — *hypnoscopisme*, etc.
Tous ces termes signifient agir pendant le sommeil.

Le somnambulisme est regardé par plusieurs savants
comme une névrose des fonctions cérébrales, et par
d'autres comme un état nerveux particulier du cerveau
qui n'altère nullement les fonctions physiologiques de cet
organe. Cependant quelques grands médecins, entre autres
Esquirol, justement célèbre par ses travaux sur les maladies mentales, ont observé que le somnambulisme fréquent
et porté au plus haut degré est souvent le précurseur de
l'aliénation mentale ; de même que les visions et l'extase,
étant une irruption de la vie des songes dans la vie de
veille, touchent de près à la manie et y conduisent fréquemment.

Pendant le sommeil somnambulique, beaucoup plus
profond que le sommeil normal, le cerveau conserve

l'exercice de plusieurs de ses facultés intellectuelles, qui non-seulement semblent agir rationnellement, mais qui commandent d'une manière régulière le jeu des organes sensitifs et moteurs.

Le somnambule agit sans aucune hésitation et montre une étonnante adresse à exécuter tous les mouvements exigés par la série d'idées qui se développent dans le cours du rêve. Les volitions qui émanent directement de la mémoire ne sont pas toujours en rapport avec les objets extérieurs qui entourent le somnambule, elles se rapportent quelquefois aux objets que représente le rêve ; alors le somnambule se trouve en défaut, si le jugement ne lui vient pas en aide pour rectifier l'erreur. On a comparé le somnambule au commandant d'un navire. Ainsi qu'un commandant dirige son vaisseau sur l'inspection d'une carte, de même, dans le somnambulisme, la mémoire dirige le corps, au moyen des images qu'elle lui fournit.

En général, les somnambules perçoivent avec clarté, opèrent avec précision et agissent avec une surprenante agilité. Les hommes d'imagination et d'étude créent, composent des chefs-d'œuvre. Voltaire, le noir Crébillon et l'élégant Massillon écrivirent plusieurs morceaux sublimes pendant des accès de somnambulisme. Lorsque le fameux Condillac travaillait à son *Cours d'études*, la forte contention de son esprit persistait pendant le sommeil et donnait lieu à un somnambulisme lucide, au milieu duquel il terminait avec une merveilleuse facilité les travaux qu'il avait laissés très-imparfaits en s'endormant. Les musiciens somnambules composent ou exécutent des chants délicieux, Tartini, par exemple, put composer sa fameuse sonnate du *Diable*, à laquelle il travaillait vainement depuis un mois. Le docteur Hard avait un parent

qui ne put se livrer à sa vocation d'avocat, à cause d'un
bégayement des plus pénibles traité, pendant fort longtemps
et sans succès par plusieurs médecins spéciaux. Ce parent
se levait la nuit en état de somnambulisme, montait sur
une chaise, et là, durant un quart d'heure, souvent une
demi-heure, il parlait à un auditoire imaginaire, sans aucune difficulté d'articulation, et même avec une étonnante
facilité. — Les ouvriers, les valets, les hommes de peine
remplissent leur tâche et entreprennent leurs travaux avec
une adresse qu'ils seraient loin d'avoir pendant la veille.
Une circonstance très-remarquable, c'est que le somnambule ne conserve pas le moindre souvenir de ce qu'il a fait;
cette absence complète de mémoire au moment du réveil
est le signe le plus tranché du somnambulisme. Burdach
fait observer que la mémoire de ce qui a été fait en état
de somnambulisme revient d'une manière assez nette
pendant le sommeil ordinaire qui suit immédiatement le
sommeil somnambulique. Ce physiologiste rapporte qu'un
médecin de ses amis, revenant de voyage, aperçut sa femme
perchée sur le toit de sa maison. Sachant qu'elle était
somnambule, il ne s'en effraya point. Vers l'après-midi,
lorsqu'elle fut en *sieste*, le mari la jugeant bien endormie,
lui demanda doucement, en dirigeant ses paroles sur le
creux de l'estomac, de lui donner des détails sur sa course
nocturne, ce qu'elle fit avec beaucoup de détails et accusa
une blessure au pied gauche provenant d'un clou saillant
à la surface du toit. Après son réveil, son mari lui ayant
demandé si elle était blessée au pied, elle répondit affirmativement, mais avec surprise; car elle ne pouvait s'expliquer quand et comment elle s'était fait cette blessure.
Cette circonstance de la mémoire pendant le second sommeil est fort remarquable.

4

Les physiologistes qui ont écrit sur le sommeil reconnaissent au somnambulisme différents degrés d'intensité et de faiblesse ; selon eux, depuis les somnambules qui agissent, marchent, travaillent (*somnambulisme complet*), jusqu'à ceux qui parlent, chantent et gesticulent sans mettre en action l'appareil locomoteur (*somnambulisme incomplet*), il existe un grand nombre de nuances.

La jeunesse est plus disposée au somnambulisme que les autres âges de la vie. C'est parmi les jeunes sujets où les organes encéphaliques prédominent, et particulièrement chez les jeunes filles délicates, hystériques ou cataleptiques, qu'on rencontre le plus souvent cette affection. Les personnes qui abusent de l'étude et exercent jusqu'à la fatigue leurs facultés intellectuelles, y sont aussi sujettes. Il en est de même de celles qui, douées d'une constitution éminemment nerveuse, se livrent à des travaux, à des contemplations ascétiques, et qui, par l'isolement et la méditation, augmentent l'activité cérébrale aux dépens de l'appareil sensitif externe.

Le somnambule agit les yeux fermés, quelquefois ouverts, mais alors la vision n'opère point, le cerveau supplée à cette fonction ; le sujet voit intérieurement les objets qu'il cherche ; ses organes du tact, développés à l'excès, éprouvent à distance l'action des corps et lui font éviter les dangers qui le menacent. Une foule d'histoires, avec les circonstances merveilleuses qui y sont attachées, courent par le monde au sujet des somnambules. Parmi les nombreux exemples de somnambulisme qui frappent le plus, j'en choisirai quatre : l'un dont je fus témoin, l'autre que je tiens d'une personne sérieuse et digne de foi, le troisième qui est consigné dans les écrits d'un célèbre professeur de l'université de Pavie, et le dernier par le docteur Esquirol.

Par une belle nuit d'été j'aperçus, aux clartés de la lune, marcher sur les plombs d'une maison très-élevée une forme humaine; je la vis ramper, s'allonger, puis se cramponner aux angles aigus de la toiture et s'asseoir au sommet du pignon. Pour mieux observer cette étrange apparition, je m'armai d'une lunette et distinguai très-nettement une jeune femme tenant son nourrisson entre ses bras, fortement serré contre la poitrine. Elle resta près d'une demi-heure dans cette dangereuse position; ensuite elle descendit avec une agilité surprenante et disparut. Le lendemain à la même heure, même ascension, même attitude, même adresse à parcourir les plombs de la toiture. Dans la matinée, j'allai rendre compte au propriétaire de la maison de ce que j'avais vu. Il m'écouta effrayé, et m'apprit que sa fille était somnambule, mais qu'il ignorait complétement ses promenades nocturnes; je l'engageai à prendre les plus minutieuses précautions afin de prévenir un accident terrible. La nuit vint, et j'aperçus encore la jeune femme exécuter les manœuvres des jours précédents; de nouveau, je courus en avertir le père : je le trouvai triste et pensif. Il m'apprit qu'après le coucher de sa fille, il avait lui-même fermé à double tour la porte de son appartement, et avait eu, en outre, la précaution de placer un cadenas en dehors. Hélas! disait-il, la pauvre enfant, ne trouvant d'autre issue, a ouvert la croisée, et, comme de coutume, s'est dirigée sur l'arête du toit. A son retour, après un quart d'heure, elle a donné du poing dans un battant de la croisée que le vent avait fermé, s'est fait une légère blessure et s'est réveillée aussitôt en poussant un cri aigu. Par un bonheur inouï, l'enfant, échappé à ses mains, est tombé sur le fauteuil qu'elle avait eu soin de placer au bas de la croisée pour lui servir de gradin...

En ce moment la somnambule entra : c'était une femme délicate et souffreteuse ; son intéressante physionomie portait l'empreinte de la tristesse et dénotait une idiosyncrasie hystérique. L'incarcération de son époux, condamné politique, l'affectait vivement et contribuait à son exaltation morale. Lorsque je lui parlai de ses promenades périlleuses, elle se mit à sourire languissamment et n'y voulut point croire. Enfin, en l'interrogeant sur la nature de ses rêves, elle crut se rappeler qu'elle avait depuis plusieurs jours un sommeil lourd, pénible ; tantôt rêvant que des gendarmes, des sergents de ville, toute la horde des policiers envahissait son domicile pour s'emparer du républicain ; tantôt c'était à elle et à son enfant qu'on en voulait. Une grande lassitude suivait son réveil : elle se trouvait fatiguée, triste, abattue, souffrait de la tête, et en attribuait la cause à la douloureuse séparation qui la privait de son époux.

En réfléchissant aux conditions physiques et morales de cette femme, on découvre qu'elle était prédisposée au somnambulisme par son organisation et qu'une pensée l'accompagnait sans cesse : l'incarcération de son époux. De cette idée, durant le sommeil, en naissaient plusieurs autres par association ; l'organe encéphalique, fortement stimulé, mettait en jeu l'appareil locomoteur et la dirigeait sur le toit de la maison. Le motif de cette périlleuse ascension était le danger dont elle se croyait menacée, elle et son enfant.

La seconde observation de somnambulisme complet est fournie par la fille, âgée de dix-huit ans, d'un maître

d'hôtellerie de province. Cette jeune personne se levait
pendant son premier sommeil, et allait se coucher dans le
pavillon isolé d'un jardin. Une de ces vieilles femmes réputées sorcières lui avait prédit que, dans cet appartement, un bel étranger la visiterait un jour et s'unirait à
elle. Cette idée se grava si profondément dans l'esprit de
la jeune personne, que tous ses rêves lui représentèrent,
sous les formes les plus ravissantes, celui qu'elle désirait
tant aimer ; enfin l'excitation cérébrale arriva à un tel
point que le somnambulisme s'ensuivit. Chaque nuit elle
allait au rendez-vous indiqué par la sorcière : plusieurs
gens de l'hôtel l'entrevirent dans l'ombre, et leur ignorance donna lieu à des contes de revenants ; quelques
voyageurs timides avaient aussi accrédité ce bruit, et le
pavillon resta désormais abandonné.

Un maréchal des logis de dragons, se présentant un
soir pour gîter, voulut, malgré l'horrible portrait qu'on
lui fit du fantôme, coucher dans le pavillon si redouté. En
effet, vers le milieu de la nuit, le revenant poussa la porte
que le militaire avait laissée entr'ouverte à dessein, vint
droit à son lit, en écarta les rideaux et prit place à ses
côtés. (Tout cela se passait dans la plus profonde obscurité.) Le sous-officier voulut adresser la parole à ce nouveau camarade ; on ne lui répondit pas. Alors il l'explora
de ses mains pour savoir s'il était d'une nature si hideuse,
si effrayante ! avec une poitrine, des bras et des jambes
de squelette, ainsi qu'on le racontait ; avec une bouche
large comme un four et des dents à broyer des rochers.
Quel fut son étonnement lorsque ses doigts glissèrent sur
un derme satiné, sur des contours fermes, arrondis, et
des formes à exciter les désirs ! Après quelques caresses,
il étreignit amoureusement le fantôme, qui ne donna aucun

4.

signe de résistance ni de plaisir ; ensuite, détachant un anneau qu'il lui trouva au doigt, il le passa à l'un des siens. Au bout d'une heure, le revenant se leva lentement, referma les rideaux et disparut. Le lendemain, forcé de partir avec son régiment qui voyageait par étapes, le sous-officier quitta le pavillon et se mit en route sans avoir pu parler à personne de l'hôtel.

La jeune fille ignorait complétement ce que cette nuit devait lui coûter de douleurs. Le matin, étonnée de ne plus retrouver sa bague au doigt, elle fit de longues et d'inutiles recherches.

Mais la fécondation avait eu lieu sans la moindre participation de la volonté, sans la moindre perception de plaisir ou de douleur. A trois mois de là, sa ceinture grossit à donner des inquiétudes. Un médecin fut appelé, prescrivit quelques remèdes, et un mois plus tard déclara aux parents que leur demoiselle était enceinte. Le père engagea sa fille à lui avouer sa faute, à lui faire connaître celui qu'elle aimait, promettant de les unir ; il employa les prières, les menaces ; puis, ne pouvant rien obtenir, s'emporta, tempêta, devint furieux. Hélas ! la pauvre innocente n'avait que des pleurs à opposer à ces éclats de colère. Le père la renvoya à la campagne et ne voulut plus entendre parler d'elle.

Dix-huit mois après, le maréchal des logis, devenu officier, ayant eu occasion de repasser par la même ville, voulut aller loger à l'hôtel du *Revenant* (c'est ainsi qu'il l'avait surnommé). Pendant qu'il soupait, un domestique reconnut à son doigt l'anneau de la pauvre fille exilée, et alla aussitôt en prévenir son maître. Alors celui-ci, prenant l'officier en particulier, lui demanda, après quelques honnêtes préambules, d'où il tenait cette bague?

— Du revenant qui faisait trembler votre maison, répondit-il en riant, qui vous glaçait tous de terreur et d'effroi ; depuis je l'ai toujours portée en mémoire de la plus délicieuse nuit que j'aie passée de ma vie, et je venais, ce soir, pour la lui rendre, s'il lui prenait fantaisie de me la réclamer.

Il raconta ensuite à l'hôtelier toutes les circonstances de cette nuit mystérieuse.

Le père, en fronçant le sourcil, lui dit :

— Monsieur, cette bague est celle de ma fille, que j'ai chassée de la maison, parce qu'avec cette bague elle avait perdu ce que vous lui aviez ravi ; vous seul, monsieur, pouvez consoler une famille, rendre l'honneur à la mère, et donner un nom à votre enfant.

L'officier écouta, plein d'étonnement, le récit des tristes événements arrivés depuis cette nuit si délicieuse pour lui et si fatale à quelques autres. Comme il avait un cœur honnête, et que d'ailleurs la demoiselle était riche, il calma la douleur du père, et lui demanda quinze jours de réflexion, au bout desquels le mariage eut lieu.

Le professeur *Soave*, enseignant la philosophie et l'histoire naturelle à l'université de Pavie, a donné de la publicité au cas suivant de somnambulisme :

Un pharmacien de Pavie, savant chimiste, à qui l'on doit d'importantes découvertes, se levait toutes les nuits pendant son sommeil, et se rendait dans son laboratoire pour y reprendre ses travaux restés inachevés. Il allumait les fourneaux, plaçait les alambics, cornues, matras, etc., et poursuivait ses expériences avec une prudence, une agilité qu'il n'aurait peut-être pas eues étant éveillé. Il maniait les substances les plus dangereuses, les poisons les plus violents, sans qu'il lui arrivât jamais le moindre accident. Lorsque le temps lui avait manqué pour préparer, pendant le jour, les ordonnances que lui adressaient les médecins, il allait les prendre dans le tiroir où elles étaient renfermées, les ouvrait, les plaçait les unes à côté des autres sur une table, et procédait à leur préparation avec tout le soin, toutes les précautions désirables. C'était vraiment extraordinaire que de lui voir prendre le trébuchet, choisir les grammes, décigrammes et centigrammes, peser avec une précision pharmaceutique les doses les plus minimes des substances dont les ordonnances étaient composées, les triturer, les mélanger, y goûter ; puis les mettre dans des fioles ou en paquet, selon la nature du remède, coller l'étiquette ; enfin, les ranger en ordre sur un rayon de sa pharmacie, prêtes à être livrées lorsqu'on viendrait les demander. Ses travaux terminés, il éteignait les fourneaux, remettait en place les objets dérangés et regagnait son lit, où il demeurait tranquille jusqu'au moment du réveil.

Le professeur Soave fait remarquer que le somnambule avait constamment les yeux fermés ; il avoue que si la mémoire des lieux et l'idée fixe d'achever ses travaux pouvaient suffire à le diriger dans son laboratoire, la lecture et la préparation des ordonnances, dont il ignorait le contenu, restent inexplicables.

Le docteur Esquirol rapporte également le fait d'un pharmacien qui préparait les potions et remèdes dont il trouvait les formules sur sa table. Pour éprouver si le jugement agissait chez ce somnambule, ou s'il n'y avait que mouvements automatiques, un médecin plaça sur le comptoir de la pharmacie la formule suivante :

Sublimé corrosif.	2 gros,
Eau distillée.	4 onces.

A avaler en une seule fois.

Le pharmacien s'étant levé pendant son sommeil, descendit comme d'habitude dans son laboratoire ; il prit la formule, la lut à plusieurs reprises, parut fort étonné et entama ce monologue que l'auteur de la formule, caché dans le laboratoire, écrivit mot pour mot :

« Il est impossible que le docteur ne se soit pas trompé en rédigeant sa formule ; deux grains seraient déjà beaucoup, et il y a ici, très-lisiblement écrit, — deux gros. Mais deux gros font plus de cent quarante grains... C'est plus qu'il n'en faut pour empoisonner vingt personnes... — Le docteur s'est indubitablement trompé... Je me refuse à préparer cette potion. »

Le somnambule prit ensuite diverses autres formules qui étaient sur sa table, les prépara, les étiqueta et les rangea en ordre pour être livrées le lendemain.

Ces deux exemples prouvent que le jugement fonctionne chez certains somnambules, et que l'œil n'est pas strictement le seul organe par lequel s'opère la vision, c'est-à-dire qui puisse transmettre au cerveau la perception des objets. Mais si les organes de la vision ne fonctionnent point pendant le somnambulisme, quels autres organes fonctionnent à leur place ? Le somnambule aperçoit-il les objets dans l'intérieur de son cerveau, sans le secours des sens ; ou bien la perception se fait-elle par le front, les tempes, l'extrémité du nez, par l'épigastre ou par le bout des doigts, ainsi que plusieurs observateurs l'ont annoncé ? Ce qu'il y a de démontré, ce que personne ne nie, c'est que le somnambule agit les yeux fermés très-adroitement et mieux peut-être qu'étant éveillé ; qu'il se dirige avec prudence et sûreté, qu'il écarte ou évite les obstacles qu'on a mis sur son passage. Dans le cas où le somnambule agit l'œil ouvert, cet organe est immobile et complétement insensible à la lumière ; il est donc nécessaire que la perception des objets lui arrive au cerveau par un moyen quelconque.

Quelques physiologistes pensent que la vie générale, pendant le sommeil somnambulique, étant plus puissante que la vie individuelle, le somnambule n'a pas besoin des sens externes pour se diriger ; la vie générale, que les magnétiseurs nomment *vie spiritualisée*, éclaire les objets et rapporte toutes les sensations à divers grands centres nerveux.

L'hypothèse de la vision par la face, l'épigastre, ou toute autre partie du corps, n'est point aussi dépourvue de fondement qu'on paraît généralement le croire, si l'on admet que cette fonction peut s'opérer par les ramifications du nerf optique. Ces ramifications sont nombreuses, inextricables ; l'anatomie et la physiologie, qui sont encore loin d'avoir atteint la rigoureuse exactitude mathématique, ont bien pu laisser échapper certaines anastomoses dont les dernières extrémités se perdent en filaments imperceptibles. — D'après cette hypothèse, le stimulus extérieur agirait sur ces anastomoses inconnues, et la vibration qu'elles communiqueraient au cerveau suffirait pour produire la perception. — Il ne faut donc point nier ; plus sage est de douter, en attendant de nouvelles démonstrations.

Ces considérations, si elles sont admises, serviront, plus tard, à expliquer les étonnants phénomènes qu'offre le somnambulisme magnétique, relatifs aux cinq sens.

Le rêve omnambulo-magnétique nous conduit naturellement à la question du magnétisme, tant de fois attaqué et défendu par les deux partis opposés, et qui commençai à s'oublier lorsque de nouveaux miracles sont venus le relever encore.

CHAPITRE IV.

HISTOIRE DU MAGNÉTISME ANIMAL.

Comme toutes les choses mystérieuses, le magnétisme animal a vivement occupé, à diverses époques, l'attention générale. Chaque fois qu'un savant ou un expérimentateur jette au public la relation de quelques prodiges magnétiques, la curiosité se réveille plus pressante que jamais, car l'amour du merveilleux est une des passions de la nature humaine. Aujourd'hui les séances intéressantes données par plusieurs somnambules lucides, les guérisons extraordinaires opérées par leur secours, les récits de quelques écrivains en réputation, ont de nouveau ému les esprits, et la question du magnétisme est devenue le sujet de toutes les conversations.

Il existe d'excellents ouvrages sur le magnétisme animal, mais la plupart ont le défaut de ne s'adresser qu'à une certaine classe de lecteurs, et de rester incompris des autres ; de relater des faits sans en donner l'explication rationnelle, et de laisser l'esprit du lecteur dans les oscillations du doute. Nous tâcherons, dans cet ouvrage, d'aplanir toutes les difficultés qui se présenteront.

Magnétisme, du grec *magnès* (aimant), signifie attraction entre deux corps ; lorsque cette puissance s'exerce sur des corps bruts, elle prend le nom de *Magnétisme minéral* ou *terrestre*; par analogie on a qualifié de *Magnétisme animal* l'action sympathique de l'homme sur l'homme ou de l'animal sur l'animal.

L'existence du magnétisme minéral est incontestable, son application comme remède date de la plus haute antiquité. L'aimant était en grande faveur dans la médecine des mages, des Chaldéens et des Égyptiens. Les Grecs et les Romains s'en servirent avec succès contre diverses maladies. Pendant le moyen âge et les siècles suivants, Avicenne, Robert Fludd, Arnauld de Villeneuve, Albert le Grand, Cardan, Paracelse, etc., et grand nombre de médecins, de philosophes, vantèrent l'aimant comme un excellent moyen pour combattre les affections nerveuses. Cependant cette méthode curative eut le sort de tant d'autres, elle tomba avec la médecine empirique et resta longtemps plongée dans l'oubli.

Vers le milieu du dix-huitième siècle, le physicien Klarich, médecin du roi d'Angleterre, remit cette méthode en honneur par les nombreuses guérisons qu'il prétendit opérer avec l'aimant. Une foule de savants de tous les pays, Zwinger, Kœmer, Holmann, Glaubrecht, Reichel, Weber, Aken, Stromer, Sigaud Lafond, Paulian, d'Arquier, etc., se livrèrent à des expériences pour constater la vérité des faits avancés par le médecin Klarich. L'abbé Lenoble construisit en France des aimants artificiels, et le traitement des maladies nerveuses par la méthode magnétique devint à la mode.

En 1774, l'astronome Hell reprit les travaux de l'abbé Lenoble, perfectionna le mode d'application des aimants sur les diverses parties du corps et opéra, par sa méthode, des guérisons qui firent grand bruit en Allemagne. Pendant quelque temps, le traitement magnétique devint à la mode, mais il n'eut qu'une durée éphémère, comme tout ce qui vient de la mode ; on l'abandonna peu à peu, et de nouveau il tomba dans l'oubli.

Cette courte digression sur l'aimant, quoique étrangère à notre sujet, était cependant nécessaire pour fixer l'esprit du lecteur sur l'origine du mot magnétisme.

La prétendue force occulte à laquelle les modernes ont donné le nom de magnétisme animal fut parfaitement connue des anciens, qui en firent un fréquent usage comme moyen thaumaturgique ; les documents historiques ne laissent aucun doute à cet égard. Ce fut surtout la classe sacerdotale qui sut tirer parti de cet agent mystérieux pour se grandir aux yeux du vulgaire et lui faire croire qu'elle était en communication avec la Divinité. Les pratiques magnétiques de ces lointaines époques étaient à peu près semblables à celles de nos magnétiseurs modernes : l'imposition des mains, les attouchements, les frictions, l'insufflation, la voix, le regard, la forte impression des sens, etc. Ces moyens étaient encore rendus plus énergiques par l'administration de certaines substances excitantes et narcotiques.

En parcourant l'histoire des anciens peuples, nous voyons les Brachmanes dans l'Inde, et les *Mages* en Perse, opérer de nombreuses guérisons par les attouchements et l'insufflation.

Les Chaldéens et les Égyptiens se servaient de la même méthode et obtenaient des résultats semblables. — Hérodote cite plusieurs temples où se rendaient les malades pour obtenir en songe la connaissance des remèdes propres à leur guérison. — Selon Diodore de Sicile, les malades qui entraient dans le temple d'Isis étaient endormis par les prêtres et, pendant leur sommeil, ces malades, devenus *hypnologues*, c'est-à-dire doués de la faculté de parler, indiquaient le traitement qu'ils devaient suivre pour combattre leurs maladies. — Strabon fait connaître assez clairement l'emploi du magnétisme dans le temple de Memphis, en disant que la profession de certains prêtres était de s'endormir pour répondre aux malades qui venaient les consulter. — Celse raconte que, depuis un temps immémorial, une classe de charlatans égyptiens guérissait assez fréquemment, par le souffle et le toucher, des maladies contre lesquelles avait échoué l'art de la médecine. — Arnobe confirme les mêmes faits et nomme ces guérisseurs des magiciens, pour qu'on ne confonde point leurs cures merveilleuses, mais dues à l'intervention d'une puissance ténébreuse, avec les cures miraculeuses de son divin Maître et celles de ses disciples.

Le peuple hébreux eut une foule de magnétiseurs; il suffit d'ouvrir ses annales pour s'en convaincre. Parmi ces magnétiseurs figurent en première ligne les prophètes, qui avouaient apprendre de Dieu même, pendant leur sommeil, les choses cachées aux hommes. Est-il besoin de rapporter ici la guérison du fils de la veuve de Sarepta? On croyait l'enfant mort, lorsque Élie, par ses attouchements et son souffle, le rendit à la vie. Ce fut aussi par les procédés que lui avait enseignés son maître qu'Élysée opéra une guérison semblable sur le fils de la Sunamite.

Plusieurs savants ont aussi émis l'opinion que la prophétesse Débora et la pythonisse d'Endor rendaient leurs oracles pendant les accès d'un somnambulisme provoqué.

Les convulsions dont cette dernière devint la proie lorsque Saül vint la consulter témoignent en faveur de cette
opinion.

Chez les Grecs, qui avaient emprunté à l'Inde et à l'É-
gypte la plupart de leurs coutumes, on rencontre les
mêmes pratiques du magnétisme s'opérer dans les temples. Les scènes qui se passaient dans l'antre de Trophonius, en Béotie, ne laissent aucun doute à cet égard.
Le consultant était horizontalement couché sur une plan-
che, puis frictionné, malaxé jusqu'à ce que le sommeil eût
fermé ses paupières. Pendant ce sommeil forcé, il parlait
des choses qu'il désirait savoir, et à son réveil les prêtres
lui remettaient une tablette sur laquelle ils avaient écrit
ses paroles. Dans la grotte consacrée à Pluton, entre Né-
pès et Phralée, les choses se passaient autrement : c'était
les prêtres eux-mêmes qui s'endormaient pour éclairer
les malades sur le régime qu'ils devaient suivre. — Élien
témoigne du pouvoir magnétique des Psylles en rappor-
tant que plusieurs d'entre eux possédaient la faculté d'endormir quiconque osait les regarder trop longtemps. —
Hérodote fait mention d'une magicienne de l'Attique,
très-renommée pour guérir par des attouchements les
maladies les plus invétérées ; le corps sacerdotal en fut
jaloux et la fit périr. Une énorme quantité de faits semblables se rencontrent dans l'histoire grecque, tous en
faveur du magnétisme. Enfin, pour l'observateur qui com-
pare l'état des Pythies et des Sibylles rendant leurs oracles au milieu des transports d'un délire convulsif, avec
l'état de certaines somnambules endormies contre leur
volonté, il existe une analogie frappante. — Varron et
Justin affirment très-positivement que les sibylles per-
daient la mémoire des choses qui s'étaient passées pen-

dant leur sommeil, circonstance qui coïncide parfaitement avec l'amnésie constante des somnambules à leur réveil.

Les *Romains*, imitateurs des Grecs, avaient aussi leurs temples et leurs oracles, où s'exécutaient les pratiques du magnétisme. Chez eux, comme en Égypte et en Grèce, les prêtres s'endormaient ou endormaient leurs malades, et le divin Esculape leur envoyait des songes relatifs au traitement et à la guérison des maladies. —Celse écrivait, au premier siècle de notre ère, qu'Asclépiade de Pruse endormait par l'apposition des mains et les frictions légères les sujets atteints de frénésie ; il arrivait même que ces malades, d'abord très-agités, s'endormaient doucement et tombaient dans une profonde léthargie lorsque ce médecin prolongeait ses attouchements. — Eusèbe, Origène et Iamblique se trouvent d'accord sur le fait des guérisons opérées dans les temples d'Esculape. — Sous l'empereur Valens, le magnétisme fut confondu avec les arts magiques. Ammien Marcellin rapporte qu'une vieille femme, ayant la réputation de guérir les fièvres rebelles par de simples attouchements, fut amenée devant l'empereur, dont la fille était malade. Priée de guérir la princesse, cette vieille se mit à la magnétiser par de légères frictions, et l'accès de fièvre fut aussitôt coupé.

Mais les deux hommes de ces époques qui acquirent une réputation colossale comme *toucheurs* ou magnétiseurs furent Apollonius de Tyane et Simon, dit le Magicien. Le premier fut regardé par les païens comme le compétiteur de Jésus ; le second, comme le vainqueur de Pierre l'Apôtre dans les luttes qu'il eut avec lui. Ces deux thaumaturges opérèrent de si grands prodiges, des cures si merveilleuses, qu'on leur donna le nom d'homme-Dieu. — Simon guérissait les épileptiques en soufflant sur eux, et les maniaques en les frictionnant; du bout de son doigt il dissipait les engorgements du foie et de la rate; on dit même qu'il rendit le mouvement à plusieurs paralytiques et qu'il ressuscita le fils d'un centurion que l'on croyait mort. Tout cela est-il vrai? Le lecteur doit toujours se tenir en garde contre les récits merveilleux des temps d'ignorance.

Apollonius, dont la vie fut accompagnée de tant de prodiges, voyagea pour s'instruire chez tous les peuples connus; il pénétra dans les temples de l'Inde, de la Perse, de l'Égypte et de la Grèce, où il se fit initier à leurs mystères. Les philosophes l'ont regardé comme un savant très-versé dans les sciences physiques et psychologiques; le vulgaire le déifia. Telle était la vénération qu'il inspirait, que les princes et les rois s'inclinaient devant lui. Vespasien lui fit rendre les honneurs divins, et Domitien, contre la vie duquel il avait conspiré, n'osa lui faire trancher la tête.

On cite d'Apollonius plusieurs exemples de *vue à distance* et de prévisions qui ont une parfaite ressemblance avec ce que font nos somnambules d'aujourd'hui. Ainsi Apollonius, se trouvant à Corinthe, disait tout ce qui se faisait à Athènes; il nommait les orateurs qui montaient à la tribune, et les philosophes qui donnaient leurs leçons dans les jardins de l'Académie. A Égine, un jeune archonte lui ayant demandé ce qui se passait dans la maison de son père à Patræ, Apollonius se retira dans un endroit isolé, et ressortit bientôt en prononçant ces mots : Malheureux jeune homme, partez vite, on traîne en ce moment votre père en prison. Le jeune homme partit immédiatement, et, arrivé dans sa ville natale, trouva son père incarcéré. Étant à Éphèse, entouré d'une foule compacte qui se pressait sur ses pas, il s'écria d'une voix inspirée :

Éphésiens! remerciez Jupiter, à cette heure votre tyran reçoit le châtiment de ses crimes; à Rome, Domitien tombe sous le poignard d'un affranchi. En effet, ce jour-là, au moment même où Apollonius annonçait cette fin tragique, le César mourait assassiné. Pour ceux qui croient au magnétisme, l'explication de ces faits est facile. Apollonius avait un disciple qui ne le quittait jamais, et aujourd'hui on aurait donné à ce disciple la qualification de somnambule lucide.

Les druides et druidesses, chez les Gaulois, guérissaient une foule de maladies par le magnétisme des attouchements, et, comme l'attestent un grand nombre d'historiens, leur médecine était devenue si célèbre, qu'on venait les consulter de toutes les parties du monde. Tacite, Pline, Lampridius, Vopiscus et Celse confirment cette opinion d'une manière irrécusable, en faisant observer que la méthode curative des druides avait beaucoup de rapport avec l'*iatraliptique* ou médecine des frictions.

La faculté de guérir par les attouchements se rencontre chez plusieurs princes de l'antiquité et du moyen âge. Si Pyrrhus, roi d'Épire, dissipait les engorgements de la rate en promenant lentement son doigt sur la partie malade; si Tibère guérissait les maux d'oreilles et Vespasien les maux d'yeux, quelques-uns de nos rois de France eurent aussi le don magnétique de guérir les écrouelles.

Du commencement de notre ère au sixième siècle, les thaumaturges se servirent du magnétisme et en obtinrent des effets étonnants. Mais ce fut surtout pendant le moyen âge, cette longue époque d'ignorance, de fanatisme et de superstitions, que le magnétisme opéra de nombreux miracles. On vit alors deux classes de magnétiseurs, les uns, regardés comme sorciers, étaient impitoyablement brûlés vifs ; les autres, réputés saints, étaient canonisés. Inutile de dire que ces derniers appartenaient presque tous à la classe sacerdotale.

Le docteur Foissac a parfaitement démontré qu'à la chute du paganisme les églises succédèrent aux temples, et que les mêmes pratiques s'y perpétuèrent pour obtenir les songes, les visions et les guérisons qui avaient fait la fortune des prêtres païens. Depuis Grégoire de Césarée, célèbre par ses *appositions de mains* jusqu'aux convulsionnaires de Saint-Médard, le magnétisme ne cessa d'être employé comme moyen thaumaturgique.

Au quinzième siècle, Pomponace et Paracelse se livrèrent à la médecine occulte et obtinrent de grands succès par les attouchements magnétiques.

Au seizième siècle, Van-Helmont, Goclénius et Valentin publièrent divers écrits sur le magnétisme animal appliqué à la médecine. Goclénius surtout parle du magnétisme animal comme d'un agent occulte, émanant de l'économie humaine, qui a besoin du concours des attouchements et de la volonté pour opérer ses effets. Cette opinion est absolument semblable à celle que professent aujourd'hui les partisans éclairés du magnétisme.

Au dix-septième siècle, Greatrakes, gentilhomme écossais, s'acquit une grande réputation par les guérisons nombreuses qu'il opéra au moyen de la médecine d'attouchements.

Vers la même époque, les médecins Borel et Vallé, employaient en France le magnétisme par insufflation contre certaines affections nerveuses, rebelles aux traitements usités. Le savant Bartholin atteste dans ses ouvrages qu'il a vu cesser presque subitement des accès d'épilepsie, sous les manœuvres d'un toucheur ; et il engage les médecins à se rappeler que, chez les anciens, l'iatraliptique était une branche importante de l'art de guérir.

Vers le milieu du dix-huitième siècle, le célèbre nosologiste Sauvages communiqua à l'Académie des sciences une observation de catalepsie dont les étonnants phénomènes ont une si grande analogie avec ceux du somnambulisme magnétique, que plusieurs académiciens n'hésitèrent pas à regarder cette maladie comme un état magnétique naturel.

De 1770 à 1775, l'illuminé Gassner remplit l'Allemagne, la Suisse et la France de ses excentricités, mais surtout de ses cures merveilleuses. De même que ses devanciers, il opérait par le magnétisme de la voix, du regard et des attouchements. Ses succès prodigieux le placèrent à la tête des plus habiles *toucheurs* des temps modernes. L'immense affluence de malades qui accouraient à lui de toutes les parties de l'Europe est une preuve de la confiance qu'inspiraient ses procédés. Voici comment il opérait : Il commençait d'abord par fixer énergiquement sur les yeux du malade ses regards inspirés ; puis il promenait des frictions, tantôt lentes et rudes, tantôt rapides et légères, de la partie supérieure des membres à la partie inférieure ; il imposait ensuite les mains sur la tête et les faisait glisser sur le dos et la poitrine ; de nouveau il recommençait sur les membres, et lorsque ses mains étaient arrivées à l'extrémité des doigts ou des orteils du malade. il les retirait soudainement et les secouait comme pour en chasser le principe morbide qu'elles avaient soutiré. Ce sont exactement les pratiques de nos magnétiseurs modernes.

Presque tous les malades entraient en convulsions sous les frictions de Gassner ; bientôt une crise s'opérait par une évacuation quelconque et était suivie de guérison, lorsque toutefois la guérison était possible. Plusieurs médecins incrédules voulurent être témoins oculaires des cures merveilleuses de Gassner, et certifièrent la vérité des faits qu'on lui attribuait. Lavater lui-même crut fermement à la faculté curative de ce fameux *guérisseur*, et Mesmer trouva que les procédés du thaumaturge suisse ressemblaient tellement aux siens, qu'il revendiqua ses guérisons comme appartenant à son procédé.

Nous voici enfin arrivés à 1778, époque à laquelle Mesmer vint à Paris fonder une école de magnétisme ; école où se rendait chaque jour une société d'élite et qui devait avoir tant de retentissement en Europe. De ce moment, le magnétisme, si longtemps exploité par les thaumaturges, leur échappe à jamais et passe dans le domaine public.

Telle est l'histoire du magnétisme animal, depuis les temps les plus reculés jusqu'à Mesmer, qui n'est, à strictement parler, que le propagateur et non l'inventeur du magnétisme. En effet, Mesmer fut le premier dans les temps modernes qui s'empara de cet agent mystérieux, l'étudia, le soumit à une théorie, et qui, par ses expériences, ses cours et les nombreux disciples dont il sut s'entourer, le répandit dans le monde et le popularisa.

Une courte notice biographique sur Mesmer devient ici indispensable, afin d'établir une comparaison entre le magnétisme mesmérien et le magnétisme modifié de notre époque.

Antoine Mesmer étudiait la médecine à Vienne, où il se faisait remarquer par ses idées singulières, son amour-propre et son ambition. En 1766, pour obtenir le doctorat, il soutint devant la Faculté de cette ville une thèse intitulée : *De l'influence des astres sur le corps humain.*

5.

Les astres, disait-il dans sa thèse, en vertu de la force qui produit leur mutuelle attraction, exercent sur les êtres vivants une influence qui n'est qu'une modification de l'attraction générale. Cette influence a lieu par l'intermédiaire d'un fluide subtil remplissant l'univers et pénétrant dans les corps, etc., etc.

Vers l'année 1776, Mesmer, ayant entendu parler des résultats merveilleux qu'obtenait l'astronome Hell avec ses aimants, lia connaissance et eut de fréquents entretiens avec ce professeur. Frappé autant de la nouveauté que de la singularité de la force magnétique, il se persuada que cette force était le fluide universel dont il avait parlé dans sa thèse inaugurale. Aussitôt il ouvrit une maison de santé dans laquelle il s'offrit à traiter gratuitement, par le magnétisme, tous les malades qui s'y présenteraient ; dans ce but il fit construire une énorme quantité de lames aimantées de diverses formes et dimensions pour être adaptées aux différentes parties malades du corps.

Mesmer ne se contenta point, comme le professeur Hell, d'opérer dans une seule ville, il voulut que l'empire entier se ressentit des prétendus bienfaits de sa méthode ; il expédia, en conséquence, de tous côtés ses armures magnétiques et remplit les journaux du récit de ses guérisons miraculeuses. Il faut croire qu'il réussit à rendre la santé à plusieurs malades, car quelques savants de cette époque confessèrent avoir été guéris par la méthode mesmérienne.

Antoine Mesmer, qui avait plutôt l'ambition de la fortune que celle d'une réputation scientifique, ne s'en tint pas au magnétisme minéral, il lui fallait quelque chose d'extraordinaire qui frappât les esprits et dont il pût se dire le révélateur. Abandonnant alors la théorie du pro-

fesseur Hell qui ne supposait d'effets sur les malades que
par l'aimant, il proclama l'existence d'un fluide magnétique animal essentiellement distinct du magnétisme terrestre. Ce magnétisme, disait-il, est la propriété de l'homme
qui n'a nullement besoin de l'aimant pour opérer des guérisons incroyables. Mesmer formula sa doctrine en vingt-
sept propositions, sous forme d'aphorismes, dont la lecture serait peut-être ennuyeuse à nos lecteurs et que nous
résumerons ainsi :

Le corps humain ressent les effets du fluide universel
qui affecte immédiatement ses nerfs en s'infiltrant dans
leur substance, et lui donne des propriétés analogues à
celles de l'aimant. Cette propriété, nommée magnétisme
animal, peut se communiquer aux corps animés et inanimés. L'action magnétique peut également avoir lieu de
près ou à des distances très-éloignées. Elle peut provoquer
des convulsions, des crises salutaires, et guérir des maladies jugées incurables par les hommes de l'art, etc., etc.

Les académies de Vienne et de Berlin, auxquelles Mesmer envoya des flacons d'eau magnétisée et des program-
mes, se moquèrent de lui et le traitèrent de charlatan ou
pour le moins de visionnaire. Froissé dans son orgueil,
déçu dans ses espérances, Mesmer répondit par des injures. Une violente polémique s'engagea entre lui et les académies ; mais, comme il lui était impossible de lutter contre les savants académiciens, l'auteur du magnétisme fut
forcé de quitter Vienne, où, d'ailleurs, on l'accusait d'avoir
séduit une fille de dix-sept ans aveugle, et qu'il avait
gardée chez lui sous le prétexte de lui rendre la vue par
le magnétisme.

Ne pouvant plus rester en Allemagne, Mesmer vint à
Paris. Cette ville, de tous temps renommée par la passion

de ses habitants pour tout ce qui est mode et nouveauté, lui parut un théâtre favorable à l'exercice de son art. Il s'adressa directement aux académies des sciences et de médecine, qui le repoussèrent ; mais le public l'accueillit avec enthousiasme. La singularité de sa doctrine et le ton d'inspiré qu'il affichait lui valurent la faveur d'un monde oisif et frivole.

Mesmer se logea dans un des beaux hôtels de la place Vendôme et eut bientôt maison montée où il tint table ouverte. Le médecin magnétiseur prétendait guérir toutes les maladies et particulièrement celles des femmes vaporeuses ; ce qu'il demandait, c'était des affections graves, rebelles au traitement des plus habiles membres de la docte Faculté ; il se chargeait de les guérir sans exiger aucun salaire. On trouvait dans son hôtel de magnifiques salons pour l'aristocratie et des salles plus modestes pour les gens moins aisés. Ces brillantes promesses et surtout la nouveauté du spectacle, dont le Parisien est si avide, attirèrent la foule autour du baquet magnétique.

Mesmer, voyant grandir sa réputation avec sa fortune, déploya encore plus de magnificence dans ses appartements ; partout le luxe s'alliait au confortable, des meubles somptueux, de gracieuses peintures, une musique et des chants délicieux, un demi-jour favorable aux femmes, et, pour les initiés, des petits soupers qui n'avaient point leurs pareils. On conçoit qu'avec de semblables excitants la clientèle du magnétiseur dut s'augmenter incessamment. Malades et bien portants, jeunes et vieux, tous accouraient aux salons de Mesmer comme à une partie de plaisir ; les plus grands personnages de la capitale et les femmes de haut rang ne craignaient pas de les fréquenter ; on prétendit même que la reine s'y rendait sous un déguisement.

Mais il est temps d'initier le lecteur aux mystères du baquet mesmérien, c'est-à-dire au magnétisme de cette époque.

Au milieu de la salle aux expériences était un baquet de quatre à cinq pieds de diamètre, contenant quelques pouces d'eau, de la limaille de fer, du verre pilé et des bouteilles remplies d'eau, rangées dans un ordre cabalistique. Un couvercle s'adaptant à ce baquet offrait des trous par les quels sortaient des tiges de fer coudées. Les malades et les curieux qui venaient se faire magnétiser s'asseyaient autour du baquet, et chacun d'eux saisissait une tige de fer pour l'appliquer sur la partie du corps en souffrance. Souvent, derrière le premier rang il s'établissait un second et un troisième rang d'individus qui formaient une chaîne circulaire par l'enlacement des mains ; la personne de droite appliquait son pouce entre le pouce et l'index de son voisin de gauche, et ainsi des autres. On se touchait en même temps par les genoux et les pieds ; de plus, une longue corde attachée au couvercle du baquet servait à enlacer le corps ou les membres des malades.

Pendant que tout le monde formait la chaîne, un concert de voix humaines se mariant aux accords des clavecins et des harpes venait charmer les oreilles et émouvoir les sens. Cette délicieuse musique s'interrompait de temps à autre pour laisser entendre les sons si doux et si pénétrants de l'*harmonica*, instrument nouveau dont Mesmer jouait avec perfection. Les sons de l'harmonica agissaient vivement sur le système nerveux des femmes délicates, et lorsque Mesmer jugeait les nerfs suffisamment ébranlés par cette mordante harmonie, il apparaissait tout à coup, suivi de plusieurs initiés armés de baguettes de fer, afin d'accroître l'énergie du fluide magnétique et d'imposer aux rieurs et aux incrédules. Le magnétiseur et ses adeptes décrivaient avec leurs baguettes des cercles mystérieux autour des malades, puis commençait l'application des mains sur les diverses parties du corps. On palpait surtout la région épigastrique, parce que là résident les plexus nerveux les plus étendus et dont la sympathie est générale. C'est ainsi que le maître donnait des leçons à ses élèves, qui prenaient plaisir à ces exercices magnétiques. Pour procéder avec méthode, chaque région du corps avait reçu un nom particulier : les hypocondres se nommaient le pôle noir ; la poitrine, le pôle blanc ; la gouttière dorsale s'appelait le grand courant ; la gouttière pectorale, le petit courant, etc., etc., et beaucoup de dames qui auraient jeté de hauts cris si, dans d'autres circonstances, une main étrangère se fût glissée dans le petit courant, trouvaient tout naturel qu'on magnétisât même le pôle noir. O puissante influence de la nouveauté !...

Parmi les personnes qui se soumettaient à ce singulier traitement, celles qui n'avaient point foi dans la puissance curative de Mesmer n'en ressentaient aucun effet ; mais celles dont l'imagination fascinée espérait une guérison prochaine, éprouvaient, les unes, des bâillements, des pandiculations, une toux nerveuse avec expectoration, un agacement général, une chaleur et des sueurs insolites ; les autres, agitées de tremblements partiels ou généraux, devenaient bientôt la proie d'un délire convulsif qui se propageait à presque toutes les femmes de la chaîne. Dans le nombre de ces convulsionnaires, il s'en trouvait qui jetaient des cris aigus, qui se tordaient, suffoquaient, pleuraient ou poussaient de fous éclats de rire. Lorsque ce désordre nerveux montait à son plus haut paroxysme et se terminait par des convulsions : c'était la crise désirée ;

Mesmer faisait aussitôt emporter les *crisiaques* dans une chambre dont le parquet était matelassé dans toute son étendue et recouvert de tapis moelleux. On avait même poussé la précaution jusqu'à recouvrir les murailles et les cloisons d'une épaisse couche de ouate, afin que les crisiaques pussent bondir, se rouler en tous sens, et même se précipiter la tête la première, sans le moindre danger.

Et que l'on ne nous accuse pas d'exagération dans l'exposé de ces faits; car, pour en prouver l'authenticité, il nous suffira de citer un passage du rapport des commissaires de l'Académie des sciences, rédigé par Bailly, l'ennemi juré du magnétisme de cette époque :

« Malgré mon profond dédain pour les charlataneries de Mesmer, il faut avouer, écrivait Bailly, que le spectacle de ces convulsions magnétiques vous étonne. Quand on ne l'a point vu on ne peut s'en faire une idée, et en le voyant on est également surpris, et du repos profond d'une partie de ces malades, et de l'agitation qui anime les autres, des accidents variés qui se répètent, des sympathies qui s'établissent. On voit des malades se chercher exclusivement, et, en se précipitant les uns vers les autres se sourire, se parler avec affection et adoucir mutuellement leurs crises. Tous sont aveuglément soumis à celui qui les magnétise ; ils ont beau être plongés dans un profond assoupissement, la voix, le regard, un signe du magnétiseur, les en retire aussitôt. On a aussi remarqué qu'un bruit imprévu leur cause des tressaillements, des mouvements convulsifs; le changement de ton et de mesure dans les airs joués ou chantés influe visiblement sur ces malades : un mouvement plus vif les agite davantage et renouvelle parfois leurs convulsions. »

Le désir de s'enrichir, qui dévorait Mesmer, lui suggéra

l'idée de décupler le nombre de ses baquets; il établit donc des chambres particulières, munies chacune d'un baquet, afin que des personnes seules ou en société d'amis pussent les louer comme on loue un cabinet dans un restaurant ou une loge dans un théâtre. Chaque baquet rapportait au moins dix louis par jour à son propriétaire, encore fallait-il s'y prendre plusieurs jours d'avance pour le retenir, tant la clientèle était nombreuse! Celui qui avait ainsi retenu sa chambre particulière disait à ses amis : J'ai un baquet; je compte sur vous pour ce soir. Cette difficulté donnait une vogue immense aux soirées de Mesmer; aussi l'hôtel de la place Vendôme ne désemplissait pas, et la foule qui l'encombrait était une société d'élite. Les désœuvrés y allaient pour chercher quelques distractions à leur ennui; les personnes blasées pour trouver des émotions, et les malades pour obtenir un soulagement à leurs souffrances. Jamais le temple d'Épidaure ne fut aussi fréquenté que l'hôtel de Mesmer, et, chose remarquable, tout le monde en sortait satisfait avec le désir d'y revenir encore.

Au nombre des adeptes au magnétisme on distinguait des célébrités scientifiques et de fort grands seigneurs. Habile à profiter des circonstances et des hommes, Mesmer sut s'attacher Deslon, régent de la Faculté de médecine de Paris et médecin du comte d'Artois, qui, devenu son plus zélé disciple, lui procura une brillante clientèle.

Ébloui de ses succès et de sa fortune, Mesmer eut la maladresse d'adresser un Mémoire à l'Académie des sciences pour la rendre témoin des prodiges de son art. Il proposa, en outre, à la Faculté de médecine, des expériences comparatives entre un certain nombre de malades traités, les uns par la méthode médicale ordinaire, les autres par le magnétisme. L'Académie et la Faculté lui répondirent par un refus dédaigneux. Blessé au vif par ce refus, Mesmer leur jura une haine implacable. Peu de temps après, il parvint néanmoins à se faire recommander à la reine et obtint qu'on lui donnât des examinateurs ; mais cette faveur tourna à son désavantage ; car, n'ayant point voulu se soumettre aux expériences que lui proposaient les corps savants, le bruit s'en répandit et sa réputation en reçut un échec.

Courroucé contre l'Académie et la Faculté, Mesmer menaça de quitter la France, et ce ne fut qu'aux sollicitations de plusieurs grands personnages qu'il voulut bien rester. Le ministre Breteuil, agissant au nom de la reine, lui proposa une pension de trente mille francs et le cordon de Saint-Michel s'il voulait enseigner sa méthode à des médecins que choisirait le gouvernement. Mesmer, craignant un piége, refusa ces offres brillantes, et, sous un prétexte de santé, quitta Paris pour se rendre aux eaux de Spa.

Pendant l'absence de son maître, le médecin Deslon ouvrit un établissement magnétique en tout semblable à celui de l'hôtel de la place Vendôme. Mesmer, en ayant été instruit, revint en toute hâte à Paris dans la crainte que son élève ne le surpassât. A son arrivée dans la capitale, les enthousiastes du magnétisme ouvrirent une souscription de cent actions, coûtant cent louis chacune et donnant droit à l'initiation mesmérienne. Ces actions furent si promptement enlevées, qu'il fallut en créer cinquante autres pour satisfaire aux demandes qui arrivaient de toutes parts. Les 360,000 francs provenant de ces actions furent immédiatement versés entre les mains de Mesmer, et les actionnaires prirent le nom de société de l'*Harmonie*.

Soutenu par le haut crédit de ses disciples, Mesmer continua ses séances magnétiques, et son hôtel devint encore le rendez-vous de l'aristocratie. Enfin, de 1784 à 1785, le bruit des cures extraordinaires opérées par le magnétisme détermina le gouvernement à s'en occuper. Il parut une ordonnance royale qui chargeait les deux corps savants de l'État d'étudier la question du magnétisme animal et de faire un rapport sur les résultats de cette étude. L'Académie des sciences nomma, parmi ses membres, MM. Lavoisier, Franklin, Bailly, Majaut-Sallin, Leroy, de Bory et Darut; la Faculté de médecine leur adjoignit les docteurs Despérières, Guillotin, Caille, Mauduit, Andry et Antoine de Jussieu. En haine des académies, Mesmer refusa d'opérer devant ces commissaires; alors ceux-ci se rendirent à l'établissement de Deslon, premier disciple de Mesmer, et qui magnétisait aussi bien que son maître. Les commissaires furent témoins des convulsions et des crises qui eurent lieu autour des baquets; mais ayant désiré qu'on les magnétisât eux-mêmes, les expériences ne réussirent point. Alors Bailly, au nom des commissaires, rédigea un rapport, dont nous avons déjà cité un passage, tendant à démontrer que ce prétendu fluide au moyen duquel Mesmer et ses disciples faisaient des prodiges n'était autre chose qu'une exaltation du système nerveux encéphalique due à l'influence de l'imagination.

Cependant un des membres de la commission, Antoine de Jussieu, qui avait suivi avec assiduité les expériences de Deslon, ne pouvant nier les faits qui s'étaient passés sous ses yeux, refusa de signer le rapport de ses confrères, et en rédigea un particulier dans lequel il divisa en quatre classes les effets qu'il avait observés :

1° Les faits généraux dont la physiologie peut indiquer la causalité ;

2° Les faits négatifs ou contraires à la doctrine du magnétisme ;

3° Les faits qui ressortent directement de l'imagination ;

4° Les faits qui tendent à faire croire à un agent magnétique.

.

Plusieurs expériences avaient conduit Antoine de Jussieu à présumer qu'il s'échappait directement du corps humain une émanation quelconque, susceptible d'agir sur les personnes délicates ou très-nerveuses, et que cette émanation pouvait être comparée au fluide électrique. Tels furent les motifs qui le déterminèrent à ne point mettre sa signature sur le rapport de ses confrères et à faire sa profession de foi à part.

L'écrit de Jussieu, bien que favorable au mesmérisme, ne put atténuer le mal que lui avait fait le rapport des corps savants et surtout une brochure présentée au ministre, portant ce titre : *Rapport secret sur le mesmérisme*, où l'on déclarait le magnétisme contraire aux bonnes mœurs.

Ces rapports contre le magnétisme produisirent une vive rumeur parmi les disciples de Mesmer, qui s'étaient considérablement accrus. Il s'ensuivit une violente polémique entre les ennemis et les défenseurs du magnétisme. Ceux-ci prétendirent que les commissaires avaient été de mauvaise foi, et Mesmer protesta solennellement contre toutes les expériences faites chez Deslon, déclarant que, lui seul étant possesseur du secret, son élève n'avait pu suivre exactement sa méthode.

Un ouvrage du docteur Thouret : *Recherches et doutes sur le magnétisme animal*, plein d'érudition et de savantes recherches, produisit l'effet contraire à celui que l'auteur en attendait. Les lecteurs crurent apercevoir des traces de magnétisme chez les peuples les plus anciens, et l'amour du merveilleux fit à Mesmer de nouveaux partisans.

Malgré l'Académie et la Faculté, les baquets continuaient d'être en faveur, lorsque plusieurs incidents vinrent inopinément refroidir l'ardeur de ceux qui les fréquentaient et les frappèrent de discrédit. Ainsi la femme d'un membre de l'Académie mourut dans les mains de Mesmer, et la marquise de Fleury, que le magnétiseur traitait pour une faiblesse de la vue, en sortit complétement aveugle. D'une autre part, l'anecdote qui se passa aux baquets de Deslon ajouta aux plaintes déjà portées contre les désordres provoqués par le magnétisme. Cette anecdote assez plaisante fut pendant quelques jours le sujet des conversations et égaya les cercles de la capitale. — En voici l'abrégé : — Un jeune homme qui faisait la chaîne avec une fort jolie demoiselle sentit, avec le fluide magnétique, un brûlant désir dévorer son cœur; il fut assez fort pendant quelques minutes pour refouler ce désir; mais, ne pouvant bientôt plus résister, il embrassa publiquement sa voisine. La mère de la jeune personne, scandalisée de cet effet magnétique, se leva pour l'arrêter, mais Deslon s'écria : « Madame, laissez-les faire, si vous interceptez brusquement le fluide, la mort peut s'ensuivre. » La mère crut devoir néanmoins intercepter le fluide, et la mort ne s'ensuivit pas.

Sur ces entrefaites, parut une brochure intitulée : *Des abus auxquels le mesmérisme a donné lieu*, et dans la-

quelle on faisait ressortir tout ce qu'il y avait de dangereux pour les mœurs dans cette chaine et ces crises. Quelques jours après cette publication, le lieutenant général
de police alla trouver Deslon et lui adressa cette question :
« Monsieur, en ma qualité de lieutenant général de police,
je vous somme de me répondre s'il serait possible d'abuser
d'une femme magnétisée ou en état de crise? Deslon, »
sans la moindre hésitation, répondit affirmativement. Ce
fut encore un coup terrible porté à la propagation du magnétisme. Enfin la brochure du *Colosse aux pieds d'ar-
gile* compléta sa déconfiture. On y faisait le parallèle
très-frappant des convulsions du baquet avec celles qui
avaient eu lieu au dix-huitième siècle sur le tombeau du
diacre Páris, où tout n'était qu'imagination et comédie.

Ces foudroyants écrits n'anéantirent point le magnétisme, mais ils en changèrent la théorie et les procédés.
Les partisans du magnétisme comprirent que l'appareil
du baquet était inutile et qu'on pouvait opérer plus simplement. Il se forma un schisme parmi eux; les uns admirent, à l'exemple d'Antoine de Jussieu, un fluide réel
émanant du corps humain; les autres ne virent dans les
effets magnétiques, en général, que des phénomènes produits par une surexcitation cérébrale.

Alors l'astre de Mesmer avait pâli, les faibles lueurs
qu'il jetait encore devaient bientôt s'éteindre. La mode
des baquets passa comme passe tout ce qui est éphémère, et le fameux auteur de la découverte du magnétisme animal quitta secrètement la France pour n'y plus
rentrer.

Un des disciples de Mesmer, le marquis de Puységur,
avait remarqué maintes fois que, parmi les *crisiaques* du
baquet, plusieurs étaient pris de somnolence et s'endor-

maient d'un sommeil somnambulique. Le premier il eut l'idée d'adresser la parole à un de ces dormeurs et en reçut immédiatement une réponse. Une série d'expériences semblables ne laissèrent plus aucun doute dans l'esprit de M. de Puységur sur la lucidité de certains somnambules. Dès lors le magnétisme changea complétement de face, et les gestes, les frictions, le souffle, etc., pour provoquer le somnambulisme, furent substitués aux baquets mesmériens.

Le marquis de Puységur se passionna pour le magnétisme ; sa fortune, sa position, lui fournirent abondamment les moyens de se livrer aux expériences qu'exigeait un art encore dans ses langes. Il se retira à sa terre de Busancy, où il opéra, dit-on, des prodiges. Non-seulement il *somnambulisait* hommes, femmes et enfants par la puissance émissive de ses regards et de ses doigts, mais il eut la fantaisie de magnétiser des objets inanimés, entre autres un orme gigantesque autour duquel venaient danser les villageois. Les écrits du marquis attestent que toutes les personnes qui venaient s'asseoir sous cet arbre s'endormaient promptement d'un sommeil somnambulique et répondaient aux questions qui leur étaient adressées.

Le bruit de la curieuse découverte du seigneur de Busancy se répandit en France et se propagea rapidement en Europe : de tous côtés il se forma des sociétés magnétiques, mais surtout en Allemagne, où l'on en compta plus de trois cents ; enfin, jusqu'aux officiers, qui, pour occuper les loisirs de garnison, se mirent à magnétiser leurs soldats. Les différentes sociétés secrètes des Swendenborgistes, des Oswaldistes, des Gréatrakistes, des Martinistes, des Gassnéristes, etc., s'emparèrent du magnétisme pour opérer des miracles, et cette fois le magnétisme menaça d'envahir le monde.

En Allemagne et en Prusse le magnétisme compta d'éminents prosélytes; plusieurs savants, tels que Sprengell, Klugge, Tréviranus, Wienhold, Hufeland, tentèrent d'en régulariser les études. Le roi de Prusse fit beaucoup aussi pour retirer le magnétisme des mains des charlatans, qui l'exploitaient avec de gros profits, en rendant une ordonnance par laquelle il était défendu à toute personne étrangère à la médecine de pratiquer le magnétisme dans un but thérapeutique. A la suite de cette ordonnance, on ouvrit à Berlin une clinique magnétique de cent lits pour les malades qui désireraient subir ce mode de traitement et exercer les élèves aux diverses pratiques de cet art.

En France, les grandes affaires de la Révolution ne permirent guère de s'occuper de magnétisme animal; le magnétisme d'alors, c'était, pour les Français, la liberté. la gloire, et ce ne fut que sous la Restauration qu'on reprit activement ses études. Dès 1819, plusieurs écrits parurent sur le magnétisme puységurien, notamment ceux de MM. Deleuse, Virey, d'Henin-Cuvilliers, etc. Les cures merveilleuses qu'on lui attribuait accrurent considérablement le nombre de ses partisans. M. Deleuse, professeur au Muséum d'histoire naturelle, élève et ami de M. de Jussieu, fit ainsi sa profession de foi :

« Je crois à une émanation de moi-même, parce que ses effets se produisent sans que je touche le sujet que je magnétise, et parce que rien ne produit rien. J'ignore la nature de cette émanation; je ne sais à quelle distance elle peut s'étendre, mais je sais qu'elle est lancée et dirigée par ma volonté, car lorsque je cesse de vouloir, elle n'agit plus. »

Du reste, le célèbre mathématicien de la Place avait déjà dit dans sa théorie du calcul des probabilités :

« Les phénomènes singuliers qui résultent de l'extrême sensibilité des nerfs chez quelques inividus ont donné naissance à diverses opinions sur l'existence d'un nouvel agent, que l'on a nommé *magnétisme animal*. Il est naturel de penser que l'action de ces causes est très-faible et peut être facilement troublée par un grand nombre de circonstances accidentelles : ainsi, de ce que, dans plusieurs cas, elle ne s'est point manifestée, on ne doit pas conclure qu'elle n'existe jamais. Nous sommes si éloignés de connaître tous les agents de la nature et leurs divers modes d'action, qu'il serait peu philosophique de nier l'existence des phénomènes uniquement parce qu'ils sont inexplicables dans l'état actuel de nos connaissances. »

Et le savant Cuvier, après avoir été témoin des phénomènes offerts par une somnambule, formula ainsi son opinion :

« Il faut avouer que, dans les expériences qui ont le magnétisme animal pour objet, il est très-difficile de distinguer l'effet de l'imagination de la personne magnétisée d'avec l'effet produit par la personne, qui agit sur elle. Cependant les effets obtenus sur des personnes déjà sans connaissance, avant que l'opération commençât ; ceux qui ont lieu sur d'autres personnes, après que l'opération même leur a fait perdre connaissance, et ceux que présentent les animaux, ne permettent guère de douter que la proximité de deux corps animés, dans certaines positions et avec certains mouvements, n'ait un effet réel indépendant de toute participation de l'imagination d'une des deux. Il paraît assez clairement aussi que ces effets sont dus à une communication quelconque qui s'établit entre leurs systèmes nerveux. »

L'impulsion était donnée au magnétisme animal, beaucoup de savants qui ne le regardaient pas au-dessous d'eux s'en occupèrent. On doit citer parmi eux le spiritualiste Deleuse, qui publia sur le magnétisme plusieurs ouvrages empreints d'une foi à toute épreuve. En 1825, le docteur Foissac proposait à l'Académie de médecine une séance magnétique, pour que cette compagnie pût rendre compte des phénomènes extraordinaires dont elle serait témoin oculaire. Après de longs débats, l'Académie accepta la proposition et nomma, en 1826, une commission composée de MM. Husson, Itard, Bourdois, de la Motte, Guénault de Mussy, Marc, Tillaye, Fouquier, Double et Magendie.

Les commissaires commencèrent aussitôt leurs études et les poursuivirent jusqu'en 1831, époque à laquelle M. Husson fut chargé de résumer les travaux de la commission dans un rapport en faveur du magnétisme et dont nous ne citerons que les deux derniers paragraphes.

« Considéré comme agent de phénomènes physiologiques ou comme moyen thérapeutique, le magnétisme devrait trouver sa place dans le cadre des connaissances médicales, et par conséquent les médecins seuls devraient en faire ou en surveiller l'emploi, ainsi que cela se pratique dans les pays du Nord.

« La commission n'a pu vérifier, parce qu'elle n'en n'a pas eu l'occasion, d'autres facultés que les magnétiseurs avaient annoncé exister chez les somnambules, mais elle a

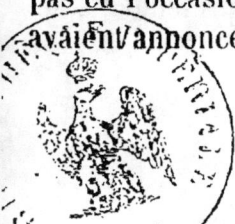

6

recueilli et communiqué des faits assez importants pour qu'elle pense que l'Académie devrait encourager les recherches sur le magnétisme comme une branche très-curieuse de psychologie et d'histoire naturelle. »

Cette même année il parut un ouvrage du docteur Bertrand, intitulé : *Du Magnétisme animal en France*, ouvrage consciencieux qui fit une certaine impression.

En 1837, l'Académie de médecine organisa une nouvelle commission pour examiner une somnambule dirigée par le docteur Berna. Ce médecin s'était engagé à faire devant la commission les expériences suivantes :

Insensibilité complète d'un membre, provoquée par le magnétisme.

Restitution, par la volonté du magnétiseur, de la sensibilité enlevée à ce membre.

Obéissance à l'ordre mental du magnétiseur de perdre le mouvement.

Obéissance à l'ordre mental de cesser de répondre au milieu d'une conversation engagée.

Les expériences furent faites et ne satisfirent point la commission ; M. Berna éprouva un échec et l'attribua à un concours de circonstances hostiles à l'influence magnétique.

A la suite de cette séance, le docteur Burdin, pour mettre fin à toutes les incertitudes sur le magnétisme, proposa un prix de trois mille francs *à la somnambule qui lirait sans le secours des yeux ou qui offrirait le phénomène de la transposition des sens.*

Aussitôt que la publicité eut annoncé le prix Burdin et les conditions requises pour l'obtenir, six prétendants se présentèrent :

MM. Bierman, médecin à la cour de Hanovre ;

Hublier, médecin à l'hôpital de Provins ;

Bergeron, médecin ;

Despine, médecin inspecteur des eaux d'Aix, en Savoie ;

Ricard, magnétiseur, non médecin ;

Pigeaire, médecin, dont la somnambule avait étonné la ville de Montpellier, et qui se recommandait en outre par des procès-verbaux très-approbatifs de M. Lordat, doyen de la Faculté de médecine de Montpellier.

De tous ces concurrents, aucun, d'après l'Académie de médecine, ne satisfit aux épreuves exigées, et le prix Burdin attendit d'autres somnambules.

De 1837 à 1853, époque de l'invasion des esprits frappeurs et des tables parlantes (*Voy.* leur histoire à la fin de cet ouvrage), un nombre considérable de brochures sur le magnétisme animal, une foule de magnétiseurs et de magnétisés ont attiré plus ou moins l'attention du public. Devant ces écrits et les phénomènes chaque jour offerts par des somnambules, plusieurs professeurs de la Faculté de Paris ont été forcés d'avouer que le magnétisme présentait des phénomènes généraux du ressort de la physiologie ; qu'il rentrait, sous ce rapport, dans le domaine de la science et méritait d'être étudié.

Malheureusement pour la science, la grande majorité des personnes qui s'occupent de magnétisme animal ne possèdent aucune des connaissances physiologiques et médicales nécessaires à son étude, et le nombre des médecins qui se servent du magnétisme comme moyen curatif est infiniment petit comparativement à celui des personnes étrangères à l'art de guérir, qui s'en servent comme moyen d'industrie ; il résulte de cet état de choses, qu'on rencontre aujourd'hui, à chaque pas, des cabinets de somnambules dirigées par des individus complétement ignorants des choses médicales et pharmaceutiques, mais qui en revanche sont très-habiles dans l'art d'impressionner et de capter la confiance. Ces adroits magnétiseurs exploitent au grand jour la crédulité publique et se font payer fort cher des consultations dont les moindres défauts sont d'être ridicules et insignifiantes ; car le plus souvent ces consultations seraient funestes si le malade avait la sottise ou la témérité de les suivre. Je dirai, en passant, que j'ai moi-même assisté à une de ces consultations où la somnambule, si toutefois somnambule elle était, fit des réponses si bizarres, si stupides, si profondément absurdes, qu'à la place de son magnétiseur j'en eusse été confus, mortifié, et je me serais caché rouge de honte et de dépit. La malheureuse plaçait le *sternum* sur le dos, et la colonne vertébrale sur la poitrine ; elle mettait la *rétine* à l'anus et les veines hémorroïdales dans l'œil !... Le reste de la consultation était à peu près dans ce goût. Les remèdes qu'elle indiquait auraient tué un gros cheval normand, et c'était à une femme grêle et nerveuse qu'elle les ordonnait !...

CHAPITRE V.

SECTION I.

QU'EST-CE QUE LE MAGNÉTISME?

OPINIONS ERRONÉES DES MAGNÉTISEURS.
LE PRÉTENDU FLUIDE MAGNÉTIQUE N'EXISTE POINT.
SOURCE DE PHÉNOMÈNES DITS MAGNÉTIQUES.

Avant d'entrer dans le domaine du magnétisme, deux questions se présentent à résoudre :

Existe-t-il un fluide magnétique? — Non.

Les effets attribués au prétendu fluide magnétique sont-ils réels ? — Oui.

1° Le fluide magnétique est une pure création de l'imagination, et il existe assez de fluides dans le corps humain sans qu'il soit besoin d'en créer d'autres. Le fluide nerveux suffit largement pour expliquer les effets dits magnétiques.

2° Les phénomènes attribués à un fluide, fort improprement nommé magnétique, sont le résultat physiologique d'un état particulier du système nerveux du sujet magnétisé, et de l'influence positive que le magnétiseur exerce sur le magnétisé ; c'est-à-dire que le fluide nerveux de l'un est modifié par le fluide nerveux de l'autre ; nous en donnerons plus loin la preuve convaincante.

On peut provoquer l'état magnétique par tous autres

6.

moyens que ceux employés par les magnétiseurs. Il ne
s'agit simplement que d'isoler l'attention du sujet de tout
ce qui pourrait la distraire et de la concentrer entièrement sur un objet, pendant un temps indéterminé L'attention soutenue, prolongée, a pour résultat physiologique l'accumulation du fluide nerveux au cerveau ; cette
accumulation incessante surexcite violemment l'organe
cérébral, et après la surexcitation arrive, comme conséquence forcée, l'affaissement, l'épuisement du fluide
nerveux. Dans cet état d'épuisement qu'on rencontre
chez les visionnaires, les extatiques, les ascétiques de tous
pays, la vie de relation est suspendue ; la volonté est nulle
ou presque nulle, et l'individu n'est momentanément
qu'une espèce de machine qui obéit à l'énergique volonté
du magnétiseur. (Voyez le chapitre xvi de cet ouvrage,
où se trouve exposée la théorie de l'*anévrosie*.)

La volonté n'est pas un être chimérique, c'est une force
qui commande aux autres aptitudes intellectuelles et à diverses fonctions de notre économie. Personne aujour-
d'hui ne conteste qu'avant d'agir il faut vouloir ; or, s'il
est manifeste que la volonté doive mettre en mouvement
le système locomoteur des membres inférieurs, avant que
les jambes agissent ; s'il est manifeste que la volonté envoie aux muscles une quantité de fluide nerveux, propor-
tionnée à la résistance qu'ils doivent éprouver, pourquoi
la volonté, considérée ici comme émanation nerveuse, ne
pourrait-elle pas être lancée soit par le regard et la parole, soit par tout autre mouvement extérieur ou intérieur? Les réactions de la volonté sur notre organisation
sont incontestables ; ce que l'on pourrait contester serait
la projection de la volonté. Et, pourtant, cette projection
est un fait très-acceptable, puisqu'il se vérifie tous les

jours. On voit fréquemment des magnétiseurs, agissant sur un individu dont la volonté résiste à la leur, suer à grosses gouttes ; et si cette lutte entre les deux volontés se prolonge, il y a de part et d'autre, un choc, un conflit nerveux ordinairement suivi de convulsions. Cette importante question sera traitée plus loin dans un chapitre à part.

Ainsi donc, si l'on admet que l'homme ait la faculté d'exercer sur son semblable et sur les animaux une influence plus ou moins forte, au moyen de la voix, du geste et du regard, mus par une volonté énergique, opiniâtre, l'existence du magnétisme est suffisamment établie ; car, selon nous, magnétiser un individu, c'est exiger de lui qu'il se soumette à notre volonté, et pour obtenir ce résultat, il faut nécessairement que la volonté de l'un soit supérieure à celle de l'autre ; c'est-à-dire que la volonté du magnétiseur puisse briser, anéantir la volonté de son sujet et aller, dans son corps, s'installer à sa place.

Depuis Mesmer jusqu'à nous, une foule d'hommes distingués dans les sciences et les lettres se sont occupés de magnétisme avec plus ou moins de succès ; mais aucun d'eux n'a pu en découvrir la cause physiologique.

Les principaux signes auxquels on reconnaît le véritable somnambulisme magnétique sont : l'exaltation ou la suspension de la sensibilité ; — le développement extra-normal des facultés instinctives et intellectuelles ; — la connaissance des temps ; — la faculté de voir à travers des obstacles ou à d'énormes distances ; celle de voir les différents organes profonds du corps comme si l'enveloppe extérieure était de cristal : de discerner leur état sain ou morbide, et d'indiquer les remèdes nécessaires à leur guérison ; enfin l'exaltation ou la suspension momentanée d'un ou de plusieurs sens et leur transposition. Ce qui veut dire que le magnétiseur peut, à volonté, accroître la force, la délicatesse de tel ou tel sens, ou l'enrayer, l'abolir ; il peut, à volonté, transporter au bout des doigts, à la nuque, à l'épigastre ou autre région du corps, la faculté de voir, d'odorer, de déguster et d'entendre. Cela semble d'abord impossible, et l'homme sérieux se refuse d'y ajouter foi. Cependant ces faits si extraordinaires, le magnétisme les renouvelle tous les jours. Nier, toujours nier, lorsque les faits viennent de tous côtés converger au même point ; se croire dupe parce qu'on ne peut expliquer ce qu'on voit, ce qu'on touche, n'est rien moins que rationnel ; un pareil système de dénégation nous paraît aujourd'hui trop peu philosophique pour mériter qu'on le combatte. Mais lorsque, après mille expériences répétées, la défiance cède enfin à l'évidence des faits, l'incrédulité vaincue est presque toujours remplacée par l'enthousiasme ; alors on n'examine plus, on se passionne, on admire ! Voilà encore une autre source d'erreurs qui porte bien des gens à ne voir que merveilles psychiques dans les phénomènes naturels du magnétisme. Ces deux écueils sont également à éviter.

Nous engageons donc les personnes qui lisent des ouvrages sur le magnétisme de se tenir en garde contre les écarts de l'imagination de leurs auteurs ; de n'ajouter foi qu'aux faits possibles et de rejeter les faits absurdes. Si l'on venait, par exemple, vous assurer sur parole qu'un somnambule s'est jeté par la fenêtre d'un septième étage, n'étant muni d'aucun moyen propre à amortir la chute, et qu'il est descendu doucement à terre sans se faire aucun mal, vous rejetteriez ce fait comme contradictoire aux lois physiques. Il en serait de même si l'on venait vous certifier qu'au moyen du fluide magnétique deux bornes de marbre se sont animées et ont dansé la polka. Cependant vous trouverez dans certains livres des absurdités de cette nature. Ainsi l'auteur du livre des Esprits prétend qu'un magnétiseur, se trouvant à Montpellier, sur la place du Pérou, par un temps magnifique, un soleil éblouissant, put avec le fluide magnétique et le concours d'un esprit obscurcir l'azur du ciel, charger l'atmosphère d'épais nuages, déchaîner les vents et provoquer une violente bourrasque. —Vous riez de ce conte, et vous avez raison. —En voici un autre tiré d'un ouvrage intitulé : *De la Mensambulance*, ou âme qui se promène. Par C. R. H. 1822.

« Je connais une jeune personne dont on avait amputé la jambe ; plusieurs fois, après l'amputation, elle a marché sur ses deux jambes, c'est-à-dire sur la jambe qui n'existait plus et sur celle qui existait encore. C'était ordinairement en sortant de son lit ; sa mère, témoin de ce prodige, était obligée de s'écrier : *Ah ! malheureuse, tu n'as pas ta jambe de bois.* — Un médecin de mes amis, c'est toujours le même auteur qui parle, m'a assuré avoir vu un officier, dont la cuisse avait été amputée, marcher jusqu'au milieu de sa chambre, sans s'apercevoir qu'il n'avait point sa jambe de bois, et ne s'arrêter que lorsqu'il en faisait la réflexion. Je pourrais citer beaucoup d'exemples de personnes dont les membres ont été amputés et qui, en oubliant totalement l'amputation, font usage de leur jambe absente comme si elles la possédaient encore. Le même auteur ajoute : On sera sans doute étonné de voir une jambe de fluide vital invisible, supporter le poids du corps ; mais on devrait être bien plus étonné de voir une jambe de chair supporter le même fardeau. »

Est-il possible d'écrire de semblables billevesées? Vous en riez, lecteur, et vous avez cent fois raison ; ceux qui écrivent ou qui ajoutent foi à des contes aussi insensés sont réellement à plaindre.

C'est en débitant des absurdités de cette nature qu'on a jeté du ridicule sur le magnétisme ; à force de vouloir inculquer la foi aux gens, on finit par les rendre incrédules. Revenons à notre sujet.

Parmi les hommes de science contemporains qui croient au magnétisme, on cite : MM. Deleuse, Berzélius, Franck, Rostan, Georget, Husson, Barrier, Bertrand, Foissac, Dupotet, Teste, etc., et un grand nombre de médecins de tous les pays dont la liste serait trop longue à dérouler ici.

Devant l'autorité de semblables noms, l'incrédulité doit singulièrement se modifier, sinon tomber tout à fait.

J. Franck, étant présent à une séance magnétique, a entendu la somnambule indiquer et décrire ses organes souffrants et formuler elle-même l'ordonnance qui devait la guérir radicalement.

Les professeurs Rostan et Ferrus ont rendu compte d'une transposition de sens des plus remarquables : la somnambule ne voyait plus avec les yeux ; la vision s'opérait par le derrière de la tête, avec une telle facilité, qu'elle lisait à grande distance les livres ou manuscrits qu'on lui présentait. Elle indiquait parfaitement l'heure et la minute que marquait une montre ; on pouvait avancer ou reculer l'aiguille, ses réponses étaient toujours exactes.

Un professeur allemand a vu dernièrement se renouveler, chez un sujet, les phénomènes offerts autrefois par les cataleptiques de Pététin. Ce professeur montrait à ses élèves une somnambule dont le creux de l'estomac était doué de la faculté d'odorer, tandis que le nez était momentanément frappé d'anosmie (perte de l'odorat). Il plaçait alternativement sur l'estomac de la somnambule une brioche, un biscuit, une dragée, etc., et elle distinguait, nommait, sans se tromper, chaque chose à leur odeur.

Ce fait, reconnu vrai par un grand nombre d'expérimentateurs, prouve que, dans l'état magnétique, l'affectibilité acquiert une si exquise délicatesse, que les moindres émotions se font très-distinctement sentir sur les plexus nerveux. Plusieurs somnambules, attentives à ce que répètent ces échos, y rapportent leurs sensations et s'imaginent voir, entendre et déguster par la région du corps qui correspond à ces plexus.

En présence du docteur Georget, une jeune fille plongée dans le sommeil magnétique fit l'énumération des différents organes contenus dans sa poitrine, distingua les organes sains de ceux qui étaient malades et annonça le jour et l'heure de sa mort : sa prédiction s'accomplit ponctuellement.

D'éminents physiologistes et beaucoup de médecins ont constaté que, chez certains sujets, le sommeil magnétique produit des effets analogues à ceux de l'éthérisation. La sensibilité d'un sens, d'un organe ou d'un membre est complétement enlevée. On peut pratiquer des incisions, des opérations, des cautérisations au fer rouge, sans que le dormeur en ait la conscience. Quelques sujets même restent insensibles au choc électrique.

Il y a déjà plusieurs années, les journaux retentirent d'un fait des plus curieux en ce genre. La dame Plantain, affectée d'un cancer au sein et ne pouvant se résoudre à l'opération, faisait chaque jour un pas vers la tombe, lorsque son médecin eut l'idée de recourir au magnétisme, comme moyen anesthésique. La tentative fut couronnée d'un plein succès. La malade ayant été endormie par l'influence magnétique, M. le professeur Cloquet pratiqua l'ablation du sein cancéreux. Pendant les douze minutes que la partie fut tailladée, disséquée et enlevée, la patiente ne donna pas le plus léger signe de douleur.

Le docteur Prideaux a, pendant le sommeil magnétique, extrait des dents sans que les dormeuses s'en soient aperçues. Il a renouvelé plusieurs fois cette expérience devant un cercle de témoins, pour qu'ils pussent constater la vérité du fait.

Le docteur Ward fit, il y a quelques années, à l'Académie de médecine, la communication fort curieuse d'une amputation de cuisse pratiquée sans douleur pendant le sommeil magnétique.

Tous ces faits sont en faveur de notre théorie de l'*anévrosie* (voyez le chapitre xvi). Lorsque l'épuisement nerveux cérébral est arrivé à son dernier degré compatible avec la vie, les perceptions et le sentiment de l'individualité se trouvant momentanément suspendus, la douleur physique ne saurait être perçue.

M. Pétriconi adressa en 1836 un rapport à l'Académie de médecine de Paris, dans lequel il relatait les faits suivants :

Un mari voulant savoir si sa femme était enceinte d'une fille ou d'un garçon se fit magnétiser et annonça dans son sommeil que sa femme accoucherait d'un garçon ; ce qui arriva.

Un magistrat voulant connaître le résultat des élections de Bastia, dont il était éloigné de douze lieues, se rend chez une somnambule reconnue très-lucide. Il lui fait part

du sujet de sa visite, et celle-ci consent à se laisser magnétiser. A trois heures après midi, au moment où le conseil
électoral se formait, la somnambule annonça l'élection de
M. Limpérani; en effet, M. Limpérani l'avait emporté
sur son concurrent et était nommé député au moment où
la somnambule l'annonçait.

Les docteurs Bertrand, Barrier, Foissac et Dupotet,
connus par leurs nombreuses applications du magnétisme
à la médecine, attestent, après des expériences multipliées,
que certains somnambules sont doués de la faculté de voir,
dans le corps humain, le siége des maladies et d'en indiquer le remède. C'est sur la découverte de cette précieuse
faculté, niée par la grande majorité des médecins, que se
sont établis dans les villes et surtout à Paris des *cabinets
de consultations de somnambules*.

Le docteur Bertrand a vu des sujets plus que médio-
cres devenir éloquents pendant leur état de somnambulisme. Husson, Dupotet et plusieurs autres médecins hono-
rables citent des somnambules qui obéissent aveuglément
à la seule volonté de leur magnétiseur, et cette volonté
peut se propulser à d'énormes distances.

Le docteur Teste, dans son manuel du magnétisme,
assure qu'il a fait, par le seul pouvoir de sa volonté, desserrer les dents à une somnambule; ce qu'il n'avait pu
faire en employant de violents moyens mécaniques.

A cette série de faits, attestés par des hommes qu'on
ne saurait suspecter, nous ajouterons une petite anecdote
arrivée à un grave professeur de la Faculté de médecine
de Paris.

« Une dame de province, paralytique du bras gauche,
depuis trois ans, et infructueusement traitée par plusieurs
médecins de sa résidence, vint à Paris consulter un cé-

7

lèbre professeur. Quatre moxas lui furent prescrits sur le trajet du nerf brachial. Quinze jours après sa première visite, le professeur en fit une seconde à la malade ; sa surprise fut grande en la voyant assise devant un guéridon et s'amusant à tricoter du bras paralysé ! il était loin de s'attendre à une guérison si prochaine.

— A merveille ! madame, lui dit-il ; votre état a surpassé mes espérances, et nous n'aurons pas besoin de continuer les moxas dont l'application a dû bien vous faire souffrir.

— Mais je n'ai nullement souffert, lui répondit la dame.

— Que dites-vous ? cela me paraît tout à fait impossible (on ne connaissait pas encore les propriétés anesthésiques de l'éther et du chloroforme).

— Ma réponse est toute naturelle ; je ne me suis point fait appliquer de moxas.

— Et qu'avez-vous donc employé ?

— Je me suis fait magnétiser, docteur.

A ces mots, le professeur pâlit de colère et sortit déconcerté, en lui disant :

— Madame, il était inutile de me faire appeler, puisque vous ne voulez pas guérir.

— Mais, docteur, lui cria la dame, vous voyez bien que je suis en voie de guérison, puisque je tricote.

SECTION II.

LES SENSITIVES DU PROFESSEUR REICHENBACH.

Nous terminerons l'exposé des faits authentiques en faveur du magnétisme par un dernier fait étayé du grand nom de Berzélius. Voici un résumé de l'analyse que ce savant a faite, il y a quelques mois, des travaux du professeur Reichenbach sur le magnétisme animal.

Tout le monde sait qu'il existe un état particulier au système nerveux, qui occasionne un somnambulisme naturel et un somnambulisme qu'on peut produire artificiellement; ce dernier est appelé généralement, mais très-improprement, *magnétisme animal*. Les opinions ont été très-divisées, et le sont encore, sur la réalité de cet état : d'un côté, l'on est disposé à croire tout avec une entière conviction, même les choses physiquement absurdes; d'un autre côté, l'on ne croit rien et l'on rejette tout ce qui a été dit à cet égard, que ce soit préjugé ou supercherie, n'importe; au milieu de ces deux extrêmes, les plus raisonnables observent et se taisent. On ne peut nier, cependant, qu'il existe au fond quelque chose qui vaut bien la peine qu'on s'en occupe. La raison nous invite à faire des recherches qui puissent conduire à des résultats bien avérés; car, jusqu'à présent, toutes les recherches ont été faites par des hommes qui avaient une croyance illimitée dans cette question et qui ne cherchaient point de preuves, ou se contentaient de preuves insuffisantes. Les naturalistes, plus raisonnables, estimaient qu'il valait mieux s'abstenir et ont toujours évité de s'en occuper. En attendant, il est certain que l'expérience nous offre souvent, dans toutes les branches de la science, des phénomènes incompréhensibles et dont on se tire le plus facilement en déclarant qu'ils sont des erreurs ou des fables. Cependant, telle n'est point la véritable manière dont on doit procéder; il est aussi nécessaire de prouver que l'objet envisagé comme erroné est réellement erroné, que de démontrer que le vrai est vrai.

et le véritable savant ne recule ni devant l'une ni devant l'autre de ces preuves.

Qui ne se rappelle l'histoire de la chute des aérolithes, et combien fut grand le nombre des savants qui déclarèrent fabuleuse la chute de ces pierres météoriques? Lorsque Howard lut à la Société royale de Londres un compte rendu des premières recherches approfondies faites sur ce sujet, le célèbre naturaliste genevois Pictet se trouvait présent; à son passage à Paris, Pictet communiqua à l'Académie des sciences le compte rendu de Howard; mais il fut interrompu par le mathématicien Laplace, qui s'écria : « Nous en savons assez de fables pareilles. » Et Pictet fut obligé de se taire.

Quelques années plus tard, une députation de l'Académie constata, dans le département de l'Aisne, une chute de plus de deux mille pierres météoriques qui étaient tombées en même temps.

Les profondes études de M. Reichenbach, ses longues et laborieuses recherches sur certains états anormaux de l'organisation humaine, lui font admettre que le système nerveux des personnes sujettes au somnambulisme naturel ou provoqué est doué d'une sensibilité beaucoup plus grande que dans l'état normal et qu'elles peuvent être impressionnées par des influences qui n'affectent nullement les personnes bien portantes, au point que ces dernières peuvent complétement ignorer l'existence de ces influences. Il en est de cela comme des animaux dont les organes peuvent suivre un son, une odeur qui échappe à ceux de l'homme. M. Reichenbach, au lieu de nommer ces personnes somnambules, les appelle *sensitives*, et a étudié les diverses impressions qu'elles éprouvent sans s'occuper, du reste, des phénomènes physiologiques accompagnant toujours cet état de la vie, et que l'on désigne généralement par le nom impropre de *magnétisme animal*.

Reichenbach a examiné en premier lieu l'effet des *dynamides* sur les personnes sensitives ; il a noté et comparé les impressions d'individus différents ; l'accord constant de ces impressions l'a conduit à la conclusion que les *sensitives* sont toutes affectées de la même manière par des influences inappréciables à lui-même et aux personnes en bonne santé. Il croit pouvoir arriver, au moyen des sensitives, à une connaissance plus intime des phénomènes des *dynamides* que par nos sens à l'état normal. Reichenbach s'est assuré, par des expériences faites sur plusieurs *sensitives*, que la polarité magnétique exerce sur elles une influence toujours la même, c'est-à-dire que la sensation produite sur elles par le pôle nord est toujours différente de la sensation produite par le pôle sud ; elles s'aperçoivent immédiatement du changement de polarité, bien que l'aimant soit placé dans une autre chambre qu'elles. Les *sensitives* voient dans l'obscurité une lumière faible se dégageant des pôles. Reichenbach a trouvé que les *sensitives* dont le sommeil était agité lorsque leur lit se trouvait dans la direction du nord au sud, dormaient tranquillement lorsqu'on plaçait leur lit de l'est à l'ouest ; ce qui prouve que la polarité magnétique de la terre exerce une influence sur elles. En outre, il a découvert que les grands cristaux exercent sur ces personnes sensitives deux sortes d'influences, selon l'extrémité des cristaux qu'on leur présente, et pour déterminer la sensation produite, les *sensitives* la comparent à une sensation de chaleur ou à une sensation de froid. Les corps électro-positifs et électro-négatifs influent aussi sur elles d'une manière différente, de telle sorte qu'elles ont pu distinguer ces corps les uns des autres, bien qu'ils fussent entourés de la même enveloppe.

« Mon but n'est point de donner ici l'extrait des résultats offerts par les sensitives, ajoute le savant Berzélius; seulement j'appelle l'attention des savants sur les expériences de M. Reichenbach, dont plusieurs ont eu déjà le même sort que la communication du célèbre Pictet dont il a été question plus haut. Ce sujet mérite d'être exploité par un grand nombre de savants, je dirai même par tous ceux qui se trouvent dans les circonstances favorables ; les résultats devront aussi être jugés rigoureusement. Celui qui fait des recherches sur cette question se trouve dans la même position qu'un juge appelé à juger un délit dont il n'a pas été témoin oculaire et qui doit peser, faire un choix de tous les détails des dépositions des témoins. Le savant doit posséder ici la même finesse pour questionner, faire également abstraction de toute opinion préconçue et examiner toutes les assertions avec la même rigueur qu'un juge, pour ne pas ajouter foi à la légère et se laisser induire en erreur par des dépositions rusées ou mensongères. Cette recherche, en raison des divers obstacles qui l'entourent, devient une des plus difficiles qu'un savant puisse entreprendre, et l'on doit admirer le courage de celui qui, ayant un nom considéré dans la science, ose affronter les préjugés, les esprits bornés, les présomptions et même la dérision et poursuivre hardiment le but qu'il s'est proposé. Un sujet de recherche ne doit pas être abandonné parce qu'il est difficile à explorer ou parce qu'il est négligé ou méprisé par les savants contemporains. »

Si l'on réfléchit aux difficultés qu'ont éprouvées toutes les grandes découvertes à se faire jour et aux obstacles que la routine élevait incessamment contre elles, on cessera d'être étonné de ce qui arrive au magnétisme. Les importantes découvertes de la rotation de la terre, de la circulation du sang, de la vaccine, des propriétés spécifiques du quinquina, de l'émétique, etc., rencontrèrent, à leur début, des obstacles immenses ; on ne voulait pas y croire, on s'en moquait et quelquefois on condamnait l'homme de génie qui en était l'auteur ; témoin le célèbre Galilée, qui fut incarcéré pour avoir annoncé, contrairement à la compilation de Moïse, que la terre tournait.

Mais si le magnétisme animal a éprouvé le sort de toutes les grandes découvertes, s'il a été méconnu, repoussé, tourné en ridicule par quelques savants, s'il a été rabaissé au degré de la jonglerie par les scandales du charlatanisme, cela ne détruit point son existence. Les observateurs les plus sérieux, les plus sceptiques, croient au magnétisme dans les limites du possible. Avouons donc, en terminant son histoire, que le magnétisme offre quelque chose de bien étrange dans les phases de sa fortune et de ses revers : condamné plusieurs fois, mais jamais sans appel ; admis et proclamé à diverses reprises, mais jamais avec une démonstration suffisante, voilà plus de soixante ans qu'il vit parmi nous. Tantôt il éprouve des rémissions de zèle et d'intérêt, tantôt il se ranime par de vives recrudescences de curiosité ; hier il était méprisé des savants, aujourd'hui il s'installe au cœur même de la science. Cette existence, déjà inouïe par un temps où les choses vivent si peu, n'est pas une erreur grossière, elle est un fait qui sera, sans doute, un jour physiologiquement démontré.

CHAPITRE VI.

DU SOMNAMBULISME MAGNÉTIQUE.

Semblable, sous plusieurs rapports, au somnambulisme naturel, le somnambulisme magnétique ou provoqué en diffère d'abord parce qu'il se développe sous l'influence de la volonté d'autrui, et parce qu'ensuite il donne lieu à une série de phénomènes si extraordinaires, qu'on est tenté de le considérer comme un état en dehors de la sphère où se meut la vie humaine. Cependant, si, comme nous le prouverons plus loin, le magnétisme peut modifier le fluide nerveux du magnétisé, c'est-à-dire soustraire ce fluide à tel organe pour l'accumuler sur tel autre; s'il peut l'augmenter d'une portion du sien pour en doubler l'énergie; si l'on admet que de semblables exercices, souvent répétés, sur les organes des sens et de l'intelligence puissent faire acquérir à ces organes un surcroît de sensibilité et de délicatesse; si l'on tient compte enfin de l'isolement complet du monde extérieur où se trouve le magnétisé, isolement si favorable à la concentration du fluide nerveux, on reconnaîtra sans peine que ces trois circonstances réunies peuvent doubler, tripler, centupler les fonctions intellectuelles et sensorielles du somnambule. Or celui qui serait doué d'organes cent fois plus parfaits que les nôtres posséderait des facultés cent fois plus développées, et verrait indubitablement le monde physique autrement que nous le voyons. Pour lui les corps opaques deviendraient diaphanes, les obstacles disparaîtraient, les distances se rapprocheraient; il apprécierait des bruits, des odeurs, des saveurs, etc., dont il nous serait impossible de soupçonner même l'existence. En un instant son individualité franchirait les plus grandes distances et distinguerait sur les lieux où elle serait transportée les objets qui y existent et les scènes qui s'y passent.

Cette faculté, à la vérité, bien extraordinaire, dont on prétend que certains somnambules sont doués et qu'on est porté à nier de prime abord, offre cependant une grande analogie avec le travail de la pensée dans l'état de veille. En effet, la pensée n'est arrêtée par aucune distance de temps et de lieu; nous avons la faculté de nous transporter d'un bout du monde à l'autre, et de voir dans les pays lointains que nous avons parcourus les objets aussi nettement que si nous nous trouvions sur les lieux mêmes; par la pensée nous nous reportons aux événements qui se sont passés aux époques les plus éloignées de notre vie, et ils nous affectent comme s'ils se renouvelaient sous nos yeux. L'homme use largement de sa mémoire; car, qui n'aime à se reporter aux temps et aux lieux de son bonheur? Les mêmes phénomènes s'opéreraient dans le cerveau du somnambule, à cause de l'isolement où il se trouve et de l'exaltation cérébrale par l'influence magnétique.

Une circonstance fort importante et qu'il ne faut pas oublier de mentionner, c'est que, dans ce travail de la pensée, l'homme éveillé a besoin de la connaissance des temps et des lieux pour que sa mémoire puisse s'y reporter, tandis que le somnambule n'en aurait nullement besoin. Vivant seul au milieu d'un monde tout différent de celui où nous vivons, il se développerait chez le somnambule des idées tout à fait différentes de celles que fait naître le monde physique. Sa pensée, débarrassée de toute entrave, marcherait avec une prodigieuse activité ; tantôt se repliant dans le passé, tantôt s'élançant dans l'avenir, elle découvrirait les choses futures. En un mot, le somnambule posséderait cette merveilleuse faculté nommée *esprit fatidique*, dont la crédule antiquité a tant parlé et que nous ne saurions garantir.

La plupart des magnétiseurs modernes, parfaitement ignorants en physiologie, et qui parlent sans cesse de l'homme moral sans connaître l'homme physique, vous disent : Pour bien saisir l'enchaînement des phénomènes magnétiques, il faut admettre ce principe :

La vie générale se manifeste par le mouvement dans l'univers, et la vie humaine, qui émane de ce mouvement, se compose de deux modes distincts, le mode matériel et le mode spirituel. Ces deux modes, intimement liés l'un à l'autre, ne peuvent se séparer complétement que par la mort ; mais ils peuvent empiéter l'un sur l'autre pendant l'état somnambulique, c'est-à-dire qu'un mode peut se développer, s'accroître au détriment de l'autre. Ainsi, dans le cas où le mode spirituel domine, la vie se spiritualise et pénètre de sa vive lumière tous les corps soumis à son action (la vie est donc lumineuse?) de telle sorte que le sujet chez lequel la vie s'est spiritualisée pendant le sommeil magnétique voit tout à l'état translucide ; car il n'y a plus d'opacité, de ténèbres pour lui ; il n'y a plus de distances !

Avant de nous faire entrer dans le monde spirituel, obscur labyrinthe où tout le monde se perd, les profès en magnétisme auraient bien dû nous expliquer ce qu'ils entendent par *vie spiritualisée*. Jusqu'ici nous ne connaissons la vie que par ses effets, qui appartiennent au monde sensible ou matériel ; la cause de la vie nous échappe, comme toutes les causes premières. Nous croyons donc que ce mot *spiritualisé* signifie quelque chose d'incompréhensible, car nous ne pouvons comprendre qu'au moyen de nos sens, et le spirituel est inaccessible à nos sens. Nous renvoyons le lecteur à une petite brochure intitulée *Psychologie nouvelle*, où il est question de l'âme, de la pensée et des facultés intellectuelles.

L'activité cérébrale est si puissante pendant le sommeil somnambulique, a dit le physiologiste Bardach, que l'esprit est placé sur les limites du plus grand élan qu'il soit capable de prendre par l'inspiration et la méditation. — Le psychologue Brandis ajoute que les intuitions, les prévisions et toutes les perceptions extraordinaires sont le produit d'une sorte de somnambulisme, parce qu'alors l'idéal se manifeste en nous sans notre participation et nous pousse irrésistiblement. — Selon Montravel, l'esprit plane comme l'aigle au haut des nues, pendant le sommeil magnétique ; dominant sur les opérations de la matière, il embrasse d'un vaste coup d'œil toutes les possibilités physiques, qu'il n'eût, dans l'état de veille, que parcourues successivement ; il lit dans le corps des autres et dans le sien tout le mécanisme des fonctions, etc., etc.

« Un fait constant, admis même par les adversaires du magnétisme, dit Dupotet, est que la concentration d'esprit, le recueillement profond, l'isolement absolu, l'extase, dématérialisent pour ainsi dire l'individu ; l'influence magnétique ajoute encore à cet état : alors la vue intérieure s'accroît d'une façon extraordinaire, la vie se spiritualise, et les facultés de discerner, de voir intérieurement, sont portées au plus haut point que l'homme puisse atteindre.

Comme tout ce qui tient à la psychologie, ces considérations sont bien obscures, et la raison y cherche vainement un point lumineux. Mais notre rôle d'historien nous impose l'obligation de rapporter les principaux faits du magnétisme, tels qu'ils sont écrits ou racontés par les magnétiseurs célèbres, en nous réservant toutefois le droit d'investigation, afin de démontrer leur possibilité ou leur impossibilité ; car, selon nous, un fait aussi prodigieux, aussi étrange qu'il soit, ne doit être rejeté que lorsqu'il est absurde.

De l'état magnétique prolongé compatible avec les divers états de la vie éveillée ou de relation.

Le résultat de l'influence magnétique est de plonger le sujet qui y est soumis dans un sommeil dont la durée varie, mais qui ne peut excéder quelques heures. Ce sommeil cesse avec l'influence qui l'a produit. Néanmoins il existerait des sujets exceptionnels sur lesquels l'influence magnétique se prolongerait pendant des jours, des semaines et même des mois entiers, pourvu qu'elle fût renouvelée matin et soir. Le sujet ainsi magnétisé se trouverait comme plongé dans un complet isolement du monde qui, sans l'empêcher de parler, de répondre, de vaquer à ses affaires, l'assujettirait, le dominerait. A son réveil, il ne se ressouviendrait absolument de rien de ce qui s'est passé pendant toute la durée de son état magnétique. Une foule d'observations curieuses ont été faites sur cet état singulier ; mais sont-elles véridiques? Les partisans du magnétisme les certifient et les adversaires les récusent.

CHAPITRE VII.

DU MAGNÉTISEUR ET DU MAGNÉTISÉ.

DE L'AGE, DU SEXE ET DU TEMPÉRAMENT. — DES CONDITIONS
PHYSIQUES ET MORALES.

Les deux extrêmes de la vie, l'enfance et la vieillesse, sont peu susceptibles de recevoir l'influence magnétique ; les âges les plus favorables sont la puberté, la jeunesse et l'âge mûr. Le magnétisme réussit mieux généralement sur le sexe féminin que sur le masculin, parce que la complexion de la femme est plus délicate, son organisation plus impressionnable ; d'où il suit que le tempérament nerveux est celui qui fournit le plus grand nombre de somnambules et les meilleurs sujets magnétiques.

C'est parmi les sujets *bilieux-sanguins* et *sanguins-nerveux*, dans la force de l'âge et la plénitude de la santé, que se trouvent les meilleurs magnétiseurs. Les individus débiles, valétudinaires, faibles au moral et au physique, sont peu propres à pratiquer ; leurs efforts restent presque toujours stériles.

Tous les traités de magnétisme sont d'accord sur ces deux points :

Le magnétiseur doit posséder une volonté énergïque, opiniâtre, une ferme confiance dans ses moyens ; sa physionomie doit refléter l'inspiration ; à l'influence fascinante du regard, il doit joindre celle du geste et s'environner de tout ce qui peut subjuguer l'esprit et faire taire la raison ; il ne doit jamais distraire son attention de l'effet qu'il veut obtenir, car la moindre distraction peut arrêter l'émission magnétique. Si, malgré ces conditions, il arrive que cette influence ne se fasse point sentir au sujet qu'on magnétise, c'est qu'il existe entre lui et le magnétiseur une répulsion réciproque ; alors les efforts de l'un et la bonne volonté de l'autre deviennent complétement nuls.

Le magnétisé doit offrir une constitution faible, délicate, un système nerveux facile à ébranler et une disposition naturelle au somnambulisme ; il doit en outre avoir une foi illimitée dans la supériorité morale et les moyens de son magnétiseur ; d'où il suit que les forts magnétisent les faibles, et ceux-ci ne peuvent magnétiser ceux-là ; ce qui est la répétition de cet axiome : — L'être fort domine l'être faible et le force à l'obéissance ; d'où il résulte que le magnétiseur peut, par sa volonté, donner au magnétisé les impulsions qu'il désire et tracer dans le cerveau de son sujet toutes les images qu'il lui plaît de tracer.

Les magnétiseurs sagaces ne pratiquent point leur art sur toutes les personnes indistinctement ; il leur faut des sujets choisis, réunissant les conditions que nous venons d'indiquer. Vouloir magnétiser des sujets rebelles par incrédulité ou réfractaires par organisation à l'influence magnétique, ce serait s'exposer à des efforts inutiles.

CHAPITRE VIII.

DES DIVERSES MÉTHODES ET PRATIQUES POUR PRODUIRE LE SOMMEIL MAGNÉTIQUE.

L'observation et la pratique ayant démontré que l'é-mission magnétique pouvait avoir lieu de différentes ma-nières, nous avons pensé qu'il serait plus méthodique d'établir les distinctions suivantes :

MAGNÉTISME par *contact, attouchements, insufflation*.
— par *gestes* à distance ;
— par le *regard* ;
— par la *voix* et les *sons* ;
— par l'*exemple* ;
— par la seule *volonté*.

Ces différentes manières de magnétiser s'accordent parfaitement avec les divers tempéraments et les diverses aptitudes organiques ; c'est-à-dire que tel sujet sera facile-ment magnétisé par le contact, qui n'aurait pu l'être par la voix ou par l'exemple ; tel autre le sera par la musique, qui resterait insensible à l'influence de l'exemple et de la volonté, etc., etc.

Magnétisme par le contact et le geste.

C'est le mode le plus généralement employé par les magnétiseurs de profession dans leurs séances particulières et publiques ; il consiste en attouchements, frictions, insufflations, passes et mouvements pratiqués à distance ou en effleurant le torse et les membres du sujet qu'on magnétise.

Selon nous, la meilleure manière de magnétiser, celle qui réussit le mieux aux adeptes magnétiseurs, est la méthode de Deleuse, à laquelle on fait subir quelques légères modifications. Voici comment on opère :

Le sujet, bien décidé à se faire magnétiser, est assis commodément sur une chaise, isolé de tout objet, de tout bruit qui pourrait le distraire. Le magnétiseur s'assied en face de lui, de manière que ses genoux et ses pieds soient entre les siens. Ensuite il lui prend les deux mains, les presse doucement, les croise, et sur la pulpe de ses deux pouces applique les deux siens. Il reste quelques instants dans cette position, les yeux immobilement fixés sur les yeux de son sujet ; puis il lui demande de s'abandonner, de ne penser à rien, d'écarter toute crainte et de n'être point préoccupé des effets qu'il va éprouver. — Au bout de quelques minutes, lorsque la chaleur s'est établie entre les pouces, le magnétiseur abandonne les mains de son sujet, puis il retire les siennes, les écarte à droite et à gauche, ayant soin de tourner en dehors leur face interne, les élève à la hauteur de la tête et les pose sur les deux épaules, où il les laisse une minute environ ; cela fait, il les ramène lentement le long du bras jusqu'à l'extrémité des doigts. On recommence cette *passe* cinq à six fois en détournant les mains et les éloignant un peu du corps pour remonter. Après ces passes, le magnétiseur place ses mains au-dessus de la tête de son sujet et les y tient un moment dans cette position ; il les descend ensuite en passant devant le visage à la distance d'un ou deux pouces ;

arrivé au creux de l'estomac, il y appliquera trois doigts de la main, savoir : l'indicateur, le médius et l'annulaire, et opérera, sur cette région, quelques frictions de bas en haut, en appuyant plus ou moins fortement, selon la sensibilité du sujet. Enfin, le magnétiseur terminera en reportant ses mains sur les hanches de son sujet et les faisant glisser sur les parties latérales des cuisses jusqu'aux genoux.

Si le sujet n'entre point en somnambulisme, le magnétiseur devra, sans se déconcerter, recommencer ses passes en augmentant la force de son regard et de sa volonté. Nous ferons observer, toutefois, qu'il est assez rare qu'un sujet magnétisé pour la première fois s'endorme à la première séance. Ce n'est souvent qu'à la troisième ou cinquième séance que le magnétiseur obtient un résultat.

Une fois que le sujet a été endormi par l'influence magnétique, il est désormais plus facile à magnétiser, et cette facilité, cette aptitude au somnambulisme s'accroît en raison du nombre des magnétisations qu'il subit; de telle sorte qu'un sujet habitué depuis longtemps à la projection d'un magnétiseur s'endort presque immédiatement.

Enfin le magnétiseur qui unit une volonté forte à une grande puissance magnétique peut, avec la main, le doigt, ou par un simple acte mental, faire parler, agir, marcher son somnambule aussi facilement et plus vite qu'on ne l'obtiendrait par le commandement verbal.

Nous le répétons encore, la condition indispensable pour magnétiser avec succès se trouve dans une volonté ferme, inébranlable, de la part du magnétiseur. Il a déjà été démontré que la volonté n'est pas un être chimérique, c'est une puissance réelle ayant son siége au cerveau ; et cette puissance ne se borne pas seulement à dominer les autres facultés intellectuelles du propre individu, mais son action rayonne à l'extérieur et va impressionner plus ou moins vivement les individus sur lesquels elle est dirigée. (Voyez au chapitre XVI de cet ouvrage comment on opère pour imposer sa volonté.)

Tels sont les moyens les plus ordinairement employés pour provoquer le sommeil magnétique. Les gros et nombreux volumes qui ont été écrits sur les diverses manières de magnétiser n'en apprennent pas davantage que nous en apprenons au lecteur dans ce court exposé.

Préceptes à suivre pour éveiller sans accidents les somnambules magnétiques.

Tous les magnétiseurs ont observé que le réveil brusque ou forcé occasionnait aux somnambules divers accidents plus ou moins graves, tels que malaise général, défaillance, convulsions, céphalalgie violente, etc. Les moyens de prévenir ces accidents sont de procéder dans un sens inverse à celui qu'on a suivi pour endormir :

1° Le magnétiseur doit avoir la ferme volonté d'éveiller son sujet; il doit d'abord l'en prévenir par des paroles bienveillantes, et, s'il résistait, lui donner l'ordre formel de se laisser réveiller.

2° Les passes doivent être faites transversalement : les mains du magnétiseur étant rapprochées, il les sépare vivement l'une de l'autre; il réitère plusieurs fois ce mouvement devant la face du somnambule, puis il continue les passes transversales, en descendant de la poitrine au bassin; il termine par quelques grandes passes, toujours en descendant de la tête aux membres inférieurs, et jamais en remontant de ceux-ci à la tête, parce qu'il en résulterait du malaise pour le somnambule.

Le réveil est d'autant plus prompt qu'il a fallu moins de temps pour endormir; et, par opposition, le réveil se fait d'autant plus attendre que le sujet a été plus long à s'endormir et que son sommeil a été plus prolongé.

S'il arrivait, malgré les précautions que nous venons de signaler, que le réveil fût accompagné de quelques accidents nerveux, il faudrait conduire le sujet au grand air, lui faire avaler quelques cuillerées d'eau sucrée à la fleur d'orange, ou lui faire respirer quelques sels aromatiques; ces moyens suffisent ordinairement pour dissiper les symptômes nerveux et ramener l'organisation à son calme naturel.

CHAPITRE IX.

DE LA MAGNÉTISATION DES CORPS INANIMÉS.

Parmi les partisans du magnétisme, les uns soutiennent qu'on peut magnétiser du fer, des pierres, des arbres, des fleurs, de l'eau, etc., et citent des faits à l'appui de leur opinion; les autres, au contraire, nient positivement que ces corps puissent être influencés par les pratiques magnétiques, et puissent acquérir des propriétés sensibles; ils rejettent sur le compte de l'imagination les effets produits par ces corps, lorsque toutefois ils en produisent.

M. de Puységur magnétisait des arbres, ainsi que nous l'avons déjà rapporté, et tout le monde pouvait être témoin de leur singulière influence sur les personnes qui s'asseyaient dessous; mais on prétendit avec raison que l'imagination était tout dans cette affaire.

Deleuse a expérimenté que l'eau magnétisée possède une foule de propriétés bienfaisantes dont on néglige de tirer parti. Selon ce magnétiseur, l'eau magnétisée porte l'agent magnétique directement dans l'estomac, et de là il passe dans tous les organes par la circulation qui s'en est emparée. Cet agent excite la transpiration, les excrétions, les évacuations diverses et peut ainsi provoquer dés crises salutaires.

Le docteur Teste prétend avoir provoqué le sommeil chez une jeune demoiselle en lui faisant boire, à son insu, de l'eau magnétisée.

Le même médecin, après avoir magnétisé un fauteuil, y fit asseoir une jeune personne à qui il donna un album de dessins à feuilleter. Celle-ci, malgré son vif désir de parcourir l'album en entier, s'endormit à la troisième feuille.

Les docteurs Georget, Koreff et Foissac se sont assurés que l'eau et les aliments magnétisés acquéraient certaines propriétés sapides que les somnambules seuls pouvaient apprécier.

En présence du docteur Fouquier et de plusieurs personnes, le docteur Bertrand fit cesser un vomissement nerveux qui durait depuis une heure, par un verre d'eau magnétisée. Plus tard, un nouvel accès ayant eu lieu, on fit prendre de l'eau ordinaire qui ne produisit aucun effet; l'eau magnétisée fut de nouveau administrée et le vomissement s'arrêta aussitôt.

Mialle raconte, dans son exposé des cures par le magnétisme, qu'il fut guéri d'une insomnie rebelle par un morceau de verre magnétisé qu'il s'appliqua sur l'épigastre,
en se mettant au lit : « Dès que je fus couché, dit-il, je
voulus essayer la vertu du morceau de verre, et, l'ayant
appliqué sur ma poitrine, j'éprouvai une douce chaleur et
ne tardai pas à m'endormir d'un excellent sommeil. »
Cet auteur infère de là que les talismans et amulettes
d'autrefois pouvaient bien être des objets magnétisés.

Pour magnétiser un verre d'eau, on le tient dans une
main, tandis que l'autre main passe et repasse plusieurs
fois aussi près que possible de la surface du liquide.
Après deux ou trois minutes de ces passes, l'eau est magnétisée.

La magnétisation d'une carafe d'eau n'est pas plus difficile et se fait de la même manière. Quelques magnétiseurs
prétendent charger plus fortement l'eau en y faisant
plusieurs insufflations.

Pour magnétiser un morceau de fer ou de pierre, de
même qu'une bague, un bijou, on prend l'objet dans ses
mains, et quand on lui a communiqué un peu de chaleur,
on lui présente, à diverses reprise, le bout des cinq doigts
de la main et l'on termine en soufflant légèrement sur lui.

Pour magnétiser un arbre, on commence par le tenir
fortement embrassé pendant deux à trois minutes, on
s'en éloigne ensuite de quelques pas à reculons, puis avec
les doigts allongés et séparés les uns des autres, on dirige
l'émission magnétique vers le sommet et du sommet au
pied. Cette opération doit être faite sur les quatre faces
de l'arbre, c'est-à-dire en avant, en arrière et sur les
côtés ; elle doit, en outre, durer une demi-heure et être
pratiquée pendant cinq jours consécutifs, après quoi

l'arbre est magnétisé et jouit de toutes les propriétés qui ont été indiquées dans la lettre du citoyen Cloquet relative à l'orme de Busancy. (*Voy.* au chapitre xv de ce traité.)

Nous nous permettrons, à cet égard, l'observation suivante : Les magnétiseurs d'arbres n'ont sans doute pas réfléchi que l'état magnétique n'avait qu'une durée limitée, et que pour le prolonger il était nécessaire de remagnétiser assez fréquemment, par la raison que les diverses influences extérieures ou intérieures chez les êtres organisés tendent incessamment à détruire ou au moins à amoindrir l'influence magnétique. Or, dans les arbres, la séve qui monte et descend, les sucs terrestres absorbés par les racines, les feuilles qui exhalent et absorbent l'humidité et l'acide carbonique de l'air, les vents qui agitent avec plus ou moins de violence les branches et le feuillage, tout cela doit positivement contrarier l'agent magnétique logé dans l'arbre, et le travail intérieur du végétal doit combattre, repousser constamment le travail du magnétiseur, c'est-à-dire l'agent mystérieux que le magnétiseur prétend avoir lancé dans l'arbre. Il nous semble que, pour croire à de semblables choses, en dehors de la nature, il faut avoir la foi.

C'est pourquoi la plupart des personnes raisonnables qui croient au magnétisme ou à l'influence magnétique de l'homme sur son semblable et même sur les animaux, n'ajoutent point foi à la magnétisation des arbres et des corps bruts. Ils citent mille faits contradictoires, mille et mille observations opposées à celles que nous avons rapportées, et qui prouvent, d'une manière écrasante, que les prétendues propriétés magnétiques communiquées aux corps bruts, inanimés, n'existent que dans l'imagination de ceux qui en éprouvent réellement les effets, ou bien c'est une jonglerie de ceux qui simulent éprouver ces effets; qu'on juge de l'immense pouvoir de l'imagination par l'anecdote suivante rapportée par Helwing :

Un paysan aussi sot que crédule sort de chez son médecin avec un carré de papier sur lequel celui-ci avait écrit la formule d'un purgatif que devait préparer l'apothicaire. Le paysan, rentré chez lui, et s'imaginant que le papier même est le purgatif, le coupe en deux et en avale une moitié. Une heure après il est pris de coliques auxquelles succède un flux de ventre des plus abondants. La femme de ce paysan, voyant que ce papier opérait avec tant d'énergie, coupe en deux parties égales le morceau de papier qui restait ; elle en donne une à sa fille et avale l'autre. Une demi-heure s'était à peine écoulée que la mère et la fille éprouvent des selles aussi copieuses qu'aurait pu les produire un purgatif drastique à haute dose ; et tout cela fut l'effet de l'imagination !

CHAPITRE X.

EXPÉRIENCES MAGNÉTIQUES.

Tout effet qui frappe nos sens nous fait supposer une cause ; si cette cause est découverte et produit les mêmes effets, on peut la considérer désormais comme la loi, comme la force déterminante des effets qui nous ont frappés. — Le plus souvent, les causes ne sont appréciables que par leurs effets, et c'est de l'effet qu'on remonte à la cause. Le génie humain peut quelquefois découvrir la cause *à priori* ; mais, dans ce cas même, la sanction de l'expérience est nécessaire pour l'établir en loi. Il est donc resté en principe que toute loi, toute théorie doit être basée sur des faits. Le magnétisme ne saurait faire exception à la règle ; c'est par les effets produits qu'on est arrivé à reconnaître, comme force, l'influence magnétique. Cela étant admis, nous allons donner la description fidèle de plusieurs séances magnétiques expérimentales qui nous ont vivement ému. Pendant cette lecture, presque féerique, on se croira transporté au séjour des mensonges ; mais, en songeant à l'immense pouvoir du système nerveux, on finira par admettre la possibilité des faits qu'on aurait niés tout d'abord.

Le sujet qui servit aux expériences était une jeune fille, nommée Julia, d'une constitution frêle et délicate, sujette à des accès d'hystérie ; naturellement disposée au somnambulisme et à l'extase, Julia manifestait, pendant son sommeil, une prodigieuse activité cérébrale et offrait l'excessive impressionnabilité des constitutions éminemment nerveuses.

L'expérimentateur était un docteur en médecine, licencié ès sciences, dont l'esprit, dégagé de tout intérêt matériel, ne voyait dans le magnétisme qu'un moyen très-précieux pour élargir le cercle de la science et augmenter la somme des moyens propres à soulager l'humanité souffrante. Voici donc le résumé des faits qui se sont passés sous nos yeux :

Quinze personnes, douze messieurs et trois dames, étaient réunis dans le salon du médecin magnétiseur ; presque tous les spectateurs appartenaient à la science et, bien loin d'ajouter foi aux faits magnétiques, affichaient une incrédulité profonde.

Julia entra, conduite par le docteur, et alla s'asseoir sur un fauteuil placé au fond du salon. A peine ses yeux eurent-ils rencontré le puissant regard de son magnétiseur, qu'elle ferma les paupières et s'endormit.

— Messieurs, dit le docteur, l'étude du magnétisme, que je poursuis avec ardeur, est une mine féconde où les savants devraient puiser. Malheureusement aucune de nos illustrations scientifiques actuelles n'a osé en sonder les profondeurs, parce que le ridicule et la raillerie sont les armes dont on se sert pour les en écarter. Au-dessus du ridicule et des railleries que peuvent me jeter mes confrères, j'étudie, chaque jour, les étonnants phénomènes que m'offrent quelques somnambules ; mettant à profit mes connaissances dans les sciences naturelles, je m'efforce de trouver une explication physiologique à ces phénomènes, et de prouver que le système nerveux est l'unique source des faits extraordinaires, presque incroyables, que je vais avoir l'honneur de produire à vos yeux.

SECTION I.

1re Expérience.

VISION SANS LE SECOURS DE L'APPAREIL OCULAIRE EXTERNE.

Le magnétiseur appliqua sur les yeux de mademoiselle Julia une cravate de soie noire, pliée en plusieurs doubles. et, par-dessus cette cravate, un foulard épais, afin de don ner aux spectateurs la certitude que la vision naturelle était complétement interceptée; ensuite il concentra le fluide nerveux sur les nerfs optiques.

— Julia, dormez-vous? lui demanda-t-il.

— L'état dans lequel vous avez le pouvoir de me plonger n'est point le sommeil ordinaire.

— Qu'éprouvez-vous donc?

— Je vois tout plus distinctement; il me semble que les personnes et les objets sont diaphanes.

— Combien voyez-vous de personnes dans ce salon?

— Quinze.

— De quel sexe?

— Trois dames et douze hommes.

— Ne vous trompez-vous point?

— Non; je distingue très-bien douze messieurs et trois dames réunis dans ce salon.

— Pourriez-vous me dire si le monsieur que je touche en ce moment est marié, et s'il a des enfants?

— Je l'ignore; mais si l'on m'indique son domicile, je pourrai m'y transporter et voir s'il y a une femme et des enfants.

— Monsieur habite Versailles, rue de l'Orangerie, n° 15, au deuxième étage.

Après un moment de silence, mademoiselle Julia dit :

— Je vois un petit garçon de cinq à six ans; sa tête est couverte d'un petit chapeau gris orné d'une plume; il a une veste de velours bleu et de jolies petites guêtres tricotées. Une dame, sa mère sans doute, arrange la toilette du petit garçon.

— Voyez-vous d'autres enfants?

— J'aperçois encore une petite fille blonde, agitant un

cerceau et sautant d'impatience, car elle voudrait déjà être à la promenade.

— Cette petite fille n'offre-t-elle rien de particulier?

— Oh ! quel dommage!... une vilaine tache lie de vin lui couvre une portion de la tempe droite.

Le père des deux enfants confirma l'exacte vérité des paroles de la somnambule.

— Julia, continua le magnétiseur, vous serait-il possible de nous faire savoir si le monsieur que je vous présente est bien portant?

— Mettez-le en communication avec moi.

La communication étant établie par l'index du monsieur appuyé sur le front de la magnétisée, celle-ci se mit à sourire.

— De quoi riez-vous? demanda le magnétiseur.

— Rien, rien... C'est une idée gaie qui m'est venue... Monsieur est en excès de santé; s'il n'y prend garde, il deviendra trop gros... il devrait se mettre au régime.

En effet, l'embonpoint du monsieur, particulièrement fixé sur la rotondité abdominale, annonçait une obésité prochaine.

Une des dames présentes voulut avoir une consultation ; le docteur la mit en communication avec la somnambule et lui demanda :

— Madame jouit-elle d'une parfaite santé?

— Je ne puis répondre à haute voix; approchez que je vous parle à l'oreille.

Après avoir recueilli les paroles de la magnétisée, le docteur prit la dame à l'écart et lui dit :

— Madame, vous êtes affligée d'une dartre rongeante à la région sus-pubienne; vous avez, depuis trois ans, consulté un grand nombre de médecins et fait vingt traitements divers sans obtenir la moindre amélioration.

La dame avoua que c'était vrai et ajouta :

— Monsieur le docteur, si votre somnambule connaissait un moyen de guérison, quelle reconnaissance ne lui devrais-je pas! interrogez-la, je vous prie.

— Madame, je vais vous satisfaire, car j'ai tout lieu de croire que nous obtiendrons une réponse conforme à vos désirs, et se tournant vers la somnambule :

— Madame vous prie avec instance de lui indiquer un remède contre son affection, si toutefois vous le pouvez.

— Madame a pris un grand nombre de bains de baréges, elle a usé d'une foule de drogues, de pommades, d'onguents, et son affection, loin de diminuer, n'a fait qu'empirer ; aujourd'hui la maladie est profonde, invétérée, et je ne connais qu'un seul moyen de guérison.

— Indiquez-le.

— Il faut cautériser la partie à diverses reprises, de manière à détruire la dégénérescence cutanée et lui substituer une cicatrice qui n'offrira aucun inconvénient.

— Est-ce tout?

— Un traitement général est, en outre, nécessaire ; mais c'est au médecin qui traitera madame qu'il appartient de désigner le régime à suivre.

— Ne pourriez-vous pas l'indiquer vous-même?

— Je vois le mal qui a rongé la peau et dont l'activité gagne chaque jour ; je sais qu'il faut en arrêter le progrès par un moyen énergique, mais la connaissance du traitement général n'est point de ma compétence : il n'y a qu'un médecin expérimenté qui puisse l'ordonner.

La dame admira la sagesse des réponses de la somnambule et resta stupéfaite de tout ce qu'elle venait d'entendre.

Continuation des expériences de la vision sans le secours des yeux.

On laissa la somnambule se reposer pendant quelques temps, et lorsque le docteur jugea qu'il pouvait continuer sans inconvénient pour la frêle organisation de mademoiselle Julia, il dit aux personnes présentes :

— Plusieurs de vous, messieurs, veulent-ils avoir la complaisance de s'approcher de ce bureau et de tracer sur une feuille de papier des lettres, des mots ou des phrases, selon leur volonté.

Quatre personnes s'avancèrent et écrivirent sur des feuilles de papier.

— Maintenant pliez vos billets et cachez-les dans l'endroit que vous jugerez le plus secret : je vous prie même de ne point les cacher devant moi, afin de détruire toute idée de compérage qui pourrait se glisser dans l'esprit de quelques personnes.

Pendant que les quatre messieurs sortaient de l'appartement pour cacher leurs billets, un spectateur à qui le mot de compérage faisait naître des doutes demanda au docteur si la somnambule devinerait un cinquième billet.

— Sans nul doute, répondit celui-ci ; vous pouvez écrire, et toutes les personnes de la société le peuvent également, si elles le désirent ; ma somnambule lira toutes les lettres qu'on lui présentera.

Le cinquième monsieur se mit à écrire et ne sortit du salon que lorsque les quatre autres entrèrent.

Ceux-ci rentrés dans le salon, le docteur les fit placer

devant la somnambule, et, les désignant par les n°⁸ 1, 2, 3 et 4, lui demanda :

— Julia, veuillez me dire où se trouve le billet du n° 1 ?

— Dans son gousset de montre.

— Pourriez-vous lire ce qui y est écrit ?

— Oui, si monsieur déplie le billet et le place devant moi.

Le billet fut déplié et placé sur un pupitre au fond de l'appartement. Mademoiselle Julia lut :

« Je n'ose croire à la puissance inconnue du magné-
« tisme ; tous les faits que j'ai vus sont en dehors des faits
« naturels. »

Le billet circula dans la société, et chacun put s'assurer qu'il contenait exactement la phrase lue.

— Où se trouve le billet du n° 2 ?

— Dans sa bouche.

— Liriez-vous le contenu ?

— Ce n'est plus qu'une boule de papier, et je ne pense pas que rien n'ait été écrit.

Le n° 2 affirma que la réponse était exacte.

— Où se trouve le billet du n° 3 ?

— Dans la poche de la jeune dame qui porte une féron-
nière.

Le billet ayant été déplié et placé sur le pupitre : Lisez, dit le magnétiseur.

— Je ne puis ; l'écriture se trouve en sens inverse.

On redressa le billet dans son vrai sens, et mademoiselle Julia lut ce quatrain si connu :

L'amour est le maître du monde :
Il règne jusque dans les cieux,
Aux enfers, sur la terre et sous l'onde.
Son trône est placé dans vos yeux.

A cette lecture, la jeune dame, qui ignorait le contenu du billet en le mettant dans sa poche, baissa la tête et rougit ; comme elle était fort jolie, tout le monde convint que le quatrain trouvait en elle une juste application.

— Où se trouve le 4ᵉ billet ?

— Le billet est caché sous le nœud d'un mouchoir de batiste que la personne a secrètement jeté dans le panier au papier placé sous le bureau.

On retira le mouchoir du panier ; le nœud fut ouvert et le billet étendu sur le pupitre.

— Lisez.

— « Si ce billet est découvert,╋ (une croix) s'il est lu,╋
« (une autre croix), je croirai désormais que les prophètes,
« devins et magiciens de l'antiquité opéraient leurs mira-
« cles par le magnétisme, ╋ ╋ ╋ (trois croix). »

A cette lecture, le monsieur du billet se frotta les yeux afin de s'assurer s'il n'était point sous l'influence d'un rêve ou d'une hallucination.

— C'est vraiment prodigieux ! s'écria-t-il. Au lieu de traiter de jongleries les faits magnétiques, les hommes de science devraient s'en occuper sérieusement, ainsi que l'a dit monsieur le docteur, afin d'en découvrir la causalité et d'en faire une utile application à la société.

— Julia, continua le magnétiseur, où se trouve le 5ᵉ billet ?

— N'ayant vu que quatre personnes devant moi, je croyais qu'il n'y avait que quatre billets.

— Je vous demande pardon, il en existe un cinquième ; cherchez bien.

— Je vois très-clairement les quinze personnes ici présentes, je distingue les différents bijoux qu'elles portent, je plonge mes regards jusque dans leur poches, mais je n'aperçois point de billet… j'affirme qu'il n'est point dans cet appartement… Attendez… je vais promener mes yeux à l'extérieur… Ah !… le voici… ouvrez la porte du salon, il est attaché derrière.

En effet, la porte ayant été ouverte, on aperçut le billet collé sur son panneau avec un pain à cacheter.

— Pourriez-vous lire à travers la porte demanda le docteur en la fermant ?

— Oui, si vous enlevez la carte géographique dont les lignes et les caractères de diverses formes embrouillent complétement ce que je vois écrit par derrière.

La carte géographique fut décrochée et mademoiselle Julia lut presque courramment :

« Je suis incrédule aux miracles du magnétisme ; j'a-« voue néanmoins que, si la somnambule peut lire ce « billet à travers la porte, mon incrédulité cessera tout à « fait. »

— Il y a encore quelque autre chose d'écrit, dit le monsieur tout saisi de cette lecture.

— Julia, voyez-vous autre chose sur ce billet ? demanda le docteur.

— Oui, j'aperçois au bas trois lettres majuscules séparées par des tirets : A — B — C —.

— Que signifient ces lettres ?

— La première veut dire AMÉLIE : c'est le prénom de la sœur de celui qui a écrit le billet ; — la seconde est l'initiale du nom de son frère — BARTHÉLEMY ; — la troisième est également l'initiale de son prénom : -- CÉSAR.

— Du prénom de qui ?

— Du prénom de l'auteur du billet.

Le docteur s'adressant à M. César Barthélemy :

— L'explication donnée par la somnambule est-elle exacte ?

— En vérité, c'est miraculeux ! c'est à faire tourner la tête ! répondit celui-ci. La somnambule a lu dans ma pensée ce que j'y croyais secrètement caché. Ne pourriez-vous pas, à votre tour, monsieur le docteur, me donner l'explication d'un fait si étonnant, si merveilleux ?

— Je vais tâcher de vous satisfaire, répondit le docteur. Cette curieuse expérience de cryptoscopie est l'écueil contre lequel ont échoué les somnambules qui se sont présentés à diverses époques pour obtenir le prix Burdin. Mais, parce que jusqu'à ce jour les expériences n'ont point satisfait les commissions nommées à ce sujet, il ne faut pas en induire que la vision à travers un obstacle soit impossible. Les hommes de bonne foi qui se sont occupés de magnétisme font observer qu'il suffit de la moindre circonstance, de la plus petite contrariété, pour qu'un somnambule, qui a parfaitement opéré hier dans le cabinet de son magnétiseur, se trouve tout à fait incapable aujourd'hui devant une commission nombreuse. D'ailleurs, M. Prosper Lucas, dans sa lettre au rédacteur en chef des *Annales d'hygiène publique*, a logiquement démontré l'incompétence des académies en fait de question de magnétisme ; on ne saurait rien ajouter à ce qu'il a dit.

Relativement à la connaissance, à la divination des pensées d'autrui, l'explication serait imparfaite et beaucoup trop longue ; il suffira de dire que la pensée et mieux les mots renfermant la pensée surgissent en relief au cerveau de celui qui pense. Or la faculté cryptoscopique dont est douée la magnétisée lui permet de lire ces mots sans aucune difficulté. Quant à la faculté de voir à travers un obstacle un corps opaque, je vais, au moyen d'une démonstration physique, effacer ou du moins ébranler vos doutes.

Nous avons déjà dit que le monde ne finissait pas où s'arrêtaient nos yeux ; une immensité de choses échappent à nos sens, parce que nos sens ne sont point assez développés, assez subtils pour les saisir. Il résulte de notre imperfection sensorielle et intellectuelle que l'impossibilité n'est pas où nous croyons la voir, et qu'elle se trouve, au contraire, bien au delà du point où nous la plaçons.

Voici une carapace de tortue ; je l'interpose entre vos yeux et un livre ouvert : aussitôt vous cessez de pouvoir lire, parce que les rayons lumineux partant du livre pour aller se réfléchir sur votre rétine sont interceptés par un obstacle. Maintenant, admettons, d'une part, que la lumière pénètre tous les corps à des degrés divers ; supposons, d'une autre part, que cette épaisse écaille soit divisée en cent lamelles extrêmement minces : chaque lamelle isolée sera nécessairement diaphane, et l'on pourra voir à travers. C'est précisément ce qui se passe chez la somnambule ; ses nerfs optiques ont acquis un si haut degré de force visuelle, que les corps les plus épais, les plus opaques, passent à l'état de transparence, de diaphanéité complète. Dès lors, il est facile aux rayons objectifs de traverser ces corps, et, pénétrant les paupières fermées de la somnambule, d'aller se peindre sur la rétine qu'ils représentent. Cette faculté que possèdent plusieurs somnambules d'apercevoir les objets placés derrière un obstacle et de voir les divers organes contenus dans le corps humain comme si son enveloppe était de cristal, cette faculté cryptoscopique est réelle ; non-seulement les annales du magnétisme en fournissent des preuves fort nombreuses, mais on trouve plusieurs cas analogues dans les ouvrages hostiles au magnétisme. Voici un de ces cas :

Quatre professeurs et six étudiants en médecine entouraient le lit d'un centenaire qui s'éteignait de mort sénile : l'un des professeurs eut l'idée de magnétiser le plus jeune des étudiants, d'une constitution grêle, nerveuse, impressionnable, et réussit à l'endormir au bout de quelques minutes. Alors, le professeur, l'ayant placé au pied du lit de l'agonisant, lui commanda de bien observer la marche de la mort, c'est-à-dire la marche que suit la vie en s'éteignant. Ses réponses aux questions que lui adressa le professeur furent exactement conformes à cette loi physiologique : — *La vie quitte d'abord la circonférence des organes et rétrograde peu à peu jusqu'au centre ; là elle s'arrête un instant et finit bientôt par s'éteindre tout à fait.*

— Je vois, disait le jeune étudiant, la vie abandonner les membres, puis les organes sensoriaux, et se réfugier dans les organes du centre. — La sensibilité s'éteint la première. — La circulation augmente de vitesse ; elle devient intermittente, cesse dans les petits vaisseaux, et sa sphère va toujours en se rétrécissant. — Bientôt la colonne de sang s'amincit dans les artères ; les artérioles se vident, mais le sang remplit encore les veines. — Je vois le mouvement circulaire diminuer et cesser dans les gros troncs ; l'immobilité gagne de proche en proche les gros vaisseaux ; le sang se fige, et le cœur a frappé son dernier battement.

Telle est physiologiquement la marche que suit la vie

en s'éteignant. Un éloquent professeur de la faculté n'aurait pas donné une description plus exacte que celle de l'étudiant endormi par l'influence magnétique.

SECTION II.

2ᵉ Expérience.

SUR LE SENS DE L'ODORAT.

Les expériences qui vont suivre fourniront la preuve que l'agent nerveux dirigé et accumulé sur les nerfs olfactifs par l'influence magnétique ou volonté du magnétiseur, les montera à un si haut degré d'irritabilité, leur fera acquérir une sensibilité si exquise, que l'odorat présentera quelque chose de merveilleux et d'incroyable.

Tout le monde sait que les corps, en général, exhalent des odeurs plus ou moins sensibles : les uns sont très-odorants, les autres le sont moins, et il en est qui nous paraissent entièrement inodores, mais qui ne le sont point en réalité ; leur manque d'odeur apparent dépend de la grossièreté de notre odorat. Pendant la durée de certaines maladies, la sensibilité de l'odorat s'élève à un si haut degré, que les malades se trouvent réellement incommodés des odeurs que dégagent certains corps que nous croyons tout à fait inodores. De même la concentration nerveuse, opérée par le magnétiseur sur l'organe de l'olfaction, fait acquérir à cet organe une sensibilité qui n'existe point chez l'homme dans l'état naturel.

Le docteur plaça sous le nez de la somnambule un morceau de marbre.

— Connaissez-vous cette odeur ?

— C'est une odeur de pierre.

— Et celle-ci (en lui présentant la clef de la porte du salon)?

— Une odeur de fer?

— Et celle-ci (en lui présentant le manche d'un couteau en corne de cerf)?

— Une odeur de corne.

Un des spectateurs fit signe au magnétiseur de présenter au nez de la somnambule la lame du couteau, ce qu'il fit, et elle répondit aussitôt :

— C'est encore une odeur de fer.

Une dame ayant donné au docteur un flacon de cristal neuf et sortant de chez le marchand, la somnambule l'eut à peine flairé, qu'elle accusa une odeur de verre.

Si la concentration du fluide nerveux sur un organe développe sa sensibilité, la soustraction et mieux l'interruption de l'écoulement de ce fluide produira forcément l'effet contraire, c'est-à-dire suspendra momentanément la sensibilité de cet organe.

Le magnétiseur, après avoir isolé le sens de l'odorat de l'agent nerveux, déboucha un flacon d'ammoniaque liquide concentré, et le plaça sous le nez de la somnambule en lui ordonnant de respirer fortement, ce qu'elle fit sans donner signe de la moindre sensation, et cependant il y avait de quoi renverser le plus robuste Auvergnat.

SECTION III.

3e Expérience.

SUR LES SENS DU TACT ET DE L'OUIE.

Le docteur attacha un cordonnet de soie au poignet de la somnambule, et en présenta l'extrémité libre à la jeune

9

dame que le quatrain avait fait rougir de joie sans doute...

— Ayez la bonté, madame, de tenir le bout de ce cordonnet.

La dame s'y prêta de bonne grâce, espérant un nouveau compliment.

— Touchez de vos jolis doigts ce cordon, autant de fois qu'il vous plaira, mais le plus légèrement possible, car je vous préviens que chaque frôlement sera senti par la somnambule.

La jeune dame effleura plusieurs fois le cordonnet, du bout de son doigt effilé.

— Combien de coups ont été frappés? demanda le magnétiseur à la somnambule.

— Dix-sept, répondit-elle.

C'était exact. Le docteur, s'adressant à une autre dame :

— Veuillez souffler sur le cordonnet ; le mouvement imprimé par votre souffle sera également perçu par la magnétisée.

La dame souffla à cinq reprises différentes, et la magnétisée accusa cinq impressions au poignet.

Un des spectateurs voulut à son tour éprouver la prodigieuse finesse du tact de la somnambule, et, espérant la mettre en défaut, il toucha un grand nombre de fois le cordonnet avec un léger duvet qu'aurait emporté le moindre souffle.

— Combien de coups?

— Cinquante-neuf.

Ces chiffres furent avoués être strictement exacts.

Le docteur laissa reposer quelques minutes sa somnambule et continua par les exercices de l'ouïe.

— Vous, madame, qui êtes près de la croisée, veuillez

dire quelques mots à l'oreille de votre voisine ; parlez aussi bas que vous pourrez.

— Julia, répétez les paroles de madame.

— *Cette séance magnétique m'étonne et m'amuse beaucoup*.

— Sont-ce bien là vos paroles, madame ?

— Oui, monsieur, répondit la dame étonnée.

— Vous, monsieur, qui êtes le plus éloigné, veuillez aussi dire quelques mots à l'oreille de votre voisin ; bien bas, remuez à peine les lèvres.

Julia, répétez les paroles de monsieur.

— *Le chien de race n'a pas l'odorat plus délicat que cette somnambule, et elle en revendrait au lièvre pour la finesse de l'ouïe.*

— Est-ce bien là votre phrase, monsieur ?

— Oui, mot pour mot.

Tous les assistants se regardèrent étonnés.

— La comparaison du chien et du lièvre me fournira le sujet d'une courte digression, pour démontrer qu'il n'y a rien d'impossible dans l'excessive délicatesse des sens de ma somnambule. Il est des animaux, entre autres le chien, dont la puissance olfactive est surprenante. — Un chien suit à la piste son maître qu'il a perdu depuis plusieurs jours. — Des chiens égarés pendant un long voyage sont revenus au logis, en franchissant des distances de cinquante et cent lieues, et en suivant la même route qu'ils avaient déjà parcourue.

Les chiens savants exécutent mille tours singuliers, toujours par le secours de l'odorat. — Le cerf, le lièvre, la taupe et beaucoup d'autres animaux sont doués d'une ouïe si délicate qu'ils peuvent saisir les bruits les plus éloignés, les sons les plus faibles et, par là, échapper au danger qui les menace. La nature a largement développé chez ces animaux les sens de l'odorat et de l'ouïe, pour qu'ils concourussent à la conservation de leur individu. La délicatesse de ces deux sens est donc très-ordinaire à ces animaux ; elle est au contraire peu commune à l'homme. Cependant on cite les sauvages et les nègres qui éventent le tigre, le lion et les serpents à de très-grandes distances.

Admettez que la faculté sensorielle soit centuplée par l'accumulation du fluide nerveux dans l'organe, et vous aurez l'explication des phénomènes qui vous ont tant de fois étonnés.

Je passe à un exercice qui prouvera le haut degré de délicatesse auquel peut être montée l'ouïe d'une somnambule. — Tenez, monsieur, prenez cette baguette et frappez l'air d'autant de coups qu'il vous fera plaisir, en ayant soin, toutefois, de laisser un intervalle entre chaque coup.

— Julia, combien avez-vous entendu de coups?

— Onze, répondit-elle, et c'était vrai.

On renouvela plusieurs fois l'expérience, toujours avec succès.

Le docteur donna ainsi, à ses spectateurs stupéfaits, l'explication de cette incroyable sensibilité de l'ouïe :

L'air, comme vous le savez, est un fluide élastique qui nous baigne de toutes parts et que déplace le moindre corps mis en mouvement. Si, au milieu de ce salon, j'agite une baguette, l'air se trouve refoulé de deux côtés, et le refoulement se fait sentir jusqu'aux dernières zones d'air en contact avec les murs de l'appartement. Pour vous rendre ce phénomène plus sensible, je ne trouve pas de comparaison plus exacte que celle d'un caillou jeté au milieu d'une pièce d'eau tranquille ; immédiatement après la chute du caillou, il se forme sur la surface de l'eau des rides circulaires ou *encyclies* qui, très-étroites d'abord, vont toujours en s'élargissant à mesure qu'elles s'éloignent du centre, leur point de départ, et finissent enfin par mourir sur la rive. Mais si nos yeux n'ont pu suivre leurs dernières ondulations, il n'en est pas moins vrai qu'elles se sont propagées en tous sens, jusqu'aux bords de la pièce d'eau. De même les ondulations de l'air, produites par les coups de baguette, se sont propagées jusqu'à la zone d'air qui baigne la somnambule, et celle-ci, dont la sensibilité tactile est portée à son summum d'intensité, a senti chaque ondulation à mesure qu'elle venait se briser contre ses oreilles.

SECTION IV.

4ᵉ Expérience.

TRANSPOSITION DES SENS.

Une autre expérience nous reste encore à faire, c'est la *transposition des sens.* Cette expérience, qui vous paraîtra plus merveilleuse encore que les précédentes, consiste à déplacer un sens et à le substituer à un autre sens ; par exemple, transporter le sens de la vue au bout des doigts, à l'estomac, à l'occiput ; donner à la somnambule la faculté d'odorer par le genou, par les orteils ; celle de déguster par le bout des doigts, etc., etc.

Le docteur, après avoir interrompu la communication nerveuse du nerf acoustique au conduit auditif, cria d'une voix retentissante à l'oreille de la magnétisée :

— Julia, m'entendez-vous? répondez.

La somnambule resta muette, immobile.

Il répéta encore plus fort la même question, et la jeune fille garda la même immobilité. Il poussa brusquement un cri aigu, il tira un coup de pistolet à l'entrée du conduit auditif de la magnétisée, qui ne bougea pas plus qu'une statue. Alors, lui ayant bouché les deux oreilles avec des bourdonnets de coton, et appliqué par-dessus quatre mouchoirs pliés en double, le docteur pria une des personnes présentes de s'approcher de la somnambule et de lui adresser à voix très-basse, sur le creux de l'estomac, une question quelconque.

Un monsieur s'approcha et dit d'une voix à peine sensible :

— Mademoiselle, répéteriez-vous le mot barbare et un peu long que je vais prononcer?

— Cela me sera très-facile, répondit aussitôt la magnétisée.

Le monsieur, s'inclinant de nouveau sur l'estomac de la somnambule, prononça du bout des lèvres :

— *Pockpockparavilaboudock*.

Julia répéta le mot à haute voix et sans la moindre difficulté de prononciation.

Nous allons placer le sens du goût dans les doigts de la main gauche, dit le docteur, et il approcha de la somnambule un plateau sur lequel se trouvaient six tasses : l'une contenait du thé, l'autre de la crème, la troisième du café, la quatrième du chocolat, la cinquième du rhum et la sixième de l'eau. Pour ôter tout soupçon que cette expérience fût le résultat de l'ordre dans lequel seraient présentées les tasses, le médecin pria un des spectateurs

de prendre indistinctement telle ou telle tasse et d'expérimenter lui-même.

La somnambule trempa son doigt dans le liquide qu'on
lui offrit et le dénomma sans erreur. Il arriva cependant
qu'elle répéta deux fois de suite : — *Ceci est de l'eau*;
mais elle ne se trompait nullement, car on lui avait présenté deux fois de suite la tasse qui contenait de l'eau,
dans le but de s'assurer si elle s'en apercevrait.

— Je vais maintenant, dit le magnétiseur, transférer
le sens de l'odorat au bout des doigts de la main droite,
et le sens de la vision à l'occiput ou derrière la tête.

Le magnétiseur pria une dame de lui passer un bouquet de fleurs qu'elle tenait entre les mains ; il en tira une
violette, et, la présentant au doigt de la somnambule :

— Quelle odeur sentez-vous ?

— Une odeur de violette.

— Et celle-ci (en lui présentant une branche de jasmin)?

— Une odeur de jasmin.

Le docteur détacha ensuite un dahlia du bouquet, et,
le plaçant sur l'occiput de mademoiselle Julia :

— Voyez-vous quelque chose?

— Oui, une fleur.

— Comment la nommez-vous?

— C'est un dahlia.

— Quelle est sa couleur ?

— Jaune d'or.

— Je prie toutes les personnes présentes, continua le
docteur, de me confier chacune deux objets différents,
n'importe lesquels : montre, bague, épingle, agrafe, bracelet, médaillon, collier, portefeuille, clef, pièce d'or,
d'argent, etc., etc. Ma somnambule opérera, par le sens

de l'odorat transposé au bout des doigts, des exercices encore plus extraordinaires que ceux dont vous venez d'être témoins.

Le docteur fit le tour du salon avec un panier, et chaque personne y jeta deux objets différents. Après avoir entremêlé tous ces objets, il renversa le panier sur une table, et ordonna à la somnambule de trier les objets, non à leur odeur propre, mais à l'odeur provenant du contact des personnes auxquelles ils appartenaient, et de les ranger par couples de manière que chaque couple réunît les deux objets appartenant à la même personne.

Mademoiselle Julia *flaira avec ses doigts* les objets ; elle en fit le triage sans nulle hésitation, puis les réunit deux à deux, et isola les couples, afin qu'on pût voir au premier coup d'œil que les deux objets réunis appartenaient à la même personne. Ce travail fut fait avec tant de précision et de facilité, qu'un murmure d'étonnement s'éleva parmi les spectateurs.

SECTION V.

5e Expérience.

CRYPTOSCOPIE OU FACULTÉ DE VOIR LES OBJETS CACHÉS.

Quelques somnambules lucides possèdent la faculté de découvrir et d'indiquer, à la demande de leur magnétiseur, les objets les plus cachés. Cette faculté, quoique extraordinaire, n'a rien de surnaturel, et dépend de la surexcitation de l'organe de la vue. Le résultat de cette surexcitation est une prodigieuse activité du sens, une délicatesse exquise de sa fonction, et nous avons déjà expliqué comment l'ouïe percevait les ondulations sonores les plus faibles, comment la vue traversait les corps opaques et l'odorat distinguait des odeurs inappréciables.

Le magnétiseur poursuivit ses expériences, et, s'adressant à une des dames, lui dit :

— Madame, puis-je vous demander, sans indiscrétion, si vous voulez permettre que je fasse énumérer par ma somnambule tous les objets contenus dans votre sac?

La dame y consentit.

— Julia, énumérez les objets que contient le sac de madame.

— Un mouchoir de batiste, un sachet odorant, une agrafe, une bourse et une petite boîte.

— Que contient la petite boîte?

— Des épingles dorées, un cure-dent d'ivoire et un burin pour les ongles.

— Combien d'argent dans la bourse et de quelle nature?

— Vingt-cinq pièces neuves de vingt-cinq centimes.

Le sac fut vidé sur la table, et les spectateurs purent s'assurer de leurs yeux que la somnambule ne s'était pas trompée.

—Julia, veuillez énumérer les vêtements et bijoux que porte le monsieur que je touche en ce moment, dit le magnétiseur en mettant la main sur l'épaule du plus incrédule de la société; vous procéderez de l'intérieur à l'extérieur; allons, commencez.

— Une chemise en jaconat fermée sur le devant par deux boutons d'or. — Une cravate-foulard fond blanc rayé de bleu. — Un gilet de satin noir ayant deux poches, dont l'une contient une montre plate d'argent sans chaîne de sûreté, et l'autre un carré de papier sur lequel est écrite, je crois, l'addition d'un dîner de restaurant. — Un pan-

talon couleur nankin sans dessous de pieds ; dans la poche droite du pantalon se trouve une bourse algérienne
contenant deux pièces d'or pliées dans du papier et trois
pièces d'argent de cinq francs ; l'autre poche est vide. —
Un habit de drap vert russe, coupe ridicule, je veux dire
à la mode ; dans la poche de côté, un portefeuille rempli
de cartes de visite, de lettres et de papiers divers. — Enfin monsieur porte des besicles à branches de vermeil et
deux bagues en or, dont une avec diamant, à l'annulaire
de la main gauche.

La vérification prouva que l'énumération des objets
faite par la somnambule était d'une rigoureuse exactitude.

SECTION VI.

6ᵉ Expérience.

INSENSIBILITÉ GÉNÉRALE OU PARTIELLE DU CORPS HUMAIN, PRODUITE PAR L'INFLUENCE MAGNÉTIQUE.

L'influence magnétique possède cette inexplicable
propriété, d'exalter au plus haut degré la sensibilité, ou de
l'anéantir complétement par la concentration ou la soustraction du fluide nerveux ; aux exemples nombreux qui
existent à cet égard, nous ajouterons celui de mademoiselle Julia.

Le magnétiseur s'avança vers la somnambule, et, après
avoir interrompu la communication nerveuse entre le bras
droit et le cerveau, dit aux spectateurs :

« L'on peut maintenant frapper, pincer, piquer, et
même couper ce bras, sans que la somnambule donne aucun signe de douleur ; le membre se trouve en ce moment
comme séparé du corps. L'éthérisation, cette nouvelle dé-

couverte qui permet de pratiquer les plus cruelles opérations sans douleur, n'a pas de résultat plus complet. »

Alors il cingla plusieurs coups d'une règle plate sur le bras de la magnétisée, qui ne fit aucun mouvement; il la pinça fortement de façon à développer une ecchymose; il enfonça une longue épingle dans les chairs; le sang jaillit; toujours même immobilité.

Plusieurs personnes effrayées demandèrent la cessation de ces expériences.

On peut strictement comparer les effets anesthésiques du magnétisme à ceux de l'éther et du chloroforme; mille faits sont là pour le constater. Les docteurs Récamier, Andral, Rostan, Pelletan, Cloquet, Darrieux, Oudet, Faura, Lafon, Elliotson, Kunhnholz, et beaucoup d'autres, certifient avoir pratiqué ou vu pratiquer des avulsions de dents, des scarifications, des brûlures, des amputations de bras et de jambes, et des opérations chirurgicales fort douloureuses, sur des sujets complétement narcotisés par l'agent magnétique et se trouvant dans un état analogue à celui qui est produit par l'éthérisation. Parmi ces opérations, les plus remarquables sont : l'ablation d'un sein cancéreux par le professeur Cloquet; l'amputation d'une cuisse par un chirurgien allemand; l'application de plusieurs moxas par le docteur Récamier; l'ustion de la peau par le docteur Lafon, de Toulouse; l'extirpation d'une loupe au cou par le docteur Filassier, etc. Ces faits ont eu trop de retentissement et se sont passés sous les yeux d'hommes trop connus pour qu'il soit nécessaire d'en établir ici l'authenticité. Enfin, s'il en est besoin, nous rapporterons ces lignes écrites par le professeur Andral dans le troisième volume de son ouvrage de *Pathologie interne*: « J'affirme que, sous l'in-

fluence de certaines manœuvres magnétiques par lesquelles l'individu devient somnambule, il perd toute sensibilité. En même temps qu'il y a insensibilité, il y a isolement complet des personnes et des choses environnan-
tes, tandis que le rapport existe avec le magnétiseur. »

A tous les faits probants que nous venons d'exposer,
on peut nous objecter qu'on arrive à l'insensibilité physique par l'habitude. On cite les convulsionnaires, les extatiques, les fakirs de l'Inde, qui se déchirent, se tailladent
les chairs, se brûlent différentes parties du corps avec un
tel oubli de la douleur, qu'on serait tenté de les croire
d'une autre nature que la nôtre.

Cette objection, loin de contrarier notre théorie, lui
prête au contraire un nouvel appui. L'idée fixe, le fanatisme a d'abord surexcité l'organe cérébral au plus haut
degré ; puis l'épuisement nerveux a succédé à la violente
excitation. Dans cet état de dégradation nerveuse, l'impression n'est plus ressentie, la sensation n'est point perçue,
et la vie de relation se trouve suspendue. Mais cet engourdissement, cette insensibilité ne résistent point à la secousse
électrique, ainsi qu'on l'a expérimenté. Or, si la secousse
électrique n'est point ressentie par la somnambule, ce
sera la preuve la plus convaincante, la plus palpable que
l'influence magnétique a complétement suspendu, en elle,
toute sensibilité ; car les cadavres encore chauds tressail-
lent et s'agitent lorsqu'ils sont frappés de l'étincelle électrique, et la vie à jamais éteinte semble un instant se rallumer.

Le docteur fit jouer une machine électrique assez forte,
et la somnambule en reçut les décharges sans faire le
moindre mouvement ; le conducteur de la machine fut
promené sur différentes parties du corps préalablement
magnétisés, et jamais la commotion ne produisit le plus

petit effet ; on eût dit une statue de marbre que le choc de la foudre ne pouvait ébranler.

Les spectateurs restèrent stupéfaits devant ces expériences, et les plus incrédules furent forcés d'avouer que le magnétisme donnait des résultats merveilleux, inexplicables. Un savant naturaliste, qui se trouvait parmi eux, ajouta que les savants, au lieu de l'accabler de leurs dédains, devraient, au contraire, en faire un sujet d'études sérieuses; car, s'il est glorieux de découvrir une race perdue, une nouvelle planète, il ne le serait pas moins de saisir cet agent mystérieux et de le faire servir au profit de l'humanité.

Ici se termine la narration exacte des faits prodigieux qui se sont passés aux séances magnétiques auxquelles nous avions été invité. Plus d'un lecteur taxera ces faits d'impossibles et restera dans son incrédulité; quant à nous, qui sommes aussi incrédules qu'on peut l'être, nous admettons ces faits, non-seulement parce que nous les avons vus, mais parce que les sciences physiques et physiologiques en démontrent la possibilité. Nous pensons que nier sans connaître à fond les choses n'est point faire preuve de sagesse, car la négation absolue ne saurait s'appliquer qu'à l'absurde.

SECTION VII.

7° Expérience.

OBSERVATIONS DE LUCIDITÉ EXTRAORDINAIRE, QUI NOUS ONT ÉTÉ FOURNIES PAR UN MÉDECIN MAGNÉTISEUR, MAIS DONT NOUS NE GARANTISSONS POINT L'AUTHENTICITÉ.

Une grande dame, qui s'était toujours moquée du magnétisme, arrive à Paris, et se trouve, par hasard, à une séance magnétique si extraordinaire, qu'elle est subitement convertie. Laissons-la parler elle-même :

Je revenais de mes terres avec ma fille, pour passer la saison d'hiver à Paris. Le soir même de mon arrivée, une de mes amies me pria si instamment de l'accompagner chez M. le baron de ....., que je la suivis. Les salons du baron annonçaient une soirée des plus brillantes. Après la musique, les chants et les causeries à la mode, on annonça une séance magnétique. Une jeune fille, à figure blême, conduite par son magnétiseur, vint s'asseoir dans l'appartement où nous étions. Toute la société se groupa autour de la somnambule, qui s'endormit en moins de deux minutes sous l'influence de quelques gestes. — Plusieurs personnes lui adressèrent des questions ; elle y répondit avec précision et sagacité. Il me prit envie de la questionner à mon tour : je m'approchai d'elle, et, lui présentant une bague en cheveux, je lui demandai :

— Pourriez-vous me dire à qui appartiennent ces cheveux?

— Ils ont appartenu à M. le comte, votre époux.

— Pourquoi dites-vous qu'ils ont appartenu?

— Parce que M. le comte est mort depuis cinq ans.

— Savez-vous de quelle maladie?

— A la suite d'une hernie étranglée.

Je restai stupéfaite à cette réponse ; c'était bien la maladie qui m'avait enlevé l'homme que j'aimais.

Je fis approcher ma fille, qui portait un bracelet également en cheveux.

— Pourriez-vous nous dire encore le nom de la demoiselle dont les cheveux ont servi à tresser ce bracelet?

— Ces cheveux ne sont point ceux d'une femme, ce sont les cheveux d'un jeune homme.

— Son nom?

— Permettez-moi de garder le silence ; car ce nom vous est si cher que vos larmes coulent chaque fois que vous l'entendez prononcer.

— Vous pouvez le prononcer, puisque j'insiste.

— Ces cheveux ont appartenu à votre fils bien-aimé.

— Où est-il en ce moment?

— Au ciel, sans doute.

— Je ne comprends pas ; expliquez-vous plus catégoriquement.

— Votre fils infortuné .. mort depuis un an et trois jours.

— Et de quelle mort?

— Tué en duel par un misérable coureur de salles d'armes, sûr de son coup, et contre lequel les lois auraient dû sévir de toute leur rigueur.

La comtesse essuya ses yeux remplis de larmes, et se retournant vers les personnes qui l'entouraient :

— Ce que je viens d'entendre est extraordinaire et me semble presque impossible. Tout ce que la somnambule m'a répondu est d'une précision remarquable, d'une surprenante exactitude ; il n'y a pas un iota à retrancher ou à ajouter. J'en suis toute saisie... Moi qui n'avais jamais ajouté foi aux miracles du magnétisme, je suis forcée d'avouer qu'il y a quelque chose de surnaturel dans ce sommeil.

Une grande partie de la société, à l'exemple de la comtesse, resta plongée dans l'étonnement.

Que penser de ce fait? La magnétisée connaissait-elle déjà la famille de la comtesse et les malheurs qui l'avaient frappée? ou bien cette amie qui l'avait conduite à la soirée se trouvait-elle commère du magnétiseur? C'est ce que nous ignorons. Cependant plusieurs personnes présentes à cette séance assurent que l'amie de la comtesse ne l'avait pas quittée un instant, et que, par conséquent, elle ne pouvait avoir communiqué avec le magnétiseur.

Voici la relation d'une autre séance magnétique encore plus extraordinaire, qui nous a été racontée, par un témoin oculaire, mais pour laquelle nous nous bornons au rôle passif de narrateur.

Mademoiselle Clara, jeune personne délicate et nerveuse au suprême degré, avait été habituée par son frère, étudiant en médecine, à s'endormir sous l'influence magnétique. Cette disposition devint telle, par la suite, que le regard et la volonté de son frère suffisaient pour provoquer, à une assez grande distance, le sommeil le plus profond. Le bruit s'en répandit bientôt, et les amateurs du magnétisme accoururent de toutes parts pour visiter un *sujet* si intéressant. Mademoiselle Clara, entourée de curieux et d'enthousiastes, fut, plus que jamais, soumise aux expériences de cette nature. A peine était-elle devenue la proie du fluide invisible, que, semblable à une pythonisse, ses traits se contractaient, se crispaient; son visage tantôt exprimait la douleur, l'effroi, et tantôt une joie tranquille, un ineffable bonheur. La lucidité de son esprit, la justesse de ses réponses étonnait tout le monde. Bien des malades abandonnés lui durent leur guérison; bien des procès, des affaires inextricables, furent débrouillés par elle. Douée, dans l'état magnétique, d'une prodigieuse sagacité, d'une intelligence surhumaine, elle trouvait le nœud de toutes les difficultés, devinait les énigmes, résolvait les problèmes, enfin elle opérait des miracles. Sibylle accomplie, elle eût, chez les païens, rendu des oracles; son art divinatoire eût, dans l'ancienne Judée, fait pâlir le savoir des prophètes ; et peut-être, à une autre époque, les tolérants et bons théologiens la jugeant possédée de l'esprit satanique, l'eussent condamnée à être brûlée vive. De nos jours, les uns se contentèrent d'admirer son talent, les autres d'en rire, le plus petit nombre le prit au sérieux.

Je transcris la relation de la dernière séance que donna cette jeune demoiselle, et qui m'a été communiquée par un témoin oculaire.

Cette séance fut longue, et la réunion nombreuse ; il y avait de fermes croyants aux miracles du magnétisme et des incrédules ; on y voyait aussi des personnes sans opinion formée, que la curiosité y avait conduites : tout le monde attendait avec impatience. Mademoiselle Clara se trouvait dans l'appartement voisin avec son magnétiseur, car le silence et l'isolement étaient nécessaire à la production du sommeil magnétique. Lorsque celui-ci eut exercé sur elle sa magique influence, il vint nous prévenir que nous pouvions entrer.

Mademoiselle Clara était assise sur un fauteuil, les yeux fermés, la physionomie calme, et dans l'attitude d'une personne qui goûte un doux repos.

Voici les questions que le magnétiseur lui adressa, et les réponses qu'elles obtinrent :

— Dormez-vous?
— Oui.
— Depuis combien de temps?
— Depuis quelques minutes seulement.
— Voulez-vous qu'on vous interroge?
— Si vous le jugez convenable.
— Répondrez-vous?
— Oui.

— Savez-vous l'heure qu'il est?

— Je l'ignore.

— Si on vous présentait une montre, pourriez-vous le dire?

— Je le pense.

(*Il prend la montre d'un spectateur et en recule l'aiguille.*)

— Voici une montre.

— Cette montre ne va pas.

— Comment le savez-vous?

Elle garda le silence.

(*En lui présentant une autre montre.*)

— Et cette autre montre, quelle heure marque-t-elle?

— Deux heures cinq minutes.

(*C'était l'heure précise à la montre.*)

— Va-t-elle bien?

— Je crois qu'elle retarde de trois minutes.

— Comment le savez-vous?

Elle ne répondit pas.

(*D'après plusieurs autres montres réglées le jour même, le retard était exactement de trois minutes.*)

— Pourriez-vous lire dans ce livre?

— Oui, si vous le désirez.

(*En lui présentant, à la région épigastrique, le livre à l'envers.*)

— Lisez.

— Je ne vois que la basane.

— Et maintenant pouvez-vous lire?

— Pas davantage, vous le placez en sens inverse.

— C'est juste, je n'y avais pas pris garde ; le voici dans son vrai sens.

Mademoiselle Clara se mit à lire la page qu'on lui indiquait, sans omettre une syllabe. On tourna plusieurs feuillets, elle lut également les lignes qu'on lui désignait, soit au commencement d'un paragraphe, soit au milieu, soit à la fin, sans jamais se tromper.

Alors le magnétiseur, s'adressant aux personnes présentes :

— Messieurs, vous pourriez peut-être croire que mademoiselle se sert des yeux dans cette circonstance ; eh bien, afin de vous convaincre du contraire et de vous prouver que les yeux sont inertes, que la vision s'opère par la région épigastrique, je vais lui mettre un bandeau, fixé de façon à intercepter tout rayon de lumière.

(Après lui avoir appliqué le bandeau.)

— Suis-je seul près de vous ?

— Non ; je vois plusieurs personnes.

— Pourriez-vous les compter ?

— Oui : une, deux, dix, vingt... Oh ! réveillez-moi, je vous en prie ; je suis honteuse devant tant de monde.

— Ne vous effrayez point, toutes ces personnes sont vos amies, et plusieurs sont venues pour vous demander des conseils ; voulez-vous les leur donner ?

— Je le veux bien, si je puis.

— Monsieur, que je vous présente, est malade depuis fort longtemps ; l'art médical a été jusqu'ici impuissant contre ses souffrances ; sauriez-vous lui trouver un remède ?

— Mettez-le en communication avec moi.

Le monsieur s'avance et pose sa main sur le front de la magnétisée.)

— Parlez, nous vous écoutons.

— Monsieur souffre depuis dix ans de douleurs rhumatismales contre lesquelles ont échoué tous les moyens employés. Cette maladie est l'écueil des médecins et même des eaux thermales ; la science des premiers, la vertu des secondes soulagent, mais ne guérissent point radicalement.

— Que faut-il faire ?

— Il ne reste plus qu'un moyen.

— Faites-nous le connaître ?

— Employer le magnétisme, et, s'il ne réussit point, avoir recours à l'électricité.

— Voici une autre personne qui vient vous consulter, voulez-vous lui répondre ?

— Que demande-t-elle ?

— C'est pour un procès dont l'issue peut lui devenir funeste ; elle est menacée d'être dépouillée de la meilleure partie de ses biens par d'avides collatéraux.

— Montrez-moi les pièces du procès. (*On lui approche les papiers de l'estomac.*)

— Ce procès pèche par un défaut de formes ; une omission grave existe à la septième ligne de la deuxième page : il peut être cassé. En outre, il y a erreur de date, et la topographie des immeubles est inexacte. Ce procès sera perdu par la partie adverse, si l'avocat de monsieur fait ressortir les vices que je signale.

Un murmure d'étonnement s'éleva dans l'assemblée. Le monsieur au procès vérifia la justesse de ces observations, et, plein de joie, sortit de la salle en criant au miracle.

— Une autre personne désirerait vous consulter.

— Je suis déjà bien fatiguée.

— Reposez-vous; nous attendrons.

(*Après quelques instants de silence.*)

— Êtes-vous assez reposée?

— J'éprouve moins de lassitude.

— Puis-je vous questionner de nouveau?

— C'est comme vous voudrez.

— La personne que je vous présente vient vous consulter pour un de ses parents, atteint d'une maladie morale cent fois pire que les douleurs physiques : son gendre est infecté du poison de la jalousie; il ne mange plus, ne dort plus, néglige ses affaires; le soupçon qui s'est glissé dans son cœur le mine et le ronge; il est devenu insupportable aux autres et à lui-même; ne pourriez-vous pas lui indiquer un remède?

— Le remède est tout simple : c'est de quitter la femme qui lui cause tant de tortures.

— Mais il l'aime toujours, et désirerait savoir si elle est encore digne de son amour.

— C'est un secret que je ne puis dévoiler; je suis femme, je puis blâmer la conduite des personnes de mon sexe; mais me porter contre elles comme accusatrice, jamais!

— Cependant, que lui conseillez-vous de faire?

— De se séparer.

— Pourquoi ce remède extrême?

— Pour qu'une femme soit coupable, il faut qu'elle n'aime plus son époux, ou du moins qu'elle lui préfère l'homme à qui elle se livre ; si, au contraire, elle est innocente, elle doit prendre son époux en haine et le mépriser ; car le soupçon d'immoralité est la plus sanglante injure qu'on puisse lancer au visage d'une femme chaste et vertueuse ; dans un cas comme dans l'autre, une séparation devient nécessaire.

— Est-ce là tout ce que vous avez à dire ?

— Ne me parlez plus de cela ; ces sortes d'affaires sont ordinairement sottes ou misérables... Réveillez-moi ; j'éprouve du malaise.

— Vous n'avez plus rien à ajouter ?

— L'homme est naturellement despote et brutal ; la femme faible et volage... Réveillez-moi, je vous en prie ; ma tête est brûlante ; la vie semble m'échapper.

Effectivement une sueur abondante ruisselait du front de la magnétisée, et ses traits contractés, distendus alternativement, accusaient une fatigue douloureuse. Le magnétiseur s'apprêtait à chasser le sommeil de son élève lorsqu'une jeune dame s'avança précipitamment :

— Oh ! je vous en supplie, monsieur, ayez la bonté d'adresser une dernière question à la dormeuse ; peut-être sa réponse me tirera-t-elle de la cruelle incertitude où je languis depuis quelques mois. J'ai un frère militaire en Afrique ; régulièrement il me donnait de ses nouvelles, et tout à coup il a cessé de m'écrire. Les journaux ont parlé de massacre... Je tremble... Interrogez mademoiselle, je vous en supplie !

Le magnétiseur fit observer à la jeune dame que son élève était épuisée et qu'il n'osait prolonger la séance ; mais la dame fut si pressante, elle le pria avec tant d'énergie, qu'il céda à ses instances. Alors, s'adressant à la dormeuse :

— Pourriez-vous nous accorder une dernière réponse?

— Je ne puis.

— Vous le voyez, dit-il à la dame, il y aurait du danger à laisser plus longtemps mon élève dans ce sommeil pénible; demain nous reprendrons la séance.

— Oh! mademoiselle, s'écria la jeune dame en lui touchant la main, mademoiselle, au nom du ciel, je vous en conjure! apprenez-moi si j'ai à me réjouir ou à pleurer : un mot sur mon frère?

— Quelle est cette voix?... Qui me parle? dit la magnétisée en se renversant sur le dossier de son fauteuil?

— C'est une sœur qui désire avoir des nouvelles de son frère, en ce moment sur la terre d'Afrique, répondit le magnétiseur.

— Oui, de mon frère, de mon frère bien-aimé! répéta la jeune dame avec anxiété...

Mademoiselle Clara suait à grosses gouttes; sa physionomie s'assombrit, ses lèvres murmurèrent quelques mots inintelligibles. Elle se trouvait arrivée au dernier degré de l'épuisement.

— Eh bien, votre réponse? demanda le magnétiseur.

— Si ma réponse doit être douloureuse à la sœur, dois-je la lui faire?

— N'importe, parlez, elle le veut.

— J'ai aussi un frère en Afrique, moi... Dites à cette dame qu'il vaut mieux vivre dans les ténèbres de l'incertitude avec un peu d'espoir que de s'éclairer d'une affreuse lumière.

— Je suis résignée à tout! s'écria la jeune dame; parlez, je vous en conjure!

— Où est votre frère?

— En Afrique.

— Qu'est-il?

— Militaire.

— Que fait-il en ce moment?

— La guerre aux Arabes.

— Malheureuse sœur! j'aperçois votre frère traîné par ces barbares; leur fer est levé sur sa tête... ils vont l'immoler!

A ce dernier mot, la jeune dame pousse un cri aigu et s'évanouit. La magnétisée bondit sur son fauteuil, comme si ce cri l'eût frappée d'un courant électrique.

— Son frère! prononça-t-elle en râlant... Attendez... Ciel! que vois-je?... Non, ce n'est pas son frère qu'ils entraînent, c'est le mien... Ah! grâce, grâce pour lui!...

Elle se lève de son siége les traits convulsés, se tordant les mains, et, par un dernier effort, court quelques pas devant elle et tombe en s'écriant:

— Les scélérats! ils l'ont assassiné...

Les spectateurs effrayés s'empressent autour d'elle; on cherche vainement à lui prodiguer des secours: la vie avait quitté cette chétive enveloppe; on ne releva plus qu'un cadavre.

Trois semaines après, la mère de mademoiselle Clara reçut une lettre d'Afrique, lui annonçant la triste nouvelle que son fils et les braves qui l'accompagnaient, surpris dans une embuscade, avaient eu la tête tranchée par les Arabes.

Nous laissons les lecteurs en face de ces faits; ils jugeront eux-mêmes du degré de foi que l'on doit ajouter aux merveillosités du magnétisme; et, malgré tout le charlatanisme et toutes les jongleries magnétiques, il faudra bien avouer que si, jusque-là, mademoiselle Clara s'était entendue avec un compère, sa dernière intuition et sa fin tragique ont eu quelque chose d'extraordinaire.

Cette observation, si elle n'est point exagérée, semblerait prouver que le magnétisé répond avec précision et souvent d'une manière surprenante aux questions qu'on lui adresse ; que ses idées naissent et marchent avec une étrange lucidité ; que l'activité cérébrale est telle, qu'il se développe en lui, non la faculté de prévoir l'avenir, ainsi que l'ont avancé quelques fanatiques, mais celle d'être impressionné subitement par les événements qui ont lieu à de grandes distances. Le sentiment d'un fait passé loin d'elles, éprouvé par certaines personnes, n'est point, selon nous, inexplicable : la théorie du fluide nerveux attractif, exposée au chapitre xx de cet ouvrage, en fournira peut-être la raison.

CHAPITRE XI.

MAGNÉTISME DU REGARD.

Dès la plus haute antiquité l'influence du regard était connue et appréciée. Plusieurs philosophes la mirent à profit pour s'entourer de disciples et propager leurs doctrines ; quelques grands capitaines s'en servirent pour dominer les hommes et se faire obéir. — On rapporte que le regard de Pythagore soutenait l'attention de ses audi-

teurs pendant une longue démonstration. — Alexandre
le Grand dut la victoire d'Arbelles aux feux dont ses regards embrasèrent sa phalange. — Auguste, en traversant
les Alpes, atterra de son regard un scélérat sur le point de
le précipiter dans un précipice. — Fasciné par l'œil étin-
celant de Marius, le Cimbre dépêché pour l'assassiner dans
les prisons de Minturnes laissa tomber son poignard et se
cacha la tête derrière son manteau. — Par la seule puissance de son regard, le vénérable Coligny fit une première fois tomber à ses pieds les soldats envoyés pour
le massacrer.

La célèbre Laïs éprouva mainte fois la puissance magnétique de son regard sur la foule d'amants qu'attirait à
Corinthe la réputation de sa beauté; un coup d'œil lui
suffisait pour ramener à ses pieds les plus récalcitrants;
et certain philosophe qui, jusque-là, s'était cru invulnérable
aux charmes de la beauté, s'avoua vaincu par les traits
sortis de ses yeux. — Phryné, non moins célèbre, accu-
sée d'impiété par l'infâme Hiérophante, à qui elle avait
osé résister, fut traînée devant l'aréopage, et, sur le point
d'être condamnée à mort, elle ne dut la vie qu'aux admirables perfections de son corps et au doux magnétisme de
ses yeux : les graves aréopagistes, vieillards pour la plupart, ne purent résister à cette magique influence.

Le fait suivant est encore plus remarquable : Irène,
jeune Grecque d'une ravissante beauté, avait embrasé le
cœur de Mahomet Bojuk; et, tout entier en proie aux
transports de son brûlant amour, ce féroce guerrier ou-
bliait la gloire et son empire. L'armée murmurait; la po-
pulace ameutée demanda la tête de la jeune fille dont les
charmes amolissaient le courage du conquérant. L'orage
allait éclater lorsque le sultan convoqua le peuple à l'hippo-

drome, avec promesse de faire droit à sa demande. Une foule immense se rassemble aussitôt dans l'hippodrome ; bientôt le sultan paraît sur un char magnifique ; Irène est à ses côtés, la tête enveloppée d'un voile épais. « Peuple et soldats, s'écrie Bojuk, voici la victime que vous demandez, soyez donc satisfaits. » Il arrache le voile qui cachait le visage d'Irène, et ordonne au bourreau de lui trancher la tête... Mais quel attrayant visage ! l'aurore n'était pas si fraîche que ses joues ; l'étoile du matin n'était pas si brillante que ses yeux ; jamais musulman n'avait rien vu d'aussi beau. Soudain magnétisée par son charmant regard, cette foule tout à l'heure altérée de sang fit entendre un immense cri de grâce ; mais, hélas ! ce cri s'éleva trop tard : le sacrifice était consommé...

C'est également par la puissance fascinatrice du regard que certains hommes parviennent à dompter les animaux les plus féroces et à faire trembler les plus forts. On voit souvent dans les campagnes des bergers qui prétendent charmer les chiens les plus farouches et ne point craindre leur dent meurtrière. En effet, au grand étonnement des paysans, ils font fuir les chiens en les regardant. J'ai vu un de ces bergers opérer de la sorte : il commença d'abord par s'agiter, se convulsionner devant un énorme chien pour attirer son attention ; le chien cessa bientôt d'aboyer et regarda le berger ; alors celui-ci plongea, pour ainsi dire, ses regards dans les yeux du chien et ne les quitta plus. Vivement pressé par ce regard immobile et flamboyant, le chien hésite, s'effraye, recule à mesure que le berger s'avance sur lui et finit par aller se cacher.

La ville de Rome a pu se convaincre, de nos jours, de la puissance projective du fameux toréador Cincinella. Dans la *Giostra*, lorsque les autres toréadors, fuyant le

buffle irrité, sautent par-dessus les gradins, Cincinella
reste impassible dans l'arène, et d'un regard arrête l'animal furieux. On voit le buffle, tout écumant de sueur, baisser la tête, reculer lentement et aller éteindre sa fureur
contre les murs d'enceinte.

Tout le monde a entendu parler de ces trois hommes
extraordinaires, vrais dompteurs de monstres et de bêtes
féroces, Martin, Carter, Van Amburg, qui ont successivement traversé la France, montrant au public des hyènes,
des panthères, des tigres et des lions apprivoisés, et qui
jouaient avec eux comme le maître joue avec son chien.
Carter surtout était parvenu à dominer ses animaux d'une
façon surprenante. Dans les nombreuses représentations
qu'il donna sur divers théâtres, on le voyait monter à
cheval sur un lion énorme dont la jube descendait jusqu'à
terre ; il le faisait coucher à ses pieds, lui ordonnait de
se lever, fourrait son bras, puis sa tête dans la large
gueule du superbe animal, et se faisait ensuite lécher aussi
doucement qu'un chien reconnaissant lèche la main amie
qui le caresse. La scène avec le tigre était plus effrayante
encore : le redoutable carnassier paraît sur un rocher,
poussant un râlement sourd, la narine ouverte, l'œil flamboyant, la gueule béante armée de crocs menaçants ; il
aperçoit Carter couché sur le théâtre, d'un bond s'élance
et tombe sur lui comme pour le dévorer. A cette terrible
attaque, Carter n'oppose que de tendres regards ; il lui sourit, lui tend les bras, et le tigre laisse tomber sa fureur,
devient doux comme un timide agneau, se couche à côté
de son maître, et, rentrant ses griffes tranchantes, fait
patte de velours. Après plusieurs autres exercices de ce
genre, Carter, pour montrer la docilité de son tigre, s'é-
tendait sur son corps, jouait avec sa gueule, avec sa

queue ; le faisait coucher en rond à la manière du chat, et s'asseyait sur lui comme sur un coussin. Les spectateurs, encore tout frissonnants de ce qu'ils venaient de voir, se demandaient en sortant si c'était une féerie ou une réalité.

Plus gaie mais non moins remarquable, l'anecdote suivante est encore une preuve convaincante de la puissance oculaire de l'homme sur les animaux.

On conte qu'un Anglais, Bul Padsor, avait éprouvé en mainte circonstance l'action terrifiante de son regard sur tous les individus de la nombreuse famille des chiens. Désormais convaincu de sa puissance, il se mit à courir le pays, proposant une gageure de deux contre un que les chiens les plus méchants, les plus hargneux, fuiraient à sa vue, ou du moins aboieraient à distance, sans oser le mordre. — On commença par rire de ce nouveau genre d'industrie ; puis, amorcés par l'appât du gain, quelques garçons bouchers se hasardèrent. Le pari fut fait en public ; ils perdirent. Plusieurs autres gageures semblables, également gagnées, acquirent à cet homme, avec la réputation de canifuge, une assez belle fortune.

Son nom pénétra dans la haute société, ordinairement incrédule. Un riche milord, grand amateur de chiens, et qui en nourrissait quelques centaines dans ses chenils, eut la fantaisie d'éprouver la projection du célèbre canifuge ; il le manda à son hôtel et lui proposa un pari de cinq mille livres sterling, à la condition qu'il ferait lâcher à ses trousses une douzaine de bouledogues, sans rien exiger de sa part, en cas de perte.

— Toute votre meute, milord, si c'est votre bon plaisir, lui répondit Bul Padsor.

La partie fut acceptée et remise à huitaine.

10.

Pendant cet intervalle, milord fit exercer une douzaine de ses meilleurs chiens à sauter sur les mollets d'un mannequin, et à les déchirer à belles dents. Milord, plein d'humanité, ne voulait point la mort de l'effronté jongleur, il désirait seulement que la mutilation de ses gras de jambes lui servît de leçon, afin qu'à l'avenir il perdît l'envie d'abuser de la crédulité publique.

Un local fut loué et convenablement disposé pour ce genre d'exercice ; les journaux annoncèrent une représentation extraordinaire, phénoménale ! Milord invita grand nombre de ses amis et beaucoup de jeunes dames, aussi curieuses à Londres que les Françaises le sont à Paris. On devait s'égayer aux dépens des mollets du pauvre diable. — Milord disait aux dames : « Nous autres, Anglais, nous sommes trop philanthropes, trop zoophiles pour nous divertir aux courses de taureaux, ainsi qu'on le pratique en Espagne. Ces jeux, où il y a toujours du sang répandu, dénotent un peuple sanguinaire ; cependant, sans déroger à l'hémaphobie, qualité précieuse des nations civilisées, il vous est permis d'assister, mesdames, à cette innocente distraction. Je vous déclare qu'il n'y aura de danger que pour le charnu des jambes ; et vous savez, ajouta-t-il en riant, qu'on peut fort bien vivre sans mollets. »

En outre de ces invitations, milord fit afficher dans tous les carrefours que cette séance extraordinaire serait publique et gratis pour tous les plébéiens qui constateraient, moyennant certificats, être amateurs de chiens.

Le jour de la séance arrivé, une foule nombreuse se pressait dans le local, disposé en zoomachie à l'instar de l'ancienne Rome, à cette nuance près, que les gradins étaient en planches et que les spectateurs n'étaient pas des Romains. Un sourd bruissement dans le pourtour annonça l'entrée de l'acteur. Tout le monde s'attendait à voir un corps offrant des proportions gigantesques, une charpente de Cyclope, ou, pour le moins, les formes athlétiques de l'Hercule de Farnèse : lorsqu'on aperçut un petit homme grêle, assez mal bâti, une risée générale s'éleva de toutes parts pour l'accueillir ; une pluie de brocards tomba sur le pauvre Bul Padsor, qui, sans se déconcerter, se planta ferme comme un pieu au milieu de l'arène, traça un cercle autour de lui, et, l'œil fixe, les poings placés dans la pose académique du boxeur, attendit en silence.

La porte s'ouvrit : quatre énormes mâtins se précipitèrent sur lui et s'arrêtèrent tout court, à deux pas de sa personne, aboyant, bondissant sur eux-mêmes et n'osant approcher.

Six monstrueux bouledogues furent immédiatement lâchés, et coururent pour se jeter sur les piteux mollets, leur point de mire. De même que les quatre mâtins, ils n'osèrent franchir le cercle magique dans lequel Bul Padsor s'était isolé.

Six autres bouledogues s'élancèrent un instant après, et vinrent se joindre à leurs camarades pour sauter et aboyer seulement. L'étonnement circulait dans l'assemblée ; on ne riait plus ; tous les regards étaient fixés sur le fascinateur, lorsqu'un flot de chiens inonda l'arène ; chiens de diverses espèces, lévriers, courants, braques, clabauds, etc... tous de haute taille et à gueules menaçantes. Un frisson involontaire se glissa parmi les spectateurs. A coup sûr, cet homme allait être dévoré... Quelques cris d'effroi partirent du banc des dames ; c'était à tort, car aucun animal ne posa la patte sur le cercle infranchissable. Ils ne savaient qu'aboyer, hurler, bondir, et Bul Padsor, entouré de cette ceinture de chiens terribles s'animant entre eux, restait aussi tranquille qu'un sultan au milieu des langoureuses odalisques de son sérail. Tout à coup les yeux de Bul s'illuminèrent d'une flamme ver-dâtre, on entendit un sifflement sourd, et les aboiements cessèrent, les chiens dressèrent les oreilles et baissèrent la queue. A un second sifflement, la panique se jeta parmi eux ; ils se ruèrent les uns sur les autres, se mordirent, poussèrent des cris affreux et s'enfuirent comme si on les eût fouettés. Les lévriers sautèrent par-dessus les barriè-res, les plus agiles imitèrent leur exemple, coururent en tous sens, et, cherchant à s'ouvrir un passage à travers les spectateurs, mordaient à droite, mordaient à gauche, ren-versaient l'un, sautaient par-dessus l'autre. Les femmes effrayées criaient, se trouvaient mal ; les hommes juraient à plein gosier ; les hurlements se multipliaient de tous cô-tés ; et milord, désappointé, furieux, renforcé de ses gens, vociférait à tue-tête : tao ! tao ! tao ! pour arrêter les fugi-tifs ; mais en vain, la panique était générale.

Au milieu de ce brouhaha, de ce tapage assourdissant, il y eut des jambes mordues, mais ce ne furent point cel-les de Bul Padsor ; il y eut du sang répandu, mais ce ne fut pas le sien. Il sortit de l'arène vainqueur, avec ses mollets intacts, et milord avec cinq mille livres de moins dans sa bourse. On dit que depuis ce jour de sanglante mémoire, ces sortes de jeux furent défendus dans toute la Grande-Bretagne.

Un journal scientifique citait, il y a quelques années, un censeur de collége dont le regard était si terrible, qu'aucun des nombreux collégiens n'avait jamais pu le re-garder en face. Un élève en philosophie, âgé de dix-huit ans, ayant fait la gageure avec quelques-uns de ses condisciples qu'il affronterait ce terrible regard, profita d'un jour où le censeur lui adressait une réprimande, pour effectuer sa gageure. Mais à peine leurs yeux se furent-ils rencontrés, que l'élève fut forcé de baisser soudainement les siens. Cependant l'élève fixa de nouveau ses yeux sur ceux du censeur avec la ferme volonté de ne plus les baisser ; alors il s'opéra une espèce de choc entre ces deux regards, et la projection oculaire du censeur, pénétrant profondément dans les orbites de l'écolier philosophe. leur fit éprouver une si vive douleur, qu'il en eut le vertige et tomba sans connaissance.

Dans une réunion de jeunes étudiants en médecine, je fus témoin, il y a quelques années, d'une projection oculaire dont la violence arrachait des cris à celui qui la recevait. Voici le fait :

Après avoir causé magnétisme avec ces jeunes gens, ils me dirent :

— Il faut que nous vous rendions témoin d'une influence oculaire aussi curieuse qu'inexplicable ; Fabien, que vous voyez fumant son cigare au coin de la cheminée, ne peut soutenir le regard de Théophile, son condisciple.

Plusieurs d'entre eux allèrent prier Fabien de se prêter à l'expérience. Il refusa nettement et avec humeur. Ses camarades insistèrent.

— Vous savez bien que cela me fait horriblement souffrir, répondit-il ; laissez-moi donc en paix.

Ne tenant point compte du motif de ses refus, plusieurs de ses camarades le saisirent, les uns par le bras, les autres par les jambes, le placèrent sur une chaise, et, malgré ses efforts pour se dégager, le maintinrent assis.

Alors Théophile se planta devant lui, les bras croisés sur sa poitrine, et attacha ses prunelles vertes et immobiles sur les yeux de son camarade. Le jeune Fabien, pour éviter cette projection douloureuse, baissait la tête, fermait les paupières, les rouvrait et les refermait soudain en chassant de gros soupirs ; puis vint un moment où ses yeux se fixèrent fatalement sur ceux de Théophile ; il resta dans cette position, n'ayant plus la force de les fermer, ni de baisser la tête, dominé qu'il était par ce regard dont le verdâtre éclair pénétrait au fond de son orbite. Bientôt ses traits exprimèrent la douleur et l'effroi ; il poussa des cris plaintifs, s'agita et défaillit. L'expérience terminée, on voulut lui faire avaler un verre de punch, mais on ne put y parvenir, ses mâchoires se trouvaient convulsivement serrées. Le pauvre garçon était dans une agitation extrême ; la sueur ruisselait de son visage blafard, et cependant il grelottait comme s'il eût été gelé.

Une demi-heure suffit pour dissiper ces symptômes ; le calme se rétablit peu à peu dans le corps grêle du jeune Fabien.

Les regards tendres et voluptueux produisent un amoureux magnétisme qui manque rarement son effet. On voit tous les jours des jeunes gens, rien moins que beaux, fasciner de leurs regards une jeune personne et la rendre folle d'amour. Lorsque ses amies lui disent : « Il est bien laid celui que tu aimes, tu n'as point fait preuve de bon goût dans ton choix. — C'est vrai, répond-elle ; mais ses yeux brillent d'une si douce flamme ; il y a tant d'amour et de bonté dans son humide prunelle !... »

C'est surtout dans les yeux de la femme que l'amoureux magnétisme a installé sa puissance ; et s'il est vrai qu'elle sache mieux que l'homme exprimer par ses regards les émotions de l'âme, s'il est reconnu qu'elle lui est supérieure par la mimique des yeux, qui résisterait à ces regards veloutés, langoureux, chastes et voluptueux à la fois? Nous avons déjà parlé des miracles opérés par Laïs et Phryné; il est encore une infinité d'exemples de femmes qui, quoique affligées d'une physionomie ingrate, ont, par les seuls secours de leurs yeux, allumé de violentes passions dans le cœur des hommes. Et madame de Maintenon elle-même, s'il faut en croire une chronique de l'époque, réchauffa du feu de ses regards, jusque dans la vieillesse, les amours languissantes de son royal amant.

Cette puissance du regard, tantôt intolérable et terrible, tantôt douce et bienfaisante, dépend, en général, de la découpure de l'œil, de la couleur de l'iris, de la quantité et de la force de projection du fluide nerveux. Sans entrer dans une description détaillée de l'organe de la vision, nous essayerons d'expliquer rapidement le mécanisme de la projection oculaire.

Les faisceaux lumineux qu'un objet envoie à l'œil fixé sur lui ne pénètrent pas tous au fond de cet organe; la rétine reçoit seulement les faisceaux nécessaires à la peinture de cet objet; les autres faisceaux sont réfléchis par la portion de l'œil appelée *sclérotique,* et renvoyés selon un angle égal à celui d'incidence. Cette réflexion, accompagnée de la projection nerveuse, selon son degré de puissance, opère sur l'œil étranger une fascination plus ou moins complète.

La forme des yeux n'est pas indifférente dans la projection : les yeux ronds, à reflets verdâtres, sont les plus puissants à inspirer la crainte, l'effroi, et à faire baisser le regard qui ose se fixer sur eux. Plusieurs observations auraient démontré que, de deux personnes ayant les yeux verts, et qui se regardent mutuellement pendant un cer-

tain temps sans baisser les yeux, la plus faible éprouve
une vive douleur au fond de l'orbite, et baisse forcément
les yeux.

C'est ordinairement parmi les hommes aux yeux ronds
et à reflets verdâtres qu'on rencontre les dompteurs d'a-
nimaux féroces ou venimeux. L'histoire ancienne est se-
mée de faits relatifs à la puissance oculaire, dont la plupart sont d'un merveilleux que nous pensons outré. Les
Curètes, les Corybantes, magnétisaient des tigres et des
lions par leurs contorsions et leurs regards, puis les atte-
laient à leurs chars dans leurs étourdissantes cérémonies.
Les Psylles, les Marses, fascinaient les plus dangereux
reptiles et jouaient avec eux comme l'enfant joue avec ses
hochets. Leur pouvoir fascinateur était si bien établi, que
Sénèque, pendant un voyage en Afrique, se fit accompagner d'un Psylle pour le préserver de la morsure des serpents qui infestent cette contrée. — Pline assure d'un
ton persuadé qu'il existait, de son temps, des hommes
qui d'un seul regard portaient la maladie et la mort au
sein des familles. — Virgile croyait aussi à cette meurtrière influence sur les troupeaux, lorsqu'il dit :

« *Nescio quis teneros oculus mihi fascinat agnos.* »
Je ne sais quel œil fascine mes tendres agneaux.

Lucrèce, Ovide et Tibulle enseignent les moyens d'é-
viter ces regards meurtriers et d'en neutraliser l'effet
quand on n'a pu les éviter. — Les philosophes Didyme et
Philarque prétendent avoir vu des hommes dont le regard
arrêtait les animaux féroces qu'on lâchait sur eux et qui
les forçaient à prendre la fuite. Tous ces faits peuvent
s'expliquer d'une manière plus ou moins satisfaisante par
le magnétisme du regard. — Le voyageur Dumont rap-

porte qu'en Asie il y a des hommes qui lancent des re
gards empoisonnés, presque toujours suivis de maladie
et de mort ; ces hommes sont tellement redoutés des habitants de la campagne, qu'il existe un usage de placer sur
la porte de chaque maison une petite statue de cire, espèce
de relique, réputée préservatrice contre les regards empoisonnés. Enfin, ce voyageur, trop crédule sans doute,
raconte le fait suivant, qu'on doit rejeter dans le domaine
des fables :

« Un de ces magiciens avait l'œil si meurtrier, qu'il
renversait et même tuait à distance les animaux ou les
hommes soumis à son regard. Le roi du pays, en étant
informé, l'envoya chercher, et ayant fait placer en ligne
six criminels condamnés à mort, il lui ordonna d'éprouver
sur eux la puissance de son regard. Le magicien obéit ; à
mesure que ses yeux s'arrêtaient sur les criminels, ces
malheureux entraient en convulsions et tombaient sans
vie. »

Le moyen âge, qui ne voyait partout que miracles et
sorcellerie, offre plusieurs exemples d'individus que leur
puissance oculaire fit condamner comme sorciers ; nous
citerons entre autres le malheureux qui fut brûlé à Naples en
1660, pour avoir fait mourir deux jeunes filles en leur plon-
geant dans les yeux ses regards homicides, — et ce vieux
berger de la Bresse qui, convaincu d'avoir empoisonné
par ses regards les troupeaux de son ancien maître, expia
sur la roue ce crime imaginaire.

De nos jours encore, ne voit-on pas courir dans les villages et hameaux de vieilles femmes des mendiants plus
ou moins hideux, qui sont réputés jeter des sorts, des
maladies par leurs regards ? Les villageois timorés les
éloignent en leur faisant une aumône forcée. On a vu des

femmes craintives et des hommes crédules être tellement effrayés des sombres regards que leurs lançaient ces misérables, se retirant mécontents, qu'ils en faisaient une forte maladie. L'explication de ce fait se trouve naturellement dans la frayeur des uns et dans la projection oculaire des autres.

Ce magnétisme, cette fascination du regard n'est point exclusivement départie à l'homme : les animaux la possèdent aussi, et certains d'entre eux la possèdent au point de porter le trouble dans les sens de l'homme, de suspendre sa marche et de le glacer d'effroi.

J'ai entendu raconter par un de mes amis revenant de l'Inde le fait suivant :

« Un jour, dans une partie de chasse au tigre, je m'étais caché derrière un rocher pour attendre le féroce animal et lui lâcher mon coup de fusil au passage ; ne le voyant point paraître, et fatigué d'attendre, j'allais monter sur le rocher, lorsque j'aperçus en face de moi la tête du tigre, dont les yeux brillaient comme des éclairs. A cette vue, un horrible frisson parcourut tout mon corps, et je restai muet, pétrifié... Heureusement une détonation se fit entendre, et le monstre disparut ; sans cela, j'eusse été dévoré sans opposer la moindre résistance, tant avait été grande sur moi la fascination de son regard ! »

Les organisations nerveuses, délicates, ne peuvent soutenir la vue d'un crapaud inoffensif ou du plus innocent reptile ; il est même des personnes que cette vue fait évanouir. — L'abbé Rousseau, connu par quelques travaux d'histoire naturelle, raconte qu'un matin s'apprêtant à faire des expériences sur un crapaud qu'il avait placé sous une cloche de verre, le batracien, comme s'il eût deviné son intention, se leva sur ses pattes, enfla son corps, et se mit à regarder avec des yeux si gros, si étincelants, que le pauvre abbé fut soudainement pris d'une faiblesse générale avec sueur froide, et tomba évanoui sur le plancher.

Le regard *attracteur* ou la puissance fascinatrice du serpent sur les petits animaux et les oiseaux est incontestable. Bien des personnes ont vu le serpent tantôt fasciner l'oiseau dans son nid et le dévorer, tantôt, enroulé autour d'une branche, siffler, attacher ses yeux perçants sur le faible oiseau qui voltige de branche en branche sans pouvoir s'échapper, et, saisi de vertige, n'ayant plus de forces, tombe dans la gueule du reptile, qui en fait sa proie.

On lit dans les *Transactions philosophiques :*

« Le colonel Beverley, se promenant à la campagne avec un de ses amis, fut témoin de la fascination oculaire d'un serpent à sonnettes sur un lièvre, fascination qui dura près d'un quart d'heure. Le lièvre était assis sur ses pattes de derrière, au milieu d'un sentier, dans une immobilité complète. Le colonel s'avança et lui donna un coup de cravache ; le lièvre, tiré de sa stupeur, alla dix pas plus loin et retomba dans son immobilité première. Le colonel, cherchant la cause de ce phénomène, aperçut dans la broussaille un serpent à sonnettes qui suivait sa proie les yeux fixés sur elle. A l'approche de son ennemi, le lièvre essaya de fuir ; mais, vains efforts, il tombait sur le côté, se relevait et retombait encore, comme s'il eût été pris de convulsions. Le serpent s'était de nouveau arrêté à une distance de quelques pas, et ses yeux, d'une effrayante fixité, lançaient des lueurs jaunâtres ; enfin le pauvre lièvre finit par tomber sur le flanc, saisi d'un tremblement mortel. Alors le serpent s'élança sur sa proie et, l'enlaçant de ses replis, lui broya les os et l'engloutit. »

Les chasseurs sont très-souvent témoins de l'émission fascinatrice des yeux du chien en arrêt sur le gibier. La perdrix ou la caille, surprise par le chien, le regarde immobile et comme clouée au sol ; ce n'est qu'au moment où le chien détourne les yeux ou force l'arrêt que l'oiseau s'envole.

Enfin il n'est personne qui, dans le cours de sa vie, n'ait éprouvé ou fait éprouver le magnétisme du regard, personne qui n'ait fait baisser les yeux à quelqu'un ou qui n'ait été forcé de les baisser soi-même. Nous avons vu que les yeux ronds, à reflets verdâtres, avaient la projection fatigante et douloureuse ; au contraire, les yeux largement fendus et allongés en amande, les beaux yeux noirs ou bleus que voile une paupière aux longs cils ; oh ! ceux-là lancent aussi des regards fascinateurs, mais doux, attrayants, apportant avec eux le bonheur et l'ivresse. Répondez, jeunes amants, avez-vous souvent résisté à ces muettes demandes qu'on lit dans une prunelle humide et langoureuse ? Et vous-mêmes, hommes devenus sérieux et froids sous le joug de l'hyménée, ne cédez-vous jamais lorsque, pour satisfaire un caprice, l'épouse combine savamment la douceur de sa voix et les charmes de son sourire à la puissance magnétique du regard ?

CHAPITRE XII.

SECTION I.

MAGNÉTISME DE LA VOIX ET DES SONS.

De même que celui du regard, le magnétisme de la voix est attesté par les nombreux faits que l'histoire ancienne et moderne nous a conservés. La voix parlée ou la narration, le discours, la poésie, la voix chantée ou la mélodie font également éprouver l'effet magnétique. Les récits historiques, les chroniques, légendes et poëmes sont pleins de faits merveilleux à ce sujet, et la tradition perpétue ceux qui ont échappé à l'histoire.

L'éloquence du discours, servie par le geste et par l'intonation de la voix, opère sur les masses des prodiges que personne aujourd'hui ne révoque en doute ; seulement on est convenu, pour exprimer l'effet produit, d'user de cette métaphore : L'auditoire a été *électrisé*. Ne serait-il pas plus correct de dire : L'auditoire a été *magnétisé* ?

Il y a dans le langage deux choses distinctes : l'idée et le son de la voix. Avant que l'idée impressionne l'esprit, remue l'âme de celui qui écoute, il est d'une nécessité absolue que le son de la voix ait d'abord frappé son oreille. Or une voix vibrante et une voix flûtée magnétiseront le sens de l'ouïe, l'une par sa force, l'autre par sa douceur ; l'impression transmise au cerveau devra nécessairement être analogue à la sensation communiquée à l'ouïe : c'est ce que nous éprouvons tous les jours lorsque notre oreille est affectée légèrement ou fortement ; la vraie cause de cet effet existe dans l'agent nerveux ou magnétique.

Il faut encore distinguer dans la voix le timbre et l'accentuation. Le timbre est inhérent à la conformation de l'appareil laryngo-buccal ; l'accentuation, au contraire, est acquise et se forme par l'exercice et l'imitation.

Un timbre dur, aigre, glapissant, fatigue et déchire l'oreille ; le timbre moelleux et sonore produit l'effet inverse. L'articulation mal formée, incomplète, précipitée, saccadée, traînante ou nasonnante, est très-désagréable, surtout dans la bouche des femmes. L'accentuation de certaines villes du midi de la France offre ces défauts, qu'il serait si facile de corriger ; un peu d'attention et quelques exercices journaliers suffiraient pour les faire disparaître. Les parents devraient fixer leur attention sur ce point ; il est plus important qu'on ne le pense, car cette imperfection du langage est un immense obstacle aux effets oratoires ; quelquefois aussi il a refroidi l'amour et arrêté des mariages.

L'articulation pure, franchement attaquée, qui rend bien les diphthongues et fait légèrement sentir les voyelles accentuées, est la plus agréable, la plus émouvante. Lorsque cette articulation s'unit à un timbre sonore, la parole sort pleine d'harmonie, et sa douceur flatte l'oreille. L'accentuation parisienne réunit ces qualités : aussi la voix de certaines femmes de Paris a-t-elle la vertu magnétique d'enchaîner les sens et l'âme.

J'ai plusieurs fois entendu parler une femme, douée

d'un timbre de voix si pur, d'une accentuation si agréable, que j'aurais voulu l'écouter toujours ; sa parole était comme une enivrante mélodie dont les notes sympathiques glissaient sur mes nerfs et m'arrivaient au cœur. Malheureusement pour elle, la petite vérole avait promené d'affreux ravages sur ses traits ; car, si elle eût réuni la beauté du visage et les charmes de la voix, elle aurait pu renouveler les enchantements d'Armide. — De même pour une jolie femme qui est affligée d'une accentuation vicieuse : muette, elle plaît ; ouvre-t-elle la bouche, la désillusion s'opère, et l'on dit : « C'est dommage qu'une aussi jolie femme ait un accent si détestable. »

En compulsant l'histoire, nous voyons la voix servie par le geste produire des effets surprenants, merveilleux. — Les harangues de Démosthènes soulevaient ou calmaient les Athéniens. — La fameuse apostrophe de Cicéron : *Quousque tandem...* perdit Catilina. — Les premiers apôtres de la doctrine évangélique convertissaient des milliers de païens avec une parabole. — A une époque plus rapprochée de nous, l'éloquent Massillon fit pâlir et trembler un auditoire de hauts personnages en tonnant contre les corruptions du jour et déroulant à leurs yeux l'effrayant tableau des châtiments réservés aux méchants. — Et le fougueux Mirabeau ! de sa voix semblable aux bruits de l'orage, ne soulevait-il pas la vague populaire qui s'élançait furieuse en emportant un trône ?... Certes, ces grands orateurs n'étaient doués d'aucune vertu électrique ; mais, de leur voix rendue puissante par la conviction ; de leurs gestes, de leurs regards et de toute leur personne, rayonnait l'influence magnétique opérant des prodiges.

Une narration simple et touchante, le récit d'une infor-

tune, attendrit jusqu'aux larmes les organisations les plus
insensibles. Qui de nous ne se souvient d'avoir, pendant
sa jeunesse, frissonné de terreur ou pleuré d'attendrisse-
ment à ces lectures des longues veilles d'hiver? — Au
théâtre, le jeu savant des acteurs arrache tantôt des larmes à toute une salle, tantôt de bruyants éclats de rire et
des applaudissements prolongés, frénétiques... Tout cela
est, en partie, dù au magnétisme.

Souvent, une ou quelques paroles suffisent pour obtenir ces résultats. — *Frappe, mais écoute!* lancé par
Thémistocle au présomptueux Eurybiade, valut aux Grecs
la victoire de Salamine. — Combien de bataillons ont été
enfoncés et de redoutes enlevées par ce cri magnétique :
En avant! braves soldats. — Ce cri de quelques traîtres,
Sauve qui peut! arrête l'élan du soldat et jette la panique dans toute une armée. — *Je t'aime!...* Jamais harmonie fut-elle plus délicieuse, jamais étincelle électrique
fit-elle battre plus rapidement un jeune cœur que ce simple mot sortant d'une bouche adorée? — *Je te hais!...*
Quel froid glacial causerait un frisson semblable à celui
dont cette imprécation vous saisit? — *Au voleur!* — *A
l'assassin!* — *A l'incendie!* — Tous ces cris n'appor-
tent-ils pas avec eux la terreur et l'effroi, puis le désir de
voler au secours des victimes?

Pendant un incendie qui, au seizième siècle, dévora
une partie de l'hospice de Lyon, les flammes atteignaient
une salle où se trouvaient couchés huit paralytiques ; une
personne de l'hospice, en s'enfuyant, leur cria : — *Sau-
vez-vous, malheureux, où vous êtes brûlés vifs!* Les paralytiques épouvantés par ces mots se levèrent et s'enfuirent.

L'historien de ce fait merveilleux, consigné au procès-
verbal de l'incendie, ajoute que ces paralytiques étaient

cloués sur leurs lits de douleur depuis six et huit ans. L'usage de leurs jambes, qu'ils retrouvèrent si subitement, peut-il être dû à autre chose qu'à la commotion ou ébranlement nerveux occasionné par ces terribles paroles?

L'histoire du roi Crésus offre deux traits remarquables opérés, l'un par une violente frayeur, l'autre par un étonnement subit. — Pendant une bataille et au milieu d'une affreuse mêlée, le fils de Crésus, muet de naissance, voyant son père sur le point d'être tué par un soldat, s'élance au-devant du meurtrier en lui criant : — *Arrête, soldat! épargne le roi Crésus.* Ces mots, jetés avec toute la force qu'imprime la terreur, firent tomber la hache des mains du soldat.

Ces deux révolutions soudaines éprouvées l'une par le fils qui parle pour la première fois et l'autre par le soldat qui reste stupéfait, se rapportent directement à l'influence magnétique.

Partant de ces exemples, on ne saurait douter des cures merveilleuses opérées par certains thaumaturges. Des malades atteints d'affection nerveuse attendent au passage l'être privilégié, dans la puissance duquel ils ont une foi fanatique. Cet immense espoir d'une guérison certaine a déjà opéré un mouvement salutaire dans l'organisme entier de ces infirmes. Le thaumaturge touche le moribond de ses mains, il le magnétise de sa voix, de son regard, de sa volonté puissante, et l'agent magnétique, pénétrant le corps du malade, modifie son fluide nerveux et lui rend l'usage de ses membres. L'explication est la même pour les hystériques, les épileptiques, les léthargiques et toutes les maladies dépendant d'une lésion nerveuse.

Les siècles anciens fournissent une foule de guérisons de ce genre ; les temps modernes, quoique plus éclairés, ont eu aussi leurs thaumaturges ; et, si autrefois le célèbre Apollonius de Thyane remplit le monde entier de ses prodiges, il n'y a pas encore bien longtemps que les Gréatsake, les Gassner, les Hohenlohe, etc., etc., pratiquaient la médecine d'incantation, d'attouchements et opéraient des cures miraculeuses.

Le fait suivant donne le point le plus élevé de l'influence magnétique par la parole :

« Un chef de partisans, poursuivi par une bande ennemie, se réfugia dans la maison de campagne de sa sœur. Les soldats envahirent bientôt le domicile et le fouillèrent de fond en comble. Après de longues recherches, un soldat, monté sur une tribune, ayant sondé la muraille, brisa le panneau de marbre qui servait de porte à une cachette où se trouvait le fugitif. — *Tuez-le ! tuez-le !* clamèrent les soldats postés au-dessous. Au même instant une voix aiguë déchirante s'écria : *O mon Dieu ! il est mort !* — Ces deux cris, jetés coup sur coup, produisirent une commotion si terrible sur le cerveau du chef de partisans, qu'il en fut littéralement foudroyé ; et le soldat, qui voulait faire un prisonnier, ne retira de la cachette qu'un cadavre qu'on essaya vainement de rappeler à la vie.

SECTION II.

POÉSIE. — DÉCLAMATION. — MIMIQUE.

La poésie exerça toujours une magique influence sur les hommes ; qu'on remonte aux temps héroïques pour redescendre jusqu'à nous, on verra incessamment la poésie sacrée, épique, élégiaque et lyrique, développer l'enthousiasme, soulever les passions. Ces allégories mythologiques : Orphée descendant aux enfers, Amphion voguant sur un dauphin et bâtissant les murs de Thèbes, Linus enchaînant par ses chants mélodieux les animaux les plus féroces, représentent la puissance magnétique qu'exercent sur les êtres les deux harmonies combinées des sons et du langage. — Les chants guerriers de Tyrtée menaient les Spartiates au combat et leur assuraient la victoire. — Pendant les dernières années du siècle écoulé, que de prodiges n'enfanta point la *Marseillaise!* Aux banquets des anciens, les plaisirs étaient plus incisifs lorsqu'on y chantait les strophes d'Anacréon. — Les bardes, en célébrant les exploits des héros, redoublaient leur courage. — Les troubadours et trouvères chantaient aussi la gloire et l'amour ; mainte châtelaine recluse dans un sombre manoir quittait sa broderie et s'approchait du créneau pour écouter le tendre *lai* ou la *ballade* mélancolique, et plus d'un jeune ménestrel dut au doux magnétisme de ses chansons les faveurs d'une beauté cruelle.

La poésie est, sans contredit, le plus noble, le plus énergique langage ; si elle est indispensable à l'ode, à l'hymne, à l'épopée, elle l'est également à l'amour, cette immense passion sous laquelle se courbe tout ce qui respire. Il n'existe peut-être point d'homme un peu lettré qui n'ait, pendant les beaux jours de sa jeunesse, invoqué les muses pour chanter la beauté dont il portait les chaînes. Et, parmi les amants qui se sont nourris des charmantes poésies de Tibulle, de Pétrarque, de Bernard, de Parny, etc., ces éloquents interprètes de l'amour, oh ! ceux-là ont de plus délicieux baisers à offrir, de plus tendres caresses à recevoir,

Le trait suivant prouvera ce que peut l'influence de la poésie sur l'organisation la plus indifférente.

Le comte Flaminien de Boursac, voyageant avec sa fille Hélène, allait succomber sous les coups de quatre assassins, lorsqu'un jeune artiste se précipite au milieu d'eux, se bat en désespéré, tue le plus redoutable et met les trois autres en fuite. L'intrépide jeune homme veut s'élancer à leur poursuite; mais, dangereusement blessé, il chancelle et tombe sur le sol arrosé de son sang. La guérison de ce jeune artiste, connu sous le nom d'Adolphe, fut longue et douloureuse, on craignit pour ses jours. Vers la fin de sa convalescence, le comte Flaminien voulut lui témoigner sa reconnaissance par un don magnifique et l'appui de sa protection : l'artiste opposa toujours, avec délicatesse, d'insurmontables refus. Chaque fois qu'Hélène paraissait à son lit, Adolphe baissait timidement les yeux, son sein battait avec violence, il balbutiait d'incohérentes paroles, et souvent répondait aux questions qu'on lui adressait par d'indiscrets soupirs. Le comte devina ce qui se passait dans ce cœur profondément atteint ; en homme digne de sa fortune et de son éducation libérale, il prit la belle résolution d'offrir au jeune homme une récompense digne de son dévouement. Le comte Flaminien de Boursac, quoique issu d'une des premières familles de l'ancienne aristocratie, était sorti de cette gangue épaisse qui ternit l'éclat de la vraie noblesse ; il mesurait les hommes d'après leurs vertus, leur intelligence, et non sur les titres et la richesse.

Un matin il se présenta au lit du convalescent et lui dit avec une sollicitude toute paternelle :

— Adolphe, vous m'avez sauvé la vie, je dois à mon tour sauver la vôtre qui est en danger. Les blessures

faites par le poignard des assassins sont maintenant cica-
trisées, mais la blessure que vous portez au cœur serait
plus difficile à guérir si je n'en connaissais le remède.

Puis, se retournant vers sa fille :

— Hélène, sachez que l'orgueil et l'ingratitude sont les
deux vices capitaux de l'humanité; la générosité, au contraire, et la reconnaissance en sont l'ornement et la
gloire. Vous devez à ce brave jeune homme la vie de votre
père; Hélène, si vous m'aimez, votre main sera sa récompense; vous l'épouserez !

La jeune fille resta muette... Le jeune homme bondit
sur sa couche et tomba aux genoux du comte Flaminien.
Huit jours après cet acte de généreuse reconnaissance, le
flambeau de l'hyménée s'était allumé pour eux.

Mais, loin d'avoir sucé les principes de son père, Hélène, orgueilleuse de sa noble origine, se montrait fière et
superbe, hautaine et impérative pour tous ceux qui sortaient d'une famille plébéienne; elle ne le faisait que trop
souvent sentir au pauvre Adolphe, qu'elle accablait de ses
dédains. L'époux supportait avec une patience d'ange cette
humiliante tyrannie. Beaucoup, à sa place, se seraient ré-
voltés ou auraient abandonné cette vaniteuse créature;
lui, au contraire, n'opposait que douceur à la violence, et
tendresse à ses froideurs; car il l'aimait, sa femme, et, ce
qui est rare chez un mari, il l'adorait ! Enfin, après avoir
vidé jusqu'au fond le calice d'amertume, après avoir employé sans succès tous les moyens imaginables pour atten-
drir ce cœur de lionne, ne sachant plus à quel saint se
vouer, il eut recours au magnétisme. Une somnambule
lui donna la consultation suivante :

— L'orgueil de votre femme la rend complétement insensible à votre amour; sa nature est de fer, son cœur

d'acier; une statue de marbre ne serait ni plus muette ni plus glacée aux attentions que vous auriez pour elle. Cependant, il vous reste un moyen pour vaincre son indifférence et la ramener à de tendres sentiments; ce moyen, c'est l'influence magnétique. Il faut agir sur votre femme par cette influence, la dominer par votre volonté, l'imprégner de vos regards, de vos paroles, lui transfuser, pour ainsi dire, une portion de votre amour. L'émission magnétique, jaillissant de vos organes, ira pénétrer ce corps de marbre et lui donnera la chaleur qui lui manque; car les hommes de dévouement et d'énergie comme vous ont la faculté de transmettre à leurs semblables un rayon de l'enthousiasme qui les anime. Vous qui avez la voix si pure, le geste et le regard si doux! vous qui connaissez l'art de la déclamation, à chaque accès de noire humeur de votre femme, répétez-lui avec âme et passion les vers que je vais vous dicter :

Calme-toi, chère amie, apaise ton courroux,
Tourne vers moi tes yeux et daigne me sourire;
Ne t'éloigne plus, viens! je tombe à tes genoux.
Après avoir boudé, quand l'amour nous attire
Sur un sein palpitant, le plaisir est si doux!
. . . .
Sur mes lèvres, à flots, verse la poésie
De tes baisers de miel,
Fais couler dans mon sein la suave ambroisie.
O mon ange! apprends-moi les voluptés du ciel.
. . . .

Adolphe, sans trop ajouter foi à la vertu de cette recette, eut occasion de la mettre en pratique le soir même. Quel fut son étonnement, lorsqu'il vit sa femme prêter une oreille attentive aux vers qu'il déclamait; et, après la tirade, se rapprocher de lui, quitter son air boudeur, lui sourire, l'embrasser... O miracle du magnétisme !... Mais le chat qui ne fait patte de velours que parce qu'on lui a rogné les griffes, recommence à griffer aussitôt qu'elles ont repoussé ; de même, le caractère d'Hélène, un instant dompté par la poésie, reparaissait de nouveau avec son affligeante hauteur. Alors Adolphe recourait à la merveilleuse recette, et chaque fois sa femme venait le caresser, lui passait ses bras autour du cou et, attendrie jusqu'aux larmes par l'influence magnétique, lui demandait pardon de ses emportements, lui prodiguait les noms les plus doux. Adolphe devint poëte ; les morceaux charmants qu'il composa vainquirent le caractère hautain d'Hélène et embrasèrent son cœur d'un sincère amour. Quel bonheur pour l'époux d'avoir trouvé une amante dans sa femme ! La chose est si rare !... Incrédules, moquez-vous maintenant du magnétisme !

Dernièrement les causeries de la capitale ébruitaient le fait suivant comme se rattachant au magnétisme du langage et de la mimique :

« Un grave mathématicien philosophe, continuellement occupé à résoudre des problèmes, fut invité par un de ses intimes à la cinquantième représentation d'une farce qui attirait la foule au théâtre du Palais-Royal.

— C'est sans doute pour essuyer un refus, répondit le savant, que tu m'adresses une pareille proposition ?... A moi, qui n'ai pas même eu l'envie d'aller voir jouer le chef-d'œuvre des tragédies classiques, me proposer une farce !... C'est une mauvaise plaisanterie de ta part.

— Bien loin de là ; c'est une belle et intéressante expérience que je veux faire. Ne t'en formalise point ; entre savants comme nous. l'investigation est permise. Abandonne un instant tes chiffres, pour porter toute ton attention sur la question qui m'amène.

— Voyons, voyons, achève, dit le mathématicien pressé.

—Laisse-moi commencer : — Quoique collègue à l'Académie et unis par le cœur, nous sommes de caractères diagonalement opposés.

— Diamétralement serait plus juste, glissa le géomètre.

— Ne m'interromps pas. — Plus froid que la raison, plus sérieux, plus exact que ton algèbre, je ne t'ai jamais vu sourire. Le calembour le plus fin, les jeux de mots les mieux combinés, la facétie la plus délicate, tombent devant toi comme un trait émoussé ; le sel attique te paraît sans saveur, et la phrase la plus harmonieuse n'a pour toi que des sons stériles ; tu es, en vérité, le type frappant de la sévérité mathématique.

— Où diantre veux-tu en venir avec cet étourdissant exorde ?

— Patience, laisse-moi dire. — Par habitude ou caractère, je suis toujours content, je ris quand j'en trouve l'occasion, et je m'efforce de jeter quelques fleurs dans les champs arides de la science. Je ne dédaigne pas la tristesse, elle a sa poésie ; mais ses émotions, que j'ai rarement ressenties, ne m'ont jamais arraché des larmes. En un mot, jusqu'ici je n'avais point su ce que c'était que pleurer ; et toi, qui te trouves dans le carré inverse, tu ignores ce que c'est que rire. Les temps modernes possèdent, dans nos deux individualités, leur Héraclite et leur Démocrite...

— Que signifie ce galimatias ?... Je te connaissais verbeux, mais point de cette force... Ah çà ! est-ce que, par hasard, tu aurais perdu le régulateur cérébral ?

— Je t'ai prévenu que mon langage serait étrange ; écoute-moi jusqu'à la fin ?

— De grâce, mon cher ami, remets à une autre fois ton conséquent ; je suis en voie de résoudre une immense difficulté, et si tu me distrais plus longtemps, l'x que je poursuis depuis trois jours va m'échapper.

— C'est aussi un inconnu que je viens te proposer ; problème pour problème, autant vaut résoudre celui que je te propose, et qui aura des résultats magnifiques pour la science. Il s'agit du magnétisme animal...

— Du magnétisme animal !... Venir me déranger de mes travaux pour de semblables sottises... Permets-moi de te dire que c'est véritablement abuser...

— Si tu m'interromps toujours, nous n'en finirons jamais.

— Mon Dieu ! mon Dieu ! il me fera perdre mon x ! marmotta l'algébriste impatienté.

— Un peu de patience, mon ami ; ces préambules étaient indispensables pour te préparer...

— Au nom du ciel ! arrive donc au fait !

— Nous y voilà : — Le magnétisme m'a fait pleurer, moi qui de ma vie ne versai une larme ; toi dont les lèvres, depuis le berceau, sont restées muettes aux élans de la joie, toi qui n'as jamais souri, je voudrais par le même moyen te forcer à rire.

Le mathématicien crut son ami atteint de folie et le regarda un instant avec des yeux effrayés.

— Tu me regardes ; cela t'étonnes...

— Décidément, mon cher, tu me donnes à penser que...

— Hier j'étais incrédule aux miracles du magnétisme, aujourd'hui je suis presque converti, et demain j'y croirai entièrement si je te vois rire.

— Mon Dieu! mon pauvre ami, tu me fais peur... Tiens, passe au salon... ou bien, assieds-toi sur le canapé... lis le journal.

— Non, non, c'est inutile ; dussé-je t'être aussi insupportable qu'un cauchemar, je ne te quitte point ; tu viendras avec moi au théâtre ; hier je fus magnétisé en triste par une actrice, il faut que ce soir tu sois magnétisé en gai.

— Si j'étais susceptible de rire, je poufferais à l'instant, car en vérité rien n'est plus plaisant, plus comique et plus drôle que ton langage.

— Je persiste à dire que tu riras.

— Hélas ! il est fou tout de bon, soupira le savant avec tristesse.

— Et de plus j'en fais la gageure.

— Voyons, tais-toi, mon pauvre ami... Est-ce que les hommes sérieux s'amusent à gager?

— L'enjeu ne sera point une somme d'argent, ni un dîner plantureux, ainsi que cela se pratique en général, par la raison bien simple que les hommes de science ne vivent ni pour l'argent ni pour le ventre. Mon enjeu te plaira : tu sais que de mon voyage topographique de Beyrouth j'ai rapporté un sac de café, donné en cadeau par le pacha ; moka pur et de l'année, moka cueilli sur les lieux mêmes, moka dont le grain rond parfaitement choisi et la couleur blonde font plaisir à l'œil... Ah! je t'ai pris par ton faible ; l'eau t'en vient à la bouche... Je te parie dix livres de moka que tu riras ce soir.

— C'est trop longtemps continuer la plaisanterie, je te dis que c'est impossible.

— Difficile, oui ; impossible, non. Voyons, dix livres de ce moka délicieux dont les parfums subtils vont stimuler l'estomac paresseux, et montent au cerveau élucider les idées, égayer l'esprit... qui te feront trouver l'x, et peut-être une nouvelle théorie des forces rudimentaires...

Enfin, après plusieurs tiraillements qu'il serait fastidieux de rapporter, le grave mathématicien se rendit et céda au moka... ou aux instances de son ami qui l'entraîna au théâtre du Palais-Royal. On y jouait, en effet, des farces à pouffer ; l'ami riait à cœur-joie, à se fendre la rate ; beaucoup d'hommes sérieux riaient aussi; mais notre mathématicien gardait un sang-froid imperturbable, un sérieux à faire croire qu'il était sourd ou aveugle. Cependant Alcide Tousez, qui jouait si naturellement le niais, se mit à débiter si bêtement de si grosses bêtises, que la gravité du philosophe perdit son puissant équilibre, et, pour la première fois de sa vie, ses lèvres s'ouvrirent pour rire et se refermèrent aussitôt.

Alors l'ami satisfait du résultat lui dit : L'x est trouvé ! Je crois désormais au magnétisme dans l'ordre des choses possibles.

— Sortons d'ici, murmura sourdement le mathématicien rouge de confusion et peut-être de colère : je savais bien qu'on haussait les épaules devant la bêtise ; mais rire comme un badaud, ainsi que je l'ai fait, c'est impardonnable. Je serais honteux, mortifié, si quelqu'un de connaissance m'avait aperçu. Sortons, je t'en supplie ; je suis sur les épines.

— Mon cher, ne te fâche pas ; c'est par la puissance magnétique du débit de l'acteur.

— Au diable ton magnétisme... Il prit sa canne, son chapeau, et appela l'ouvreuse de loges.

L'ami, ne pouvant le retenir, l'accompagna et lui dit tout bas pour le consoler :

— Mon cher collègue, ne te tourmente pas, le problème est résolu ; je te ferai porter demain les dix livres de moka, mais à condition que nous expérimenterons encore, car j'ai éprouvé une joie immense à te voir rire de si bon cœur.

SECTION III.

MUSIQUE.

La musique instrumentale et vocale possède un pouvoir magnétique bien constaté ; elle exerce une immense influence sur nos sens, sur notre imagination, sur nos facultés intellectuelles et conséquemment sur notre organisme entier, soit en état de santé, soit en état de maladie. Les effets sont en raison directe de la délicatesse de l'ouïe, des dispositions de l'âme, de l'habileté du musicien, du mode, du rhythme, etc... Les différents rhythmes, modes et tons développent en nous des sensations diverses. La musique guerrière anime le soldat et soutient son ardeur ; les morceaux dits *pas redoublés* précipitent sa marche et lui font oublier ses fatigues ; un air lent, au contraire, un *largo*, ralentit le pas. Grétry se servait de ce stratagème pour modérer le pas d'un ami avec qui il aimait à faire de longues promenades ; dès que celui-ci marchait trop vite, le célèbre musicien fredonnait un *larghetto*, et le pas de l'ami se mesurait aussitôt sur ce rhythme. — Les marins qui soulèvent de lourds fardeaux ou qui tournent au cabestan se servent d'un air rhythmé pour marcher en mesure et bien distribuer l'emploi de leurs forces, etc... La musique religieuse plonge dans le recueillement, élève la pensée vers l'être inconnu et dispose à la prière, à l'adoration. — L'*allegro* égaye ; — l'*andante* nous tient dans un état voisin de la tristesse ; — l'*amoroso* fait naître de vagues désirs, de tendres inquiétudes, et nous berce au milieu de ces délicieuses rêveries d'amour qui, dans la jeunesse, inondent le corps et l'âme de leurs parfums.

Les tons élevés, le rhythme saccadé, les sons aigus, déchirants, agacent les nerfs et prédisposent à l'irritation, à la colère. Le fameux joueur de lyre Timothée rendait Alexandre furieux en exécutant sur le mode phrygien, et il se servait du mode lydien pour calmer la fureur du jeune conquérant.

Certains morceaux exécutés par des instruments à notes aiguës, stridentes, acérées, soulèvent les passions furieuses, poussent au carnage, à la férocité, et font commettre des actes de barbarie atroce. L'historien Polybe dit que les habitants de la ville de *Cynète*, tout à fait ignorants en musique, surpassèrent les autres hommes en cruauté, et qu'aucune autre ville n'eut tant de crimes à punir. Le même historien prétend que la musique fut nécessaire aux Béotiens et aux Arcadiens pour adoucir leurs mœurs, dont la rudesse était passée en proverbe. Pythagore et Platon regardaient l'étude de la musique comme le complément de toute bonne éducation.

Les modulations tendres et langoureuses, surtout dans les tons bémolisés, assoupissent les douleurs et quelquefois attendrissent les êtres les plus féroces.

— La lyre d'Orphée endormit le terrible cerbère.

— Celle de Chiron apaisait la bouillante ardeur d'Achille.

— La harpe de David calmait les fureurs du roi Saül.

— Le joueur de flûte Lydias, vainqueur aux jeux olympiques, assoupit les haines de deux partis sur le point de se massacrer, et Therpandre apaisa, aux sons de sa lyre, une sédition qui avait éclaté à Sparte.

Un musicien, dont le nom m'échappe, fit passer alternativement de la plus profonde tristesse à la joie la plus vive Éric, roi de Danemark, et toute sa cour.

Le chancelier Morus adoucissait l'humeur acariâtre de sa femme en jouant de son luth.

Le cruel Amussat IV, couvert du sang de ses frères et sur le point de commettre d'autres assassinats, fut tellement ému par un joueur de psaltérion, qu'il ne put retenir ses larmes et accorda la vie à ceux dont il avait ordonné le supplice.

De nos jours on a vu dans les sombres forêts de l'Amérique des peuplades ennemies s'arrêter au milieu d'un combat meurtrier et se rassembler autour d'un Européen qui chantait en s'accompagnant de la guitare. Amollis, vaincus par les charmes de l'harmonie, ces sauvages oublièrent un instant leur soif de vengeance et se donnèrent la main.

L'anecdote suivante semblerait avoir été faite à plaisir si elle n'appartenait aux temps modernes : Les inquisiteurs d'une petite ville d'Espagne accusèrent d'impiété une troupe de musiciens, de danseurs et de danseuses qui amusaient le public en exécutant le *bolero*. Ces malheureux furent arrêtés et conduits enchaînés devant le tribunal du saint-office. Ils se défendirent le mieux qu'ils purent ; mais ils auraient été infailliblement condamnés à être brûlés vifs, s'ils n'eussent eu l'excellente idée de supplier le tribunal de leur permettre de danser devant lui. La demande parut juste et fut octroyée. Aussitôt les guitares et les mandolines firent entendre leurs doux accords, et les danseurs unis aux danseuses frappèrent le sol en cadence. Leurs gestes, leurs poses, l'entrain des musiciens qui mêlaient leurs voix aux accords des instruments, firent tressaillir les juges ; l'harmonie des sons et les charmantes poses du boléro les magnétisèrent peu à peu ; alors tous se levèrent de leurs siéges et se mirent à chanter et à danser avec les accusés, qui, à la suite de ce *bolero* général, furent graciés et même récompensés.

On connaît le puissant effet qu'exerce sur les montagnards suisses le chant nommé *Ranz des vaches* ; les sons de la musette produisent des effets analogues sur les paysans de l'Auvergne et du Bourbonnais. Il en est partout de même ; chaque pays, chaque peuple a son air favori, sa chanson nationale qui exerce sur lui une action magnétique.

Dans une foule de maladies nerveuses, le chant et la musique procurent un soulagement sensible : la langueur, la mélancolie, l'hystérie, la frénésie, la manie, etc., etc., en retirent d'excellents effets. Du reste, les ouvrages des anciens philosophes, ceux des médecins de tous les pays, de toutes les époques, attestent la puissante influence de la musique sur le système nerveux et l'imagination ; il suffit de trouver la mélodie ou l'harmonie, l'instrument ou la voix qui sympathise avec l'organisation de tel ou tel individu, pour provoquer l'enthousiasme, l'extase, ou pour faire cesser ou du moins amender notablement les maladies entretenues par un état nerveux.

Un chirurgien-major de la garde impériale, le docteur

Therrin, guérit par la musique un tétanos traumatique dont la violence menaçait d'enlever un officier qui en était atteint.

La collection des thèses académiques de la faculté de médecine contient des observations très-remarquables sur plusieurs cas de frénésie furieuse guéris par la musique vocale et instrumentale.

Le docteur Bourdois a mis à profit le magnétisme de la musique dans une affection comateuse où la mort était imminente. Voici la narration de cet habile médecin :

« Je donnais mes soins à une jeune dame atteinte de fièvre comateuse des plus graves ; les secours de l'art n'avaient pu en calmer les accidents, et le dix-huitième jour la malade touchait à son heure suprême. Le pouls était vermiculaire et presque inappréciable au tact ; la face était hippocratique, les pieds étaient glacés ; la cessation de la parole et de tout mouvement annonçait une fin prochaine. En sortant de l'appartement de la malade, j'aperçus dans le salon une harpe, et cet instrument me fit naître l'idée d'essayer l'influence de la musique sur l'organisation de la malade, qui ne donnait plus d'espoir. Une excellente harpiste du voisinage fut appelée et priée de pincer plusieurs morceaux qu'elle exécuta avec expression. Déjà cette expérience durait depuis une demi-heure sans que la musique eût produit l'effet que j'en attendais ; heureusement je ne me lassai point : après quarante minutes je remarquai que la respiration se rétablissait ; bientôt les mouvements de la poitrine furent très-distincts et les battements du cœur me semblèrent être isochrones au rhythme musical. La harpiste redoubla d'ardeur : une chaleur vivifiante se distribua dans tous les membres de la malade ; le pouls s'éleva, se régularisa ; de profonds soupirs s'échappaient incessamment de la poitrine ; tout à coup le sang jaillit par le nez et après une petite hémorragie de huit à dix·onces, la malade ouvrit les yeux et reprit la parole. Peu de jours après elle entrait en convalescence, et depuis cette époque la jeune dame jouit d'une santé parfaite.

La vieille anecdote de Philippe V, roi d'Espagne, mérite d'être rapportée, comme preuve irréfragable de la puissance magnétique du chant musical sur l'organisation humaine.

Philippe V était frappé d'une aliénation mentale ; la reine, qui savait combien son époux était sensible aux charmes de la mélodie, manda le célèbre chanteur Farinelli, afin d'essayer si la voix enchanteresse de ce virtuose pourrait apporter quelque amélioration à l'état déplorable du royal aliéné. Un concert fut exécuté dans l'appartement voisin de celui du roi : Farinelli s'y surpassa. Pendant le premier morceau, Philippe éprouva d'abord une surprise qui se changea en vive émotion ; le second air acheva de le transporter. Alors il demanda qu'on lui présentât le nouvel Orphée, auquel il prodigua des éloges, et promit de lui accorder la grâce qu'il demanderait. Farinelli, à qui l'on avait fait la leçon, supplia le roi de permettre qu'on le rasât et qu'on l'habillât, afin que Sa Majesté pût présider son conseil qui le réclamait vainement depuis plusieurs années. La demande fut accordée. A dater de ce jour, la santé du roi s'améliora, et, peu à peu, il recouvra sa raison, en continuant d'entendre chaque jour les concerts du virtuose italien.

Une femme léthargique, sur le point d'être clouée dans sa bière, fut réveillée de son sommeil par une cavatine qu'on exécutait sur le piano dans la maison voisine.

12

On prétend que l'assoupissement causé par la piqûre de la *tarentule* se dissipe aux sons d'un morceau de musique, qui, à cause de cela, a été nommé *tarentella*.

Je me souviens que, pendant les atroces douleurs d'un rhumatisme aigu dont je fus atteint en Morée, les chants d'une jeune Grecque réussirent complétement à soulager les douleurs atroces contre lesquelles l'art médical avait échoué. Les notes de sa voix étaient si tendrement langoureuses, la poésie de sa chanson si émouvante, qu'il me sembla entendre une ode de Sapho, et, peu à peu, je m'endormis, bercé sur ses genoux.

Il est des dissonances, surtout celles produites par les instruments en métal, qui portent une impression douloureuse, depuis le malaise jusqu'au frisson, tandis que les accords parfaitement combinés font éprouver une sensation délicieuse; il semble que les vibrations sonores soient en consonnance avec les vibrations imprimées aux nerfs ; on se plaît, on aime à les écouter.

Selon les sons, le rhythme et le mode, selon le degré de sensibilité de l'individu et la délicatesse de son oreille, ainsi que nous l'avons déjà dit, certains morceaux ébranlent tout l'organisme et arrachent des larmes, tandis que d'autres morceaux font éclore la gaieté, la joie.

Le rhythme produit un effet peut-être plus magnétique encore que le son, parce que tout est rhythme et harmonie dans l'univers ; parce qu'il existe un rapport intime entre le rhythme et nos fonctions animales qui consistent en retours circulaires. Le rhythme léger, rapide, précipite les mouvements nerveux et pousse la jeunesse aux amusements bruyants, à la course, à la danse. Qui de nous n'a éprouvé, au printemps de la vie, ce tressaillement subit qui s'empare du corps aux notes vives d'une valse légère ou d'une polka? On saute malgré soi, une force irrésistible vous porte à danser. — Le rhythme grave, au contraire, ralentit le mouvement vital; la lenteur de la mesure, la majesté de l'harmonie vous retiennent en place; on écoute immobile; il semblerait que la circulation nerveuse a cessé dans le système locomoteur pour se concentrer tout entière au cerveau.

Hâtons-nous de faire observer que ces effets magnétiques ne sont point produits par la musique savante, difficile et fioriturée, qui a remplacé, on ne sait trop pourquoi, la bonne musique; ce sont, au contraire, des motifs simples, ce sont d'heureuses modulations exécutées avec cette exquise sensibilité qui caractérise l'artiste amoureux de son art.

Quelques instruments à anches métalliques et à lames de verre donnent des vibrations si pénétrantes, que, malgré leur douceur, les nerfs de beaucoup de personnes s'en trouvent agacés. Tels sont l'harmonica, l'accordéon, et ces petites musiques à cylindres nommées cartels, ou tabatières en musique.

Dans une soirée où se pressaient une douzaine d'élégantes vaporeuses, le maître de la maison eut l'idée de faire entrer un aveugle, très-habile joueur d'harmonica. D'abord tout le monde écouta avec plaisir les sons veloutés de l'instrument; puis quelques symptômes nerveux se manifestèrent parmi les dames. Tout à coup sept à huit d'entre elles furent prises d'attaques d'hystérie avec cris et mouvements convulsifs. On se hâta de congédier le pauvre aveugle, qui était loin de se douter de la puissance spasmodique de son instrument.

L'homme n'est point le seul être dans la nature qui soit sensible aux modulations musicales; tous les êtres vivants le sont également, mais à des degrés divers. — L'éléphant, nouvellement tombé au pouvoir de l'homme, écoute avec délices les sons mélodieux des instruments, et se laisse docilement conduire en esclavage. — Les dauphins suivent le navire où l'on fait de la musique et témoignent de leur plaisir par leurs sifflements et leurs sauts. — Le cheval s'anime, hennit au bruit des fanfares, oubliant les dangers qui le menacent. — Le cerf s'émeut aux sons du cor et devient victime de la meute acharnée qui le poursuit. — On connaît l'histoire de ce lézard qui sortait d'un trou de muraille chaque fois qu'il entendait les sons de la flûte d'un prisonnier. Les premiers jours, il ne s'écarta guère de son trou ; les jours suivants, il s'en éloigna davantage ; enfin il s'approcha tout à fait de l'étroit soupirail du cachot, et, de même que l'araignée de Pelisson, finit par devenir l'ami et le compagnon du prisonnier.

Quoique nous ayons déjà parlé du pouvoir de l'homme sur les animaux au chapitre *Magnétisme du regard*, il ne sera point ici hors d'à-propos de dire quelques mots sur cette étrange faculté que possèdent certains individus de fasciner, soit par le sifflement seul, soit par le sifflement aidé du regard, les reptiles les plus venimeux. — Dès la plus haute antiquité, on rencontra dans l'Inde, l'Égypte et la Grèce, des hommes, surnommés *psylles*, qui se rendaient maîtres des serpents, les forçaient à sortir de leur retraite, jouaient avec eux, les mettaient en fuite et les tuaient. Parmi ces psylles, les uns amusaient le public par leurs tours ; les autres couraient les rues, criant qu'ils détruisaient les serpents et insectes venimeux, comme le font aujourd'hui les vendeurs de mort aux rats. Moyennant une faible rétribution, ces psylles entraient dans les

maisons où on les appelait, et bientôt on voyait descendre
des différents étages ou des toits tous les serpents qui
pouvaient y être cachés ; les psylles prenaient fort tranquillement les serpents avec la main, les mettaient dans
leur sein ou dans un sac, et en débarrassaient ainsi les
habitations.

Ces psylles antiques ont, de nos jours, de très-habiles
successeurs en Orient. Beaucoup de voyageurs véridiques
racontent des merveilles de ces enchanteurs de serpents,
et gardent le silence sur les moyens qu'ils emploient.
Parmi ces voyageurs, M. Prisse d'Avennes, qui a séjourné
quinze ans en Égypte et en Nubie, nous a raconté un
fait que nous rapporterons. Ce savant fit venir, dans la
maison qu'il habitait, un de ces psylles modernes, et lui
proposa un salaire pour détruire les serpents qui pouvaient y être cachés. L'Égyptien, ayant accepté l'offre, alla
se placer au milieu de la cour et se mit à exécuter un sifflement étrange en jetant de tous côtés des regards in-
quiets. Après une minute on vit tous les serpents cachés
dans la maison sortir de leur retraite ; les uns descendaient du toit et des différents étages, les autres montaient
des caves et venaient se presser à ses pieds ; il les saisissait, les étranglait, et les jetait dans un sac avec une
adresse surprenante.

M. Prisse d'Avennes se servit d'un autre psylle, ou magicien, pour détruire les scorpions dont son domicile était
infecté. Mais les scorpions offrirent cette particularité, que
les femelles seules descendaient à l'appel du psylle, les
scorpions mâles se montraient beaucoup plus indociles ;
ce ne fut qu'après un quart d'heure de sifflements redoublés qu'ils sortirent la tête des trous où ils s'étaient cachés ; le sifflement fascinateur les força, comme les fe-

melles, à quitter leur retraite, et à arriver aux pieds de l'Égyptien, qui les écrasait au fur et à mesure qu'ils se présentaient. M. Prisse s'informa si cet homme opérait au moyen de certaines odeurs, et, ayant acquis la certitude du contraire, il resta convaincu que, dans le sifflement et peut-être le magnétisme du regard, se trouvait toute la puissance du psylle égyptien.

Nous terminerons ce chapitre par l'anecdote suivante, d'une originalité un peu burlesque, mais qui prouve le violent magnétisme des sons métalliques sur l'espèce canine :

Il est réglementaire, dans les villes qui tiennent garnison, de battre ou de sonner la retraite pour la rentrée des troupes au quartier. Tambours et clairons se réunissaient donc sur la place d'armes d'une petite place forte du royaume, afin de sonner la retraite ; les chiens de la ville s'y rendaient aussi. Le roulement des tambours ne produisait rien sur eux ; mais aussitôt que les clairons commençaient à sonner, tous se mettaient à donner l'unisson, c'est-à-dire à hurler de telle force, que leurs notes étaient pour le moins aussi déchirantes que celle des troupiers instrumentistes.

Un jour, le tambour-major, grand homme... de taille... se mit en tête de faire cesser cet abus. Il menaça d'abord de sa canne les perturbateurs. Voyant que le geste restait sans effet, il voulut employer les moyens rigoureux, et courut sur eux pour les frapper de sa canne. Mais les chiens s'enfuirent à son approche, et revinrent bientôt hurler de plus belle jusque sur ses talons. Notre tambour-major courait à droite, à gauche, en avant, en arrière, suait à grosses gouttes, sans pouvoir faire éprouver aux mutins la bonté de son énorme jonc ; malgré son savant moulinet, tous ses coups portaient à faux. Les spectateurs riaient ; le tambour, piqué jusqu'au vif dans son amour-propre de major, lança maladroitement sa canne sur les fuyards, et atteignit un gamin de quatorze ans qui, en se frottant les jambes, se mit à hurler plus fort que les chiens... Sur ces entrefaites, la femme du major, aussi basse en taille qu'il était haut, ayant aperçu son mari écumant de colère, haletant, rouge-violet, les yeux sortant de la tête, dans un état voisin de l'apoplexie, voulut venir à son secours ; elle se jette à sa rencontre et s'embarrasse dans ses jambes ; le major trébuche, chancelle, tombe sur un pavé pointu et se relève avec le nez sanglant, l'œil poché... Il fut beau dans sa chute, dit-on ; il se releva la tête haute, et marcha devant ses tambours, la canne à la main, sans donner signe de douleur. Sa petite femme eut aussi sa part de contusions ; la sonnerie de la retraite fut souvent interrompue par l'indiscrète hilarité des clairons et des tapins. Bon nombre de bourgeois se tenaient les côtes à force de rire, beaucoup en eurent le hoquet.

A dater de ce jour, il fut expressément défendu aux propriétaires de chiens, sous peine d'amende et même de confiscation, de les laisser paraître sur la place d'armes au moment de la retraite.

Il nous serait facile de multiplier ces exemples et de les étendre sur presque tous les êtres vivants ; c'est ce que nous ferons plus tard dans un ouvrage spécial. Il nous suffit, pour le moment, d'avoir établi l'influence de la voix, de la musique et des sons sur l'homme comme sur les animaux, et d'avoir démontré que ce magnétisme agit sur tout ce qui respire.

CHAPITRE XIII.

SECTION I.

MAGNÉTISME.

INFLUENCE OU CONTAGION DE L'EXEMPLE.

La mimique ou le penchant à l'imitation, de même que nos autres instincts et facultés, occupe sa place dans notre cerveau ; elle constitue un de nos instincts les plus puissants, surtout pendant la jeunesse ; elle se développe, se modifie selon la constitution physique de l'individu, selon l'éducation et les circonstances.

Le penchant à l'imitation reconnaît deux mobiles différents : la volonté et l'exemple. Lorsque la volonté réfléchie dirige ce penchant, l'action est libre, régulière ; l'action est, au contraire, forcée, irrégulière, lorsque c'est l'exemple qui la détermine. Ainsi la volonté nous porte à imiter ce qui est utile, mais nous sommes libres dans cette imitation. L'exemple donné par une personne qui bâille ouvre les mâchoires des personnes qui l'entourent et les force au bâillement. L'expectoration d'un poitrinaire nous fait cracher de dégoût ; mais c'est involontairement, on n'est plus libre.

Nous donnerons à cette influence de l'exemple le nom de magnétisme ; car, s'il y a une influence magnétique dans la voix et le regard, pourquoi une influence analogue n'existerait-elle pas aussi dans les gestes et les mouvements qui forcent à l'imitation?

L'influence de l'exemple agit avec d'autant plus de force, que le sujet est plus impressionnable et plus disposé à la recevoir. Une mère hystérique, vaporeuse, qui élève sa fille, la rendra vaporeuse comme elle, pour peu que celle-ci y soit prédisposée.

Selon les circonstances physiques et morales, l'exemple agit également avec plus ou moins d'intensité. On le sait, il est dans la vie des journées d'espoir, d'amour et d'indifférence ; j'ajouterai : il est des jours où l'homme bon éprouve plus vivement le besoin des bonnes œuvres, comme aussi le méchant se sent un surcroît d'énergie pour faire le mal. Dans ces instants de surexcitabilité nerveuse où l'ardent désir incendie le cœur, l'exemple suffit pour déterminer l'acte.

Les statistiques criminelles comparées prouvent que, si les crimes, contrairement à la loi du progrès, augmentent quelquefois, au lieu de diminuer, cette augmentation est due au funeste exemple donné par la plupart de ces misérables, sortant des prisons et des bagnes, à d'autres individus faciles à recevoir la contagion. Si l'influence du crime corrompt les êtres prédisposés, une compensation consolante se montre dans l'exemple opposé ; c'est-à-dire que l'influence des actes de vertu ramène souvent dans le droit sentier les êtres faibles ou passionnés qui s'en étaient un moment écartés. Le penchant à l'imitation, libre ou forcé, tient une grande place dans notre conduite : ainsi que l'écho renvoie le son qui le frappe, de même l'homme répète machinalement ou avec conscience ce qu'il a vu faire : c'est ce que nous allons prouver.

A certaines époques, les suicides se multiplient d'une façon si effrayante, que plusieurs médecins et philosophes en ont attribué la cause aux influences météorologiques ; ils ont observé que l'excessive chaleur occasionnée par les vents brûlants du sud rendait le suicide plus fréquent. Cela n'est pas impossible ; mais on a vu des épidémies de suicides au cœur des hivers les plus froids ; on en a vu pendant les pluies du printemps et de l'automne : ce n'était pas assurément l'excessive chaleur qui les déterminait. Nous aimons mieux les attribuer à l'influence de l'exemple, qui offre d'ailleurs une causalité moins équivoque. En effet, lorsque les personnes qui se nourrissent d'idées tristes ont vu s'évanouir leur dernière espérance ; lorsque, déçues dans leurs affections intimes, dans leurs intérêts les plus chers, elles sont arrivées à cet état déplorable nommé *tædium vitæ* (ennui de la vie), contre lequel échouent ordinairement les efforts combinés de la médecine du corps et de l'âme, la contagion de l'exemple devient alors cause efficiente du suicide. Parmi les preuves nombreuses en ce genre que nous fournit l'antiquité, on cite les filles de Milet, qui allaient se pendre sans aucun motif et absolument poussées par le penchant à l'imitation. Un sage législateur arrêta cette funeste contagion en faisant publier que les corps des filles pendues seraient privés de sépulture, et exposés nus, sur la voie publique, aux regards des passants. Cette ordonnance produisit l'effet désiré. Le sentiment de la pudeur parla, et les suicides cessèrent.

Mes souvenirs de jeunesse me fournissent, à ce sujet, un fait bien triste :

Six étudiants, ayant chacun au bras une grisette du quartier latin, étaient allés en partie de plaisir à la Chaumière du Mont-Parnasse, alors en grande réputation. Après les plaisirs de la danse, vinrent les rafraîchissements, le punch, la joie. On rit, on chanta, on dansa, on se querella ; puis le raccommodement eut lieu : on se donna la main, les boudeurs embrassèrent leurs grisettes ; un seul refusa obstinément de faire la paix avec la sienne, parce qu'elle avait dansé avec un autre étudiant sans sa permission. Cette jeune fille, nommée Julie, sensible à l'excès, voulut essayer quelques minauderies, quelques reproches... mais elle ne réussit point, et se vit de nouveau repoussée. Alors le rouge de l'amour-propre lui monta au visage ; ensuite elle pâlit et frissonna : cet affront lui avait donné la fièvre. Cependant la gaieté était revenue parmi la troupe ; on recommençait à boire, à rire de plus belle, lorsqu'une femme de connaissance, venant à passer près des grisettes, fut invitée à se rafraîchir.

— Vous ne savez pas le bruit qui court ? commença-t-elle d'un accent ralenti par la tristesse ; oh ! c'est affreux...

— Eh bien, quoi ? parlez donc, dirent plusieurs voix.

Elle s'assit à côté des plus curieuses, et donna cette nouvelle :

— La bonne et gentille Noémi, que nous aimions toutes pour son excellent cœur, s'est asphyxiée la nuit dernière... de désespoir d'avoir été abandonnée par son vaurien d'étudiant.

— Pauvre jeune fille ! soupirèrent les grisettes ; elle était si bonne ! si jolie !...

Et plusieurs essuyèrent une larme.

— Tiens ! c'est vrai ! s'écria Julie, sortant tout à coup de sa préoccupation ; je n'y pensais pas... de cette manière, c'est si vite fait...

Tous les regards se portèrent sur Julie, qui baissa les yeux et garda le silence. Personne ne comprit le sens de ces étranges paroles.

Les étudiants rentrèrent dans Paris, chantant de joyeux refrains; les femmes chantaient aussi ; Julie seule resta muette et pensive.

Le lendemain, la portière n'ayant point vu descendre à l'heure accoutumée sa jeune locataire, monta à sa mansarde, où elle trouva un réchaud mal éteint et sur le lit un cadavre...

La mort de Julie se répandit promptement dans le quartier, et les jours suivants cinq autres grisettes se suicidèrent par le même procédé.

Dernièrement les journaux ont fait mention d'un suicide accompagné de circonstances singulières :

« Un honnête épicier passait économiquement ses dimanches à la pêche et rentrait heureux lorsqu'il pouvait rapporter quelques goujons pour régaler sa famille. Un dimanche, ce fut pour lui le dernier, étant au bord de l'eau, il entendit une voix qui lui criait : — *Anselme, pends-toi! Anselme, pends-toi!*... L'honnête épicier regarde de tous côtés et, n'apercevant personne, retourne à sa ligne. — La voix répète : — *Anselme, pends-toi!* L'épicier se frotte les yeux, regarde encore autour de lui, fait quelques pas à droite et à gauche sans découvrir l'être qui lui jette ces sinistres paroles. En revenant à sa place, la voix recommence avec plus de force : — *Anselme, il faut te pendre... tu te pendras...* Alors la frayeur s'empare du pauvre diable ; il prend cette voix pour un avertissement de l'enfer, et, quoique possédant une haute réputation d'honnête homme, le remords le saisit ; il s'accuse d'avoir fréquemment fait pencher la balance à son profit ; d'avoir, impitoyable harpagon, effectué chaque jour des gains illicites sur la veuve et l'orphelin ; enfin d'avoir fait tout ce que les marchands font pour s'enrichir. Anselme reprenait tristement le chemin de la ville, assiégé par ces remords tardifs, lorsqu'il aperçut devant lui un corps humain pendu à un arbre et faisant une horrible grimace. Alors, un frisson général le glace de la tête aux pieds, il se hâte de regagner son domicile et, tout tremblant, raconte à sa femme ce qu'il vient de voir et d'entendre. L'épicière crut son mari atteint d'un accès de fièvre délirante et courut chez le médecin. Mais à son retour elle trouva son mari pendu au croc en fer qui servait à suspendre le lustre au plafond.

La contagion du fanatisme religieux fit toujours de grands ravages. A l'époque où le célibat et la vie érémitique furent proclamés comme le plus haut degré de la perfection humaine, on vit des milliers d'individus s'isoler dans d'affreuses thébaïdes et supporter, sans aucun profit pour l'humanité, des macérations et des jeûnes incroyables. Il fut un moment où la contagion des couvents d'hommes et de femmes menaça d'envahir la catholicité entière.

Après que le fameux Origène eut opéré sur sa personne une hideuse mutilation, le nombre des fanatiques qui suivirent son exemple s'augmenta si considérablement que des conciles se tinrent à Nicée, Arles et Genève, pour arrêter cette dégoûtante épidémie.

Les sorciers du moyen âge, soutenus par le magnétisme de l'exemple, donnaient avec un sang-froid extraordinaire, leurs membres aux tenailles du bourreau et aux flammes du bûcher. Si nous remontons aux premiers martyrs de la doctrine évangélique, nous les voyons mar-

13

cher triomphants à la mort et supporter des tortures inouïes, sans laisser échapper une plainte. S'il faut en croire les légendes de ces temps, des milliers de martyrs, conduits en troupe au supplice, se laissaient taillader, scier, broyer sans plus bouger que des cadavres. Ce courage surhumain, ce mépris de la douleur était soutenu par une insensibilité physique ou *anesthésie* ayant sa source dans la surexcitation cérébrale dont nous avons déjà parlé. Parmi ces troupes de martyrs, arrivait-il à un seul individu d'abjurer la foi nouvelle pour se soustraire à la mort, aussitôt la défection gagnait les autres et ils retournaient aux dieux du paganisme. Le fait suivant mérite d'être rapporté :

Parmi les néophytes chrétiens qui furent saisis dans les cryptes de Corinthe et envoyés à Rome pour être livrés aux bêtes féroces, se trouvaient deux jeunes filles d'une rare piété : Ipsylie et Nélida. Leur amitié ne datait que depuis peu de jours, et on les sépara aussitôt leur emprisonnement. Après un mois, Ipsylie fut retirée de son cachot et traînée aux arènes. On l'attacha à un poteau avec plusieurs autres femmes ; mais Nélida, sa compagne, ne s'y trouvait point. Un tigre énorme s'élança tout à coup, d'un bond tomba sur une victime et la dévora. A l'affreux craquement des os d'un corps humain, au sang qui rejaillit sur son visage, Ipsylie sentit son courage mollir... Elle invoqua Vénus!... Ce cri fut entendu par de nobles dames romaines qui assistaient en partie de plaisir à ces horribles scènes. Sur un signe qu'elles firent, un gladiateur sauta dans l'arène, courut droit au tigre, et lui enfonça dans le flanc gauche toute la longueur de son fer. Mais, avant d'expirer, le terrible animal s'élança sur le gladiateur, le renversa du poids de son corps, et d'un coup de museau lui ouvrit le ventre. Ipsylie fut détachée, et conduite près des nobles dames qui s'étaient intéressées à son sort. Bientôt on amena d'autres victimes, parmi lesquelles se trouvait Nélida.

— Abjure! lui cria Ipsylie, invoque Vénus et tu seras sauvée.

Nélida, pour toute réponse, regarda le ciel avec un ineffable sourire.

Quatre lions affamés se précipitèrent, en rugissant, dans l'arène; un instant après, le beau corps de la jeune Corinthienne fut déchiré par lambeaux.

Magnétisée soudain par ce frissonnant exemple, Ipsylie se leva du banc où elle était assise, et se jeta dans l'arène, criant :

— O mon Dieu! pardonne-moi un instant de faiblesse... O Nélida! nous allons nous revoir dans les.....

Elle n'eut pas le temps d'achever, un lion lui broya le crâne sous ses puissantes mâchoires.

L'église de Saint-Guy, en Souabe, fut longtemps le théâtre de gestes, de mouvements plus ou moins grossiers et ridicules. Les personnes qui s'y rendaient chaque année pour y faire leurs dévotions, contagionnées par l'exemple, ne tardaient pas à se livrer à ces gestes et à ces mouvements; beaucoup parmi elles revenaient dans leurs foyers avec un tic nerveux qui, à la longue, constituait une véritable maladie. De là vient le nom de *danse de Saint-Guy* que les médecins ont donné à une névrose du mouvement.

La danse convulsive de Saint-Guy, qui, au quinzième siècle, se propagea avec une si effrayante rapidité, ne reconnaissait d'autre cause que la contagion de l'exemple. Les danseurs faisaient des sauts à la manière des bacchantes, se contorsionnaient, hurlaient, écumaient et continuaient ainsi pendant des heures entières, jusqu'à ce qu'ils tombaient à terre épuisés de fatigue. Dans l'espace d'un mois ce fléau, parti de l'Allemagne, gagna les Pays-Bas et une partie de la France. Les chroniques de ces époques nous apprennent que des bandes de ces danseurs frénétiques couraient à travers champs, villes et villages, et, qu'en les voyant les laboureurs quittaient leurs charrues, les artisans leurs ateliers, les mères leurs enfants, pour se joindre à eux et danser comme eux.

Toute émotion, toute passion violente, dit le docteur Hecker, peut produire l'extase ou forcer à l'imitation en ébranlant fortement le système nerveux et s'irradiant du centre des facultés intellectuelles aux ramifications les plus déliées de ce système. L'histoire fourmille de ces tristes exemples dans lesquels la volonté paralysée par la violence de l'impression matérielle ne peut vaincre la puissance propagatrice de l'imitation.

De toutes ces contagions de l'exemple, l'exaltation religieuse est la plus rapide, et c'est particulièrement au sein des sectes religieuses qu'elle se développe dans toute son intensité. L'histoire des siècles passés est féconde en faits de ce genre, et pour ne pas en fatiguer le lecteur nous ne citerons que les illuminés, les trembleurs, les convulsionnaires et les méthodistes, dont les affreuses grimaces et les contorsions se propageaient comme une maladie épidémique. Les sauts de carpe que l'abbé Bécheran faisait sur le tombeau du diacre Paris amusait beaucoup les curieux accourus pour les voir, et l'instinct d'imitation vivement stimulé, chez un grand nombre de dévots et de dévotes, les entraînait à exécuter les cabrioles les plus ridicules aux yeux de la foule édifiée.

Les méthodistes du comté de Cornouailles, en Angleterre, fournissent des exemples semblables ; James Cornish, témoin oculaire, dit que cette exaltation arrive jusqu'à la frénésie et se propage parmi le peuple de village en village. On voit hommes et femmes entrer en convulsions ; les muscles de la face se contractent, le corps est agité d'un tremblement général ; ils se jettent par terre, se tordent avec d'horribles grimaces, en poussant des hurlements affreux. Les enfants, effrayés par ce spectacle, veulent s'enfuir et semblent retenus par une force invisible : alors on les voit pleurer et se trémousser comme les autres ; jusqu'aux chiens, qui, agacés par ces cris, se mettent à hurler à l'unisson. Un profond abattement des forces physiques est ordinairement la suite de ces violentes émotions, qui, souvent répétées, plongent les individus dans une noire mélancolie, et plusieurs en deviennent fous. C'était autrefois, dit-on, une des causes du grand nombre d'aliénés dans l'empire britannique.

Van Swieten rapporte l'observation d'un mouvement convulsif à la face dont un ouvrier était atteint et qu'il communiqua à vingt de ses camarades travaillant dans le même atelier. L'étranger qui entrait dans cet atelier apercevait vingt et une figures qui lui faisaient la grimace, et, en ignorant la cause, il se hâtait d'en sortir.

Un physiologiste me racontait dernièrement que, faisant des expériences sur le penchant de l'homme à l'imitation, il allait, dès l'aube du matin, se promener sur un marché, et là, au milieu de la foule, il se mettait à bâiller à plein gosier ; aussitôt les personnes qui l'entouraient faisaient l'unisson ; peu à peu l'envie de bâiller se communiquait de proche en proche, et bientôt, sur toute l'étendue du marché, ce n'était qu'un bâillement général, un bruit de mâchoires assourdissant.

L'épilepsie, l'hystérie et autres affections nerveuses deviennent contagieuses pour beaucoup d'individus. Dans une salle d'épileptiques, un d'eux vient-il à être saisi d'attaques, ses voisins ne tardent pas à l'imiter, et quelquefois la contagion se propage dans toute la salle.

Une femme hystérique, traitée à l'hospice de Montpellier, communiqua en peu de jours sa maladie à toutes les jeunes filles de sa salle. Des mesures d'isolement furent prises, on la transporta dans une chambre éloignée. Mais ces précautions ne suffirent pas ; aussitôt que l'accès d'hystérie arrachait des cris à cette malheureuse, les autres jeunes filles se mettaient à crier et à gesticuler à l'unisson. Cette maladie menaçant de gagner toutes les femmes de l'hospice, le médecin, homme éclairé, ordonna le fouet pour traitement. Le jour même cinq à six filles furent vigoureusement fouettées, et les attaques ne se renouvelèrent plus.

Un artiste peintre, qui s'était livré à l'industrie des lithographies coloriées, m'a raconté que dans son atelier, où l'on comptait une vingtaine de jeunes filles coloristes, il avait été, plusieurs jours de suite, témoin de scènes fort curieuses.

Parmi ces jeunes filles, une, contrariée par sa voisine, fut saisie d'attaques hystériques. Pendant qu'on lui donnait des soins, trois autres, influencées par ses convulsions avec grincements de dents, tombèrent sur le plancher en proie à des attaques semblables. — Le lendemain, la même scène se renouvela, mais le nombre des convulsionnaires fut doublé. — Les jours suivants, la contagion de l'exemple devenant générale, le peintre se crut obligé de congédier trois à quatre des coloristes qui d'ordinaire donnaient le branle. Cette mesure une fois exécutée, les autres jeunes filles, n'ayant plus l'exemple magnétique devant les yeux, restèrent parfaitement tranquilles.

Le savant Zimmermann rapporte qu'une sœur, dans un couvent d'Allemagne, s'étant mise à miauler, toutes les autres sœurs l'imitèrent, et, malgré les menaces de la supérieure, ces miaulements durèrent jusqu'à ce qu'on fit entrer au parloir la force armée pour saisir celles qui s'obstineraient à miauler.

Ce fut surtout chez les convulsionnaires et les trembleurs des Cévennes que la contagion de l'exemple se manifesta dans toute sa violence. Il suffisait aux personnes nerveuses d'assister à une de ces scènes burlesques pour entrer en convulsion. On peut lire à ce sujet la relation volumineuse des miracles qui eurent lieu sur la tombe du diacre Paris.

Une observation à peu près semblable à celle que nous avons déjà rapportée, et des plus curieuses, prouve assez comiquement l'influence de l'imagination et de l'exemple ; c'est celle de ce paysan qui, étant venu demander un purgatif au médecin, reçut de lui l'ordonnance sur une feuille de papier, avec recommandation de la prendre en trois fois. Arrivé chez lui, le paysan, prenant le papier pour le remède et désirant depuis longtemps purger sa femme et sa sœur, coupa la feuille en trois parties égales, en avala une et donna les autres aux deux femmes, qui les avalèrent également. Le paysan fut le premier à en ressentir les effets ; les deux femmes n'éprouvaient rien encore ; mais, à la vue du pauvre homme qui se dérangeait à chaque instant pour donner cours au remède, elles se sentirent prises de coliques, et, à leur tour, pendant plus d'une demi-journée, elles payèrent abondamment leur tribut à ce purgatif imaginaire.

SECTION II.

Nous rapporterons encore, comme appartenant strictement au magnétisme de l'exemple, une danse convulsive
que pratiquent les mauresques de l'Algérie, danse qui est
accompagnée de gestes peu décents, de cris, de soupirs,
et qui se termine par une prostration de forces, un affaissement subit du corps sur le sol. — Ces danses étaient
secrètes autrefois, les femmes seules pouvaient y assister;
depuis l'occupation française, quelques curieux ont pu
pénétrer dans ces mystérieux gynécées et être témoins
oculaires des contorsions auxquelles se livrent les danseuses africaines. La description suivante donnera au lecteur une légère idée de ces sortes de danses :

Dans le fond d'une chambre longue et obscure, une
vieille femme, ayant réputation de sorcière, se tient ac-
croupie sur ses talons en face d'une cassolette allumée où
elle jette des grains d'ambre et d'encens. Trois à quatre
autres femmes, tout aussi laides, tout aussi ridées, as-
sises sur des nattes, les jambes croisées, sont armées de
pots de terre, à large ouverture, recouverts d'un parche-
min, espèce de tambour sur lequel elles frappent en cadence afin de soutenir et d'accompagner la danse. Les
femmes qui viennent pour la première fois avec la ferme
volonté d'entrer en danse se tiennent de chaque côté de la
chambre, et, déjà impressionnées par les récits merveilleux qu'on leur a faits, surexcitées par la scène qu'elles
ont devant les yeux, elles regardent attentives et attendent silencieusement l'influence magnétique.

Une femme déjà faite à ces convulsions s'avance devant la cassolette où l'encens fume, se penche dessus, en

aspire les bouffées, se redresse la face rouge, les narines
ouvertes, la poitrine gonflée, et, après quelques contorsions, se penche et aspire de nouveau la fumée aromatique ;
puis, au son des tambours, dont la mesure marche avec
lenteur, elle commence à remuer le bassin et à agiter les
bras. Bientôt la musique augmente de force, de vitesse,
et les mouvements de la danseuse en suivent la rapidité ;
arrive un moment où les musiciennes frappent avec fureur
sur leurs tambours, précipitent, saccadent la mesure en
vociférant un chant infernal qui ressemble à des hurlements de bêtes fauves. Les mouvements de la danseuse
deviennent de plus en plus rapides ; les convulsions commencent : les traits s'animent, l'œil brille, étincelle, la
tête se renverse spasmodiquement en arrière, les bras se
tordent, les articulations craquent, toute l'organisation
s'agite et frémit ! Enfin, la danseuse finit par tourner sur
elle-même avec une effrayante rapidité, et tombe sur le
sol en poussant un cri déchirant.

Il ne faut pas croire que cet état soit simulé, ainsi que
l'est, chez nous, l'état de certaines jongleuses exploitant
la bourse du public ; les danseuses mauresques agissent
tout de bon ; il est rare qu'en tombant, une convulsionnaire ne se fende la tête ou ne se fasse quelques lar-
ges contusions. Un médecin qui les a explorées dans cet
état a trouvé les symptômes suivants : — Peau froide ;
pouls imperceptible, vermiculaire, se perdant peu à peu ;
les battements du cœur ne pouvaient être saisis même à
la région précordiale ; les yeux restaient ouverts, les prunelles immobiles, la pupille dilatée ; les traits étaient
crispés, décolorés, les mâchoires serrées, les lèvres bla-
fardes ; la roideur du torse et l'inflexibilité des articulations, jointes à l'insensibilité du corps entier, offraient les

caractères d'un cadavre roidi par la mort depuis quelques heures. Ce médecin pinça fortement plusieurs parties du corps, enfonça une épingle dans les chairs, sans que la convulsionnaire donnât signe de douleur.

Lorsque la danseuse est tombée, les vieilles musiciennes pratiquent avec la main des frictions sèches sur sa poitrine et l'emportent dans un autre appartement.

Une autre femme se présente aussitôt : les vieilles recommencent à frapper sur leurs tambours ; cette nouvelle danseuse imite dans ses mouvements et ses cris celle qui l'a précédée, et, comme elle, tombe sur le sol, dans un état absolument semblable. Ainsi se succèdent les femmes qui sont présentes ; souvent plusieurs se lèvent à la fois, ne pouvant résister à l'entraînement, et toutes passent par les mêmes phases de la danse convulsive, toutes s'évanouissent et tombent, offrant les mêmes phénomènes.

Pendant une de ces danses, une fille de onze ans qu'on avait tenue éloignée de la scène, étant parvenue à s'échapper, vint épier les danseuses. Tout à coup on vit cette enfant franchir le seuil de la porte, entrer en danse comme les autres femmes et tomber roide sur le plancher. On crut un instant qu'elle était morte ; cependant à force de secours on la rappela à la vie ; mais elle éprouva plusieurs jours de suite des attaques de nerfs, précédées d'un violent mal de tête et suivies d'un profond assoupissement.

Cette danse prouve d'une manière incontestable que le magnétisme de l'exemple agit puissamment sur l'organisation, et que les êtres faibles ou prédisposés se sentent entraînés, malgré eux, à l'imitation.

Chez les peuplades de l'Algérie, une croyance superstitieuse s'attache aux causes de cette danse convulsive ; trop arriérés pour comprendre ces phénomènes magnétiques, leurs savants prétendent que ces danseuses communiquent avec le ciel, et voient, pendant leur extase, l'avenir se dérouler à leurs yeux ; les marabouts, au contraire, affirment qu'elles sont possédées de l'esprit malin. Les chroniques algériennes rapportent que, deux années avant l'invasion française, plusieurs de ces danseuses prédirent pour 1830 la prise d'Alger et la fuite du dey. Beaucoup de Maures, qui ont continué d'habiter la ville depuis cette époque, attestent l'authenticité de cette prédiction.

Nous avons dit que l'exemple du vice est contagieux ; par une opposition compensatrice, l'exemple d'une bonne œuvre stimule les êtres indifférents ou à pitié stérile, et les force à coopérer au bien. L'anecdote suivante, qu'on prête aux trois premiers acteurs de l'ancien théâtre Feydeau, et qui leur fait honneur, en fournit encore une preuve :

— La foule se précipitait dans le magnifique jardin de Tivoli, où tout alors était plaisir, parfums et harmonie. L'orchestre jouait, les danses s'entrelaçaient folles et bruyantes ; de tous côtés la joie bourdonnait ; ce jour-là il y avait grande fête à Tivoli. — Près de la porte d'entrée, un pauvre aveugle stationnait avec sa fille âgée de quinze ans : elle pinçait de la harpe, et son père chantait. Madame Damoreau-Cinti, Martin et Ponchard vinrent à passer près d'eux. La célèbre chanteuse eut la curiosité de jeter un regard sur la sébile du pauvre aveugle : elle était vide... De tant de monde qui passait et repassait par là, emporté par le plaisir, personne n'avait peut-être fait attention au pauvre nécessiteux, hélas !...

— Une excellente idée ! une idée d'artiste ! s'écria madame Damoreau en s'adressant à ses deux compagnons ; il faut que vous me prêtiez votre concours pour la mettre à exécution. La complainte de l'aveugle n'a pu jusqu'à présent lui attirer ni auditeurs ni aumône ; éprouvons si, pour son compte, nous serons plus heureux que lui.

Martin et Ponchard consentirent en souriant. Damoreau prit la harpe des mains de la jeune fille, et les célèbres artistes entamèrent un trio délicieux.

Les passants s'arrêtèrent ; une épaisse ceinture se forma autour de l'aveugle, qui, lui aussi, ému par ces voix suaves, écoutait dans une muette admiration. Lorsque le public connut les noms des chanteurs, il battit des mains, des bravos multipliés s'élevèrent de toutes parts. Le bruit de cette scène se répandit bientôt au centre du jardin de Tivoli ; on déserta les jeux, les danses, les rafraîchissements ; tout le monde se porta en masse du côté des chanteurs : la foule devint immense.

Après que les trois artistes eurent chanté plusieurs morceaux et reçu des applaudissements mérités, madame Damoreau prit le chapeau de l'aveugle et commença le rôle de quêteuse. Personne ne se fit tirer l'oreille ; l'exemple une fois donné, tout le monde jetait dans le chapeau, très-peu de cuivre, beaucoup de pièces blanches et quelques pièces d'or. Cet élan de générosité gagna les plus avares, et il devint si fort, si général, qu'on se bouscula, on sauta par-dessus les épaules ; une multitude de mains étaient levées en l'air montrant leur offrande. Parmi cette foule compacte, il n'y eut personne qui ne contribuât à cette bonne œuvre. Le chapeau fut rempli et vidé plusieurs fois dans le sac du pauvre aveugle.

La quête terminée, madame Damoreau dit à ses compagnons, émerveillés du résultat :

— A notre tour, messieurs, de donner l'obole à l'indigent.

Et, en achevant ces mots, elle mit une pièce d'or dans la sébile. Martin et Ponchard s'empressèrent de l'imiter. Alors elle se retourna vers la jeune fille, et, en lui remettant sa sébile où brillaient trois belles pièces d'or, elle lui dit tout bas :

— Tiens, mon enfant, ceci t'appartient, entends-tu? Ton père n'aura aucun droit sur cette petite somme : c'est pour renouveler ton chapeau, ta robe et ton fichu ; ils sont vieux et fanés, tandis que toi tu es jeune et jolie... Adieu, ma fille...

Les trois généreux artistes se donnèrent le bras et s'éloignèrent, accompagnés des bénédictions du pauvre et suivis des acclamations de la foule.

Honneur à vous, artistes, qui vous servez si bien des talents que vous donna le ciel! Puissent ceux qui vous ressemblent par le savoir et le cœur pratiquer quelquefois un aussi bienfaisant magnétisme !

Avant de terminer cet article, nous ferons encore observer que le magnétisme de l'exemple agit plus souvent et plus généralement qu'on ne le pense. Tous les jours, à toute heure, à tout moment, les hommes imitent machinalement ou avec intention ce qui frappe leurs sens. Le rire, les pleurs ou la gaieté, la tristesse, la frayeur, l'espérance, etc., etc, se communiquent avec une étonnante rapidité. « Pleurez si vous voulez que je pleure, disait Horace ; qu'un rire franc et jovial épanouisse votre visage, si vous voulez que je rie. » Notre système nerveux, semblable à un écho, répète souvent malgré nous les impressions physiques et morales. On est délicieusement ému à l'aspect d'un bonheur qui arrive ; on se sent, au contraire,

glacé d'effroi en présence d'un affreux accident. La vue
d'une blessure palpitante, d'une épine enfoncée sous l'on-
gle, d'une large coupure avec un fragment de verre, nous
fait frissonner, et plus tard, bien longtemps après, à la
seule pensée de ces accidents, le frisson nous saisit de
nouveau et court sur nos nerfs agacés.

Les exemples de barbarie rendent barbare; — les
mœurs ne s'adoucissent que par la civilisation, c'est-à-
dire par une série longtemps continuée d'exemples d'humanité, de bonté. — L'exemple du luxe fait naître des
goûts de luxe qui deviennent funestes à beaucoup de personnes, surtout aux femmes. — Le vice se donne comme
la gale ; rien n'est plus facile que de contracter les défauts
d'autrui. — Si les vertus se communiquent moins rapidement, c'est que leur exemple est plus rare. — Les parents, les moralistes, les instituteurs et tous ceux qui
veillent à l'éducation de la jeunesse ont soin de prêcher à
leurs élèves de fuir les mauvais exemples et de rechercher
les bons. Ce *consensus omnium* prouve que l'influence
de l'exemple agit puissamment sur l'organisation de
l'homme, et joue un rôle immense dans le cours de
sa vie.

On pourrait s'étendre longuement sur cette matière;
mais, d'après ce qui précède, nous pensons que la contagion, l'influence ou le magnétisme de l'exemple est
suffisamment démontré.

CHAPITRE XIV.

SECTION I.

MAGNÉTISME

ou

PROJECTION DE LA VOLONTÉ.

On entend par projection de la volonté l'action puissante qu'un être exerce sur un autre, en lui imposant sa volonté, sans aucune manifestation extérieure sensible. Ainsi Paul exige mentalement que Pierre exécute telle ou telle action, et Pierre l'exécute forcément. Comme le serpent fascine le frêle oiseau, l'étourdit de ses regards attracteurs et le force à descendre dans sa gueule, de même le fort qui projette sa volonté sur le faible le contraint à une obéissance passive.

Certes, cette action si prodigieuse de la volonté, devant laquelle surgissent des doutes et qu'on est tenté de nier comme impossible, cette puissance occulte n'existe pas, au même degré, chez tous les hommes ; comme aussi, les sujets réunissant les conditions exigées pour recevoir la projection sont encore plus rares que les sujets magnétiques ordinaires ; néanmoins les observations qu'ils ont fournies sont assez nombreuses pour servir de base à notre théorie.

— Qu'est-ce que la volonté ?

— C'est une force qui se manifeste par des effets.

— D'où provient cette force ?

— Du travail de l'organe cérébral.

— Qui a fait cet organe et l'a doué de cette faculté ?

— Nous l'ignorons ; demandez à la puissance absolue, au souverain de toutes choses. Là s'arrêtent les spéculations de la pensée humaine. Toutes les fois qu'il s'agit de causes premières, la raison nous dit de faire taire l'imagination, car l'imagination nous conduit presque toujours au labyrinthe des erreurs.

La volonté n'est point un être chimérique, c'est une force réelle dont les effets multipliés nous prouvent l'existence. Nous savons que la volonté, de même que les autres facultés intellectuelles sont subordonnées aux fonctions normales de l'organe cérébral. Supprimez le cerveau, vous anéantissez les facultés intellectuelles ; dérangez le travail normal de cet organe, vous produisez la démence, l'imbécillité, la folie, la mort !

La volonté étant admise comme force, il ne s'agit plus que de rechercher comment la volonté peut s'échapper de notre corps et être projetée sur un autre individu. Nous avons démontré, dans un autre ouvrage, comment le cerveau fonctionnait ; nous avons dit que les facultés intellectuelles, au nombre desquelles on compte la volonté, n'étaient que le résultat nécessaire des fonctions de cet organe, et que le vrai moteur de ces fonctions était le fluide nerveux. Or le fluide nerveux, qui n'est que le fluide électrique modifié par nos organes, doit avoir quelques-unes des propriétés du fluide électrique, comme par exemple l'instantanéité.

Lorsque le travail de la volonté a produit le fluide de

même nom, alors ce fluide élaboré, qui représente la volonté, peut, en vertu des lois qui régissent notre économie, entrer en action, attirer à lui, repousser et diriger le fluide nerveux des autres régions du corps, ainsi que cela s'effectue quand la tête ordonne aux jambes de marcher. Enfin, ce fluide, que quelques-uns ont nommé fluide psychique, s'exhale de notre corps, comme les autres émanations animales ; il peut être projeté à des distances plus ou moins grandes, selon son degré de puissance, et pénétrer les individus sur lesquels il est lancé.

Pendant que l'acte de la volonté s'accomplit, les yeux sont les foyers magnétiques d'où rayonne et s'échappe le fluide nerveux. Observez les regards du magnétiseur qui opère ; ces regards brillants, immobiles, invinciblement fixés sur la personne magnétisée, et vous restez convaincu de son existence. Ainsi donc, nous croyons avoir démontré, autant qu'il est possible, que le fluide nerveux sort des yeux, chassé par la volonté ; qu'il pénètre la personne sur laquelle il est lancé, atteint le fluide de cette personne, l'attire ou le repousse, détruit ou augmente sa puissance, et, selon qu'il est accumulé ou soustrait, le magnétiseur peut à son gré centupler ou annihiler les facultés sensorielles et intellectuelles de la personne magnétisée. Maintenant il ne nous reste plus qu'à citer des observations pratiques à l'appui de notre théorie.

Un homme de science, attaché à notre armée d'Afrique et connu par d'intéressants travaux, magnétisait un enfant maure en lui faisant numérer les doigts de sa main : au quatrième doigt la voix de l'enfant s'embarrassait et le sommeil le gagnait avant qu'il eût pu compter le cinquième. Ce magnétiseur éprouva, dans diverses circonstances, son pouvoir projectif sur ce jeune sujet : tantôt, lorsque le petit Maure voulait aller jouer, il s'opposait à sa sortie par la seule volonté, et tantôt il le faisait jouer lorsqu'il n'en avait nullement envie ; d'autres fois, le voyant sur le point d'entrer dans sa chambre, portant un plateau garni de tasses à café, il l'endormait soudain et l'arrêtait sur le seuil de la porte, immobile comme une statue. Un jour l'enfant fut conduit dans une maison voisine et enfermé sous clef, avec deux incrédules qui désiraient constater le fait. Malgré les conversations qu'ils eurent avec lui pour le tenir éveillé, malgré les distractions bruyantes dont ils l'entourèrent, le petit Maure s'endormit tout à coup. Alors les deux témoins, tirant leurs montres, se convainquirent qu'à telle heure, telle minute, ainsi qu'il en était convenu, la projection de la volonté avait eu son effet.

Dans les nombreux villages de nos départements, quelques vieilles femmes et vieux mendiants réputés sorciers se servent avec succès de leur faculté projective comme moyen d'industrie. Les uns disent être doués d'un pouvoir *galactofuge* ; les autres, *fébrifère, purgatif*, etc., c'est-à-dire qu'ils ont le pouvoir d'arrêter le lait des nourrices, de donner la fièvre, la diarrhée... Remarquez bien que ces projections ne réussissent pas sur tous les villageois, par la raison que toutes les organisations ne sont point susceptibles d'éprouver le même ébranlement. Mais les gens de la campagne ne font pas attention aux sorts *avortés* : ils ne comptent que ceux qui ont *porté*. Voici comment opèrent ces industriels redoutés :

Lorsque, par un motif quelconque, et ce motif est le plus ordinairement un cadeau, une aumône qui se fait trop longtemps attendre, la sorcière s'est décidée à jeter le maléfice, elle passe et repasse plusieurs fois devant la porte de la victime, y fixe de sombres regards, et, grommelant des mots inconnus, termine par une affreuse grimace. Les personnes qui l'ont aperçue ne manquent pas de dire à la voisine, si c'est une nourrice :

— Prenez garde, commère : la vieille a passé, marmottant quelque horrible parole de sabbat, avec sa bouche grimaçante ; elle a regardé votre porte avec ses yeux de serpent ; prenez garde qu'elle n'ôte le lait à votre nourrisson !

Si c'est une personne convalescente :

— Prenez garde, lui dit-on, que la vieille ne vous recontinue la maladie !

Le meilleur moyen d'échapper au sort est de contenter la sorcière. On prend généralement ce parti ; sans cela, les personnes faibles et superstitieuses subiraient sa pernicieuse influence. — J'ai vu deux nourrices dont le lait avait été subitement tari par un semblable maléfice. Tout le monde sait qu'un saisissement, une forte émotion, peut tarir le lait d'une nourrice ou faire rechuter un convalescent ; la cause est plus que suffisante, et l'on n'a pas besoin d'aller la chercher ailleurs.

Le grimoire où puisent ces prétendus sorciers est tout simplement la frayeur qu'ils inspirent. Le devoir de toute personne raisonnable est de rassurer ces crédules bonnes gens en leur persuadant, par un langage à leur portée, que le pouvoir de ces misérables, qui cherchent à extorquer leur argent, gît tout entier dans l'imagination timorée des personnes assez sottes pour ajouter foi à ce pouvoir dérisoire. Et, de nos jours, quand les gens de la campagne commençaient à s'affranchir de ces absurdes terreurs, n'est-il pas déplorable de voir des hommes, qui se disent intelligents, prendre la plume pour exhumer ces vieux contes bleus d'autrefois ; pour certifier, de leur autorité, que des légions diaboliques ont fait irruption sur la terre ; que l'esprit malin se greffe dans nos corps, se loge dans nos vêtements, nos meubles et notre batterie de cuisine ?... N'est-ce pas une bien triste aberration de l'intelligence ? Mais nous ne sommes pas encore arrivé au moment de prouver la monomanie de ces fabricants de grimoire ; nous leur consacrerons plus loin un chapitre spécial.

SECTION II.

PROJECTION DE LA VOLONTÉ. (Suite.)

L'observation suivante, que j'écris sous les yeux de trois témoins oculaires, m'a semblé être le degré le plus élevé auquel ait pu atteindre la puissance occulte de la volonté. Si cette série de projections continuées pendant près d'une heure est un fait réel, et il faut le croire, puisqu'il est attesté par des hommes qui non-seulement n'ont aucun intérêt à le faire accepter, mais qui doutent encore de ce qu'ils ont vu ; si ce fait est réel, dis-je, on sera forcé d'avouer que le magnétisme nous ouvre une des portes par lesquelles nous devons entrer dans le mystérieux sanctuaire de la vie inconnue.

Les deux acteurs de cette scène des plus extraordinaires sont MM. Anténor *** et mademoiselle Ophélie ***. Le développement crânien d'Anténor accuse une fermeté, une volonté à toute épreuve, une foi opiniâtre dans la puissance de son individualité.

Ophélie, jeune personne de dix-neuf ans, délicate et

timide à l'excès, dénote une constitution sujette aux vapeurs et au somnambulisme.

Les témoins sont des hommes mûrs et versés dans les sciences physiques, profonds observateurs et habiles à expliquer les phénomènes soumis à leur investigation.

Anténor, artiste musicien distingué, cédant aux instances du baron de ***, s'était décidé à donner des leçons à mademoiselle Ophélie, sa fille. Déjà plusieurs fois Anténor avait cru remarquer l'influence que sa volonté exerçait sur sa jeune élève, et en tirait profit pour la mettre en voie de progrès. Il finit par prendre un ascendant étrange, une autorité presque absolue à laquelle Ophélie n'essaya jamais de se soustraire. Lorsque, fatiguée au milieu de sa leçon, elle manifestait le désir de cesser, un seul regard du maitre la forçait de continuer, et, si elle s'arrêtait encore, un nouveau regard la remettait en train; ses doigts voltigeaient légèrement sur le clavier sans jamais frapper une touche à faux. Insensible aux éloges qu'on lui prodiguait, elle ne s'arrêtait plus, jouait toujours, et, le morceau terminé, elle le recommençait. Un jour, le professeur, étonné de cette ardeur insolite, lui adressa la parole; elle ne répondit pas. Alors, l'examinant avec une surprise mêlée de crainte, il la trouva dans l'état suivant : le torse roide; les yeux grands ouverts gardaient une fixité constante; pas la moindre expression de vie dans les traits; sa face, blanche, inanimée, représentait un beau marbre; le mouvement semblait avoir quitté ce corps grêle pour passer dans les doigts, qui couraient sur les octaves avec une rapidité surprenante.

Anténor fut effrayé; il tira vivement son élève par le bras en s'écriant :

— Ophélie, souffrez-vous?

La jeune fille tressaillit sur son siége par un mouvement brusque et rapide, comme si elle se fût réveillée en sursaut.

— Je suis bien fatiguée, répondit-elle; j'éprouve un mal de tête affreux.

La leçon fut discontinuée.

Les mêmes phénomènes se présentèrent aux leçons suivantes. L'immobilité d'Ophélie, son recueillement, sa muette ardeur toutes les fois qu'elle approchait du piano, n'avaient point échappé à l'œil du père, qui s'en réjouissait, espérant voir bientôt le talent de sa fille monter au degré de la virtuosité. Il s'en entretint avec le professeur; celui-ci, après différentes questions adressées au baron, resta frappé de la coïncidence entre les heures où Ophélie se mettait à étudier et celles pendant lesquelles il pensait à elle. La veille d'une journée où, devant une société d'amis invités par le père, Ophélie exécuta brillamment des morceaux difficiles, le professeur se ressouvint qu'il avait pensé plusieurs fois, avec inquiétude, à la manière dont son élève s'en tirerait en face d'une réunion si nombreuse, elle si timide, si facile à déconcerter. Chaque fois que cette pensée lui était venue, il avait désiré fortement qu'Ophélie répétât les morceaux à l'étude. Il en fit part au baron, qui se mit à rire.

De retour à son domicile, Anténor, presque sûr de l'influence de sa volonté, voulut acquérir une conviction entière. Il prit sa montre, marqua l'heure et prononça d'une voix impérative :

— Ophélie, mettez-vous au piano, et répétez votre leçon, je l'exige ; vous ne cesserez que lorsque je vous le dirai.

Au bout d'une demi-heure :

— Très-bien ! reposez-vous.

Un instant après :

— Recommencez... Vous paraissez fatiguée ; faites encore une pause... Maintenant, assez !

Le lendemain, Anténor parla au baron de son essai, et lui demanda si mademoiselle Ophélie s'était conformée à ses volontés. On lui répondit affirmativement. — Le professeur soumit encore une fois ses observations au baron, qui, ne pouvant y croire, arrêta une épreuve pour le jour suivant. — L'épreuve réussit complétement. Plusieurs autres épreuves furent tentées et obtinrent le même succès. — Stupéfait de ce qu'il voyait, et craignant quelque chose de fâcheux pour sa fille unique, le père s'empressa de consulter un vieux médecin de ses amis, homme dans la science duquel il avait pleine confiance.

Le docteur se mit d'abord à plaisanter.

— Ce que vous me dites là est du magnétisme tout pur. Ah ! ah ! vous croyez au magnétisme, baron ! Ignorez-vous encore que magnétiseur et jongleur sont synonymes ?

— C'est comme vous voudrez ; mais le fait dont je parle est irrécusable ; j'ai des yeux et des oreilles, docteur !

Le médecin, voyant que le consultant le prenait au sérieux, quitta le ton du badinage, et reprit :

— J'ai un remède infaillible contre la crédulité ; je veux dire contre l'affection nerveuse qui menace mademoiselle votre fille ; mais il est nécessaire que vous me prêtiez votre concours.

— Vous l'aurez, docteur, répondit le baron.

— Il s'agit d'amener votre professeur de musique dans

mon cabinet, sans l'avoir prévenu du motif de cette visite. Vous vous rendrez ensuite auprès de votre fille, que vous aurez soin de ne laisser communiquer avec personne. Nous nous ferons assister, l'un et l'autre, de deux témoins, hommes de science et sceptiques surtout! Les choses ainsi réglées, vous, armé de votre chronomètre et moi du mien, nous prierons M. Anténor d'opérer ses prodiges, et, je le certifie d'avance, vous resterez à jamais convaincu que la puissance magnétique, prise à l'improviste, tombe d'elle-même. La ruse ainsi dévoilée, votre fille cessera d'obéir à une force occulte, et vous serez le premier à rire d'une croyance qui compte aujourd'hui fort peu de fanatiques.

Le lendemain, Anténor se trouvait dans le cabinet du docteur, assisté de deux témoins. Ophélie, également surveillée par deux témoins et son père, était enfermée dans son appartement. Deux cahiers de papier, de même forme, avaient été préparés de part et d'autre : sur l'un devaient être consignés les ordres du magnétiseur; sur le second, les mouvements et réponses de la somnambule. Lorsque les chronomètres, strictement réglés, marquèrent midi, la séance commença.

En ce moment, Ophélie causait théâtre avec les deux amis de son père, et riait bruyamment des piquantes saillies dont pétillait un vaudeville qu'elle avait vu jouer la veille. Tout à coup la projection lui arriva : ses joues pâlirent, ses traits s'immobilisèrent peu à peu, sa prunelle sembla se pétrifier dans son orbite, et le regard resta invariablement fixe.

Ophélie se leva de la causeuse où elle était assise, alla se placer au piano, et attaqua un morceau avec la facilité de l'improvisation. — La lenteur des mouvements auto-

matiques du corps contrastait d'une manière effrayante
avec la rapidité de ses doigts. Le morceau terminé, elle
saisit une chaise qu'elle assura contre le mur, monta dessus pour atteindre un volume enfoncé dans une petite bi-
bliothèque d'acajou, le prit sans rien déranger, redes-
cendit de la chaise, et, se tenant debout au milieu de
l'appartement, déclama un des beaux passages du *Roi
s'amuse* de Victor Hugo ; puis, lançant avec humeur le
volume contre le parquet, elle dansa une figure de contre-
danse, mais lentement et comme contrariée ; ensuite elle
vint se rasseoir sur sa causeuse. Des sanglots gonflè-
rent sa poitrine, et ses yeux laissèrent tomber quelques
larmes.

Le pauvre père, déjà fortement ému, voulut arracher
sa fille à la funeste influence qui la dominait, et briser,
par le réveil, cette volonté de fer à laquelle Ophélie
obéissait. Les témoins s'y opposèrent et parvinrent à le
contenir.

Le calme reparut bientôt sur les traits d'Ophélie ; elle
ouvrit un échiquier, plaça elle-même les pions sur les
cases, et son père eut la faveur d'être battu le premier
par elle, qui ne connaissait que l'alpha du jeu. Les deux
amis furent successivement battus par des combinaisons
qu'ils avouèrent très-savantes. Après cette triple victoire,
elle partit d'un grand éclat de rire, ce qui égaya un peu
le pauvre baron, et elle se replaça au piano, où elle exécuta un air guerrier ressemblant à une marche triomp-
phale. La somnambule descendit ensuite à un petit parterre que l'on cultivait pour elle en face des croisées de
l'hôtel. Elle parcourut avec adresse et précaution les
sentiers sinueux sans fouler les plates-bandes, arrosa
quelques fleurs, en cueillit d'autres, puis remonta à son

14

appartement avec un bouquet fort bien arrangé qu'elle plaça dans un vase. Elle ouvrit sa boîte à dessin, et, d'une main assurée, commença l'esquisse des fleurs.

Pendant qu'elle dessinait, le témoin qui, dans le cabinet du médecin, était chargé d'annoter les volontés de M. Anténor, lui fit cette demande :

— Monsieur, voudriez-vous avoir la complaisance d'ordonner à mademoiselle Ophélie d'écrire sur son papier nos noms et prénoms ?

— Cet ordre ne serait point exécuté, répondit le professeur, je ne puis projeter une volonté étrangère ; il est nécessaire que toutes les idées communiquées à mon élève naissent spontanément dans mon esprit ; les idées qui me seraient suggérées par un autre ne parviendraient point à la somnambule. Je puis, si vous le désirez, faire écrire le nom des fleurs composant le bouquet.

Les témoins firent un signe de tête affirmatif.

Ophélie abandonna son dessin pour écrire sur le même papier le nom des fleurs dans l'ordre suivant :

« Rose. — Immortelle. — Narcisse. — Jasmin. — Bouton d'or. — Lilas. — Anémone. — Hyacinthe. — Jonquille. »

La somnambule prononça lentement le mot jonquille, fit un mouvement de tête, puis ajouta, avec un soupir :

— Je me reconnais dans cette fleur... frêle, pâle et languissante, ce sont bien les caractères de ma constitution chétive... Pauvre jonquille si tendre et si mignonne, à peine les yeux se sont-ils tournés vers toi, que ces tristes paroles arrivent sur les lèvres : — Demain elle ne sera plus... Hélas ! j'aurai ton sort...

En achevant ces mots, la somnambule s'approcha d'une glace, se peigna, natta ses cheveux, lissa ses bandeaux

d'une symétrie irréprochable ; puis alla prendre un grand
voile de tulle brodé, semblable au voile d'une jeune
épousée ; elle le fixa avec une épingle d'or sur les tresses
de sa grecque, et s'agenouilla, en joignant les mains, de
même que si elle allait se mettre en prières. Tout à coup
elle se leva brusquement et dit avec impatience :

— Non, non, je ne puis me marier... ma constitution
ne comporte pas le mariage... j'en mourrais... O mon
père ! vous qui m'aimez tant... vous ne m'y forcerez
pas...

Elle garda le silence pendant quelques minutes, et
semblait écouter une voix qui lui parlait... Sa physionomie
exprima une indicible tristesse ; puis un sourire plein de
mélancolie s'arrêta sur ses lèvres... elle prononça ces
mots interrompus par des intervalles, comme si elle répondait à des questions.

— Un épithalame !... Ce chant n'est pas pour moi...
Célébrer la vie et la santé tandis que je suis faible et ma-
ladive... Poëte, c'est un chant de mort qui me convient...
une épitaphe... Une épitaphe ! cela vous effraye ; vous
êtes attendri, vous pleurez de voir une pauvre jeune fille
sonder, dè ses yeux, les noirs abîmes de la tombe... se
faner au matin, elle qui souriait à l'existence... Des fleurs !
des fleurs !... oui, j'aime les fleurs... Vous voudriez cacher ma tombe sous un tapis de fleurs... Hélas ! dessous
n'est-ce pas toujours la tombe... la tombe masquée par
des fleurs... Les tièdes brises du printemps ont cessé de
souffler pour moi ; je frissonne déjà sous le vent glacé
des hivers...

Elle se tut de nouveau...

— Toujours l'épithalame ! recommença-t-elle avec un
geste d'impatience ; mais cessez, je vous en prie ; je viens

de vous dire que le mariage serait ma mort... pourquoi cette obstination ?... Voyons, composez mon épitaphe. Vous ne vous en sentez pas la force?... Je serai donc obligée de la composer moi-même... Prenez votre crayon et écrivez :

> Comme la fleur qu'un bouton vit sortir,
> Naître, briller pendant une journée,
> Languir le soir, se faner, puis mourir,
>   Sera ma destinée.

Le père, ne pouvant plus tenir à cette scène doulou-reuse, s'élança tout larmoyant au cou de la somnambule :

— O ma fille ! ma fille ! s'écria-t-il en l'embrassant, re-viens à toi, repousse au loin ce sommeil infernal qui pèse sur ta tête.

Ophélie, brusquement éveillée, poussa un cri déchi-rant et s'évanouit dans les bras de son père. Ce ne fut qu'après une heure de secours et de soins empressés, qu'elle revint à elle. Il fallut la mettre au lit, où elle resta quatre jours, offrant des symptômes nerveux très-alarmants.

Immédiatement après la séance, le docteur et les deux témoins se rendirent chez le baron. Les deux cahiers fu-rent scrupuleusement confrontés, lus et relus avec la plus minutieuse attention ; on ne put trouver la moindre interversion, la plus petite erreur. Toutes les projections inscrites se rapportaient parfaitement à tous les mouve-ments. De part et d'autre on se regarda stupéfait, ahuri !... On ne pouvait attribuer au hasard la coïnci-dence qui existait entre cette longue série de volontés strictement exécutées ; et comme les témoins n'étaient point de ceux qui ajoutent foi à la sorcellerie et aux miracles de notre époque, ils se contentèrent d'avouer le fait physiquement inexplicable, mais refusèrent, toutefois, de le constater, craignant sans doute les railleries des hommes sérieux.

Il est fâcheux que ni les uns ni les autres n'aient voulu signer les résultats de cette séance, car leurs noms eussent été d'un grand poids dans cette circonstance.

CHAPITRE XV.

SECTION I.

MAGNÉTOTHÉRAPIE

ou

MAGNÉTISME MÉDICAL APPLIQUÉ A LA GUÉRISON DES MALADIES.

Nous voici arrivé à la question la plus délicate, la plus difficile à résoudre ; il s'agit de savoir :

1° Si le magnétisme animal a une action thérapeutique sur l'économie souffrante ;

2° S'il peut être appliqué au traitement de certaines maladies, surtout au traitement de celles contre lesquelles l'art de guérir a échoué ;

3° Si quelques sujets, en état de somnambulisme magnétique, possèdent réellement la faculté de voir, à travers l'enveloppe du corps, les organes lésés, et d'indiquer les moyens de guérison les plus efficaces.

14.

Cette triple question, dont la solution est de la plus haute importance pour la science et pour l'humanité, devrait être l'objet d'études incessantes de la part des hommes éclairés qui professent dans les facultés de médecine. Notre époque n'est-elle pas la grande époque des découvertes dans les arts et dans les sciences? Si la physique et la chimie marchent à pas de géant, la physiologie humaine, qui a tant fait de progrès, ne doit point rester en arrière ; le magnétisme animal s'ouvre devant elle, comme un champ vaste et presque vierge, où une riche récolte est à faire.

Comparer, opposer, analyser les documents et opinions pour et contre la question qui nous occupe sera l'objet de ce chapitre ; peut-être arriverons-nous de cette manière à un résultat satisfaisant.

Nous avons constaté précédemment, par une série de faits, que, dans l'antiquité, des hommes appartenant presque tous à la classe sacerdotale, c'est-à-dire à la classe éclairée des nations, guérissaient les malades par les attouchements et l'insufflation ; — qu'au moyen âge des hommes surnommés *magiciens, toucheurs, guérisseurs,* opéraient des cures extraordinaires par le souffle et le toucher ; — qu'aux seizième et dix-septième siècles, quelques médecins essayèrent ces moyens contre les maladies nerveuses chroniques, et que leurs essais furent, dans plusieurs cas, couronnés d'un plein succès. Que ces guérisons aient été dues à l'influence magnétique ou à celle de l'imagination des malades, toujours est-il qu'elles ont eu lieu ; on ne saurait le nier. — La fin du dix-huitième siècle vit Mesmer opérer des guérisons remarquables ; mais ses disciples devaient en opérer de plus remarquables encore. A la tête de ceux-ci se présente M. de Puy-

ségur, qui, perfectionnant la méthode de son maître, obtint des résultats tout à fait extraordinaires ; nous en
parlerons plus bas.

Malgré l'indifférence et même le mépris qu'affectent
nos académies pour cette question ; malgré les dédains et
les railleries des commissions nommées pour observer les
phénomènes magnétiques et en dresser rapport, plusieurs
savants contemporains, que nous avons déjà nommés, se
sont livrés à l'étude du magnétisme, et, convaincus de
ses puissants effets, ont voulu l'appliquer au traitement
des maladies. Leurs applications, le plus souvent heureuses, ont été faites isolément; car, toujours en butte aux
sarcasmes de leurs collègues et craignant l'arme du ridicule, ces hommes n'osèrent point ouvrir une école de
magnétisme et professer publiquement les pratiques de
cet art. Cependant quelques médecins ont eu le courage,
c'est le mot, de prendre le titre de magnétiseurs et d'expérimenter publiquement dans les hôpitaux sur un grand
nombre de malades. Parmi ces médecins on doit citer
M. Dupotet, qui établit à Montpellier des salles de traitement magnétique et qui expérimenta aussi à Paris, dans
divers hôpitaux, avec des succès plus ou moins contestés
par ses adversaires. Une fois l'exemple donné par M. Dupotet, beaucoup d'autres médecins dont on ne saurait
suspecter la bonne foi, se sont servis du magnétisme contre les maladies où l'art médical avait échoué, et ont eu
le bonheur de réussir. Les nombreuses guérisons par le
magnétisme, prônées depuis vingt ans, ne laisseraient
aucun doute à cet égard, si l'Académie de médecine nommait une commission permanente pour en certifier la vérité ou la fausseté.

Aujourd'hui le magnétisme s'est répandu dans toutes

les classes de la société ; il est exploité par une foule de gens qui non-seulement ne sont pas médecins, mais qui n'ont aucun caractère scientifique. Le charlatanisme a envahi le domaine du magnétisme, comme il a envahi celui de la médecine, comme il envahit chaque jour tout ce qui présente des chances de gain. Cette exploitation industrielle, dont les conséquences peuvent être fort dangereuses pour les malades et contre laquelle devraient être dirigées des mesures répressives, est la principale cause qui éloigne les savants de l'étude sérieuse du magnétisme et qui en retarde les progrès.

Arrivons à la question. Le magnétisme animal a-t-il une action thérapeutique sur les organes malades? Oui. Ses adversaires mêmes ne peuvent le nier, seulement ils attribuent cette action au pouvoir de l'imagination.

Comment agit le magnétisme? — Selon l'opinion générale parmi les magnétiseurs qui se livrent au traitement des maladies, magnétiser c'est secourir d'une portion de sa vie un être dont la vie est plus ou moins altérée dans ses sources. Cette définition, nullement physiologique, n'est point admissible. Nous lui substituons celle-ci :

Magnétiser pour guérir, c'est modifier l'action nerveuse, chez l'être souffrant, dans le but de dissiper la cause du mal ou de l'amoindrir quand on ne peut l'expulser.

Selon les magnétiseurs, l'agent magnétique a trois modes d'action :

1° Dirigé sur un organe languissant, le fluide magnétique agit comme excitant et rend à cet organe la portion de vitalité qui lui faisait défaut.

Cette proposition est d'une exacte vérité; il n'y a de

faux que le fluide magnétique dont nous avons nié l'existence. Le fluide nerveux suffisant à notre théorie, il est complétement inutile de multiplier les fluides dans notre corps, qui en possède déjà assez comme cela.

Suivant nous, ce premier mode d'action se résume dans l'accumulation du fluide nerveux sur l'organe encéphalique, de manière à priver les autres organes de l'économie d'une portion de ce fluide qui y circulait. A l'accumulation du fluide nerveux sur un point, succède bientôt son écoulement vers les autres points qui en avaient été partiellement privés; c'est cet écoulement que le magnétiseur peut diriger sur tel ou tel organe, par l'action qu'il exerce sur le magnétisé. Si, par exemple, un membre est languissant, fatigué, paralysé par insuffisance de fluide nerveux, le magnétiseur pourra lui rendre momentanément le mouvement et l'énergie en dirigeant sur lui une suffisante quantité de fluide nerveux. Nous ne voyons rien d'impossible à cela, puisque mille faits le prouvent. Au moyen de certains agents thérapeutiques n'accumule-t-on pas le fluide sanguin sur telle ou telle partie du corps? Pourquoi ne pourrait-on pas obtenir, avec le magnétisme, les mêmes effets à l'égard du fluide nerveux? Nier la possibilité du fait ne serait ni logique ni rationnel.

2° Dirigé sur un organe irrité ou enflammé, le fluide magnétique agit en sens contraire, c'est-à-dire qu'il disperse les fluides qui causaient la turgescence et force le sang à reprendre sa circulation normale.

Pour nous, cette proposition est complétement erronée : plus le fluide nerveux circule abondamment dans un organe, plus la circulation sanguine de cet organe est active et plus l'irritation doit être intense; car il est reconnu que le fluide nerveux est le moteur de la circulation sanguine. Coupez les nerfs du cœur, la fonction de cet organe cesse bientôt. Donc, en dirigeant une plus grande quantité de fluide magnétique ou nerveux sur un organe, on doit nécessairement accroître les phénomènes d'irritation. On obtiendra le résultat contraire en lui enlevant une partie du fluide nerveux, parce qu'alors on diminuera l'activité de la circulation sanguine.

3° Dirigé spécialement sur le système nerveux, le fluide magnétique en modifie les fonctions ; il l'excite ou l'engourdit, développe à un haut degré sa sensibilité ou l'éteint complétement.

Cette troisième proposition est encore fausse ; car, loin d'engourdir ou d'éteindre la sensibilité d'un organe par une augmentation de fluide nerveux, on ne peut qu'exalter sa sensibilité ; le seul moyen de la diminuer, de l'abolir, est de supprimer le cours du fluide nerveux.

Nous croyons donc avoir prouvé que les magnétiseurs sont dans une complète erreur sur la nature et les modes d'action de leur prétendu fluide magnétique. En remplaçant leur fluide imaginaire par le fluide nerveux, dont l'existence est désormais incontestable, on arrive à la solution satisfaisante de la curieuse question du magnétisme animal.

Quelles sont les maladies contre lesquelles le magnétisme peut être administré avec succès ?

En partant des principes que nous venons d'établir, le magnétisme devra spécialement agir sur les appareils nerveux et circulatoire, soit en augmentant, soit en diminuant leur activité. La magnétisation pourra donc être dirigée avec succès contre les maladies par excès ou défaut de vitalité ; elle en modifiera la marche, en diminuera la gravité et en abrégera la durée. Ainsi la nombreuse famille des affections nerveuses, les maladies chroniques de tous genres, les tumeurs, les engorgements, les obstructions, les perversions vitales et une foule d'autres affections qu'il serait trop long d'énumérer, pourront être modifiées avec succès par le magnétisme.

Un bon magnétiseur, sous le rapport thérapeutique, doit jouir de cette haute réputation de moralité qui inspire et gagne la confiance ; sur sa physionomie doivent se refléter le calme et la douceur de son âme ; les mouvements de ses mains doivent être mesurés, gracieux ; ses gestes et attitudes doivent respirer la bonté, l'affection, le dévouement ; son langage doux, persuasif, et ses yeux tendrement fixés sur les yeux de son sujet, doivent lui dire : Soyez sans aucune crainte, ayez confiance en moi ; car je m'intéresse vivement à vous, et j'ai la ferme volonté de vous guérir. On conçoit facilement que la personne qui se soumet volontairement à un magnétiseur possédant de semblables moyens de persuasion ne peut tarder à éprouver son influence salutaire : aussi s'endort-elle promptement et avec confiance. Presque toujours le bien-être que lui procure ce sommeil suspend ses souffrances et arrête les progrès du mal.

Il est essentiel de faire observer que le traitement magnétique n'exclut pas l'usage des remèdes dont l'efficacité est constatée par l'expérience. Les médecins magnétiseurs sont d'accord sur ce point, que le concours des remèdes est nécessaire dans la majorité des cas, parce que l'action magnétique, en triplant leur efficacité, doit rendre la guérison plus prompte.

Semblable à toutes les questions qui ne peuvent se résoudre mathématiquement, la question du magnétisme appliqué au traitement des maladies ne peut être résolue que par des faits. Or, ces faits déjà si nombreux, et qui se multiplient tous les jours, doivent nécessairement prendre une certaine valeur lorsqu'ils sont présentés par des hommes à l'abri du soupçon de charlatanisme, par des hommes dont le seul salaire, la seule mais digne récompense, existe dans le bonheur qu'ils éprouvent d'avoir allégé ou guéri les infirmités qui pèsent sur l'espèce humaine. Nous rapporterons donc ici quelques-uns des faits les plus authentiques en les étayant de noms devant lesquels toute espèce de doute doit tomber.

Le professeur Rostan a dit : « Ils étaient bien peu physiologistes et bien peu philosophes, ceux qui ont nié que le magnétisme pût avoir des effets thérapeutiques. Ne suffit-il pas qu'il détermine des changements dans l'organisme pour conclure rigoureusement qu'il peut jouir de quelque puissance dans le traitement des maladies? Il n'est pas une de nos molécules qui ne soit pénétrée par des modifications nerveuses ; or, en modifiant le système nerveux, comme on le fait par le magnétisme, il doit survenir des changements très-appréciables dans nos organes. » Le professeur Rostan a hautement avoué qu'il avait été témoin de plusieurs cures merveilleuses par le magnétisme.

— Le docteur Husson a mentionné une paralysie de la langue dont une femme était atteinte depuis fort longtemps, avec mutisme complet. L'usage de la langue et de la parole lui fut rendu par un traitement magnétique.

— Le docteur Georget cite plusieurs maladies nerveuses invétérées et une tumeur blanche au genou guéries par le magnétisme. Ce savant, en butte aux railleries de ses col-

lègues, parce qu'il ajoutait foi aux jongleries magnétiques, disait à ses amis : « On me blâme, on me raille de
croire au magnétisme ; mais j'ai l'intime conviction qu'il
y a dans le somnambulisme magnétique un profond mystère qu'on n'a pu jusqu'ici pénétrer. Je ne suis point de
ceux qui craignent de nuire à leur réputation en disant
ce qu'ils ont vu ; des faits se sont passés sous mes yeux :
je les affirme. »

— Le docteur Bertrand, auteur d'un ouvrage fort es-
timé sur le magnétisme animal, rapporte plusieurs cas
des maladies invétérées qui ont cédé au traitement magnétique.

— Le docteur J. Franck avoue avoir donné infructueusement, pendant plusieurs années, des soins à une jeune
dame affligée d'une migraine périodique fort douloureuse.
Lui ayant conseillé un jour d'essayer la magnétisation,
cette dame s'y soumit et ne tarda pas à être complète-
ment débarrassée de sa migraine.

— Deleuse, qui regarde le magnétisme comme une pa-
nacée, un remède universel, a vu une luxation de la cuisse,
dont la réduction avait été vainement tentée par plusieurs
habiles chirurgiens, être réduite avec la plus grande facilité pendant le sommeil magnétique.

— Le docteur Itard, après avoir traité sans succès,
pendant trois ans, un mal d'oreille avec surdité complète,
vit guérir son malade par le magnétisme, et avoua que
cette cure était due à l'action d'un agent particulier dont
il ne pouvait se rendre compte.

— Le docteur Foissac, qui provoqua des réunions de
professeurs à l'Académie de médecine pour constater les
phénomènes offerts par une somnambule, cite également
plusieurs guérisons dues au magnétisme.

15

— Le docteur Cremmens, ayant soumis au traitement magnétique un banquier de Gand, atteint de rhumatisme général et alité depuis longtemps, le fit marcher au bout de quelques jours.

— Le docteur Descamps, de Mons, a guéri en deux jours, par le magnétisme, une paralysie qui datait de dix-huit mois.

— Le docteur Meyer, d'Amsterdam, est parvenu à calmer une frénésie furieuse, en quelques heures, et à la guérir complétement dans l'espace de quelques jours.

— Le docteur Kuhnhaltz, professeur agrégé à la faculté de Montpellier, a guéri plusieurs épileptiques par la magnétisation.

— Le docteur Jacquez a fait insérer dans la *Gazette médicale* l'observation détaillée d'une hystérie grave avec paralysie, traitée et guérie par le magnétisme.

— Le docteur Despine a publié l'intéressante observation d'une paralysie complète des deux jambes chez une jeune fille qui languissait depuis deux ans sur un lit de douleur, et qui en fut miraculeusement tirée par le magnétisme. Cette observation offre une circonstance des plus extraordinaires. En état de somnambulisme, la jeune fille pouvait marcher, courir et même nager dans une rivière où elle alla se jeter plusieurs fois ; sortie de l'état somnambulique, elle retombait paralysée et ne pouvait faire le moindre mouvement.

— Le docteur Teste a exposé, dans son manuel du magnétisme animal, une série d'observations très-remarquables sur l'efficacité du traitement magnétique appliqué aux maladies qui ont résisté à l'art médical.

Le docteur Dupotet, notre célèbre et courageux magnétiseur, a soumis à l'examen de l'Académie trois jeunes

sourds et muets auxquels huit jours de traitement magnétique avaient rendu l'ouïe et la parole. Plusieurs académiciens, quoique incrédules, ont avoué que si ces jeunes
gens n'étaient pas complétement guéris, leur infirmité
avait du moins éprouvé une amélioration notable. Du reste,
les cures nombreuses que le docteur Dupotet a opérées et
opère chaque jour sont incontestables ; on pourrait presque dire qu'il rend la vue aux aveugles, l'ouïe aux sourds,
la parole aux muets et le mouvement aux paralytiques.

En Angleterre, les docteurs Ward, Edvin, Lee, Elliotson, Spencer-Hall et beaucoup d'autres, auxquels la science
est redevable de plusieurs ouvrages estimés, ont obtenu,
par le secours du magnétisme, des guérisons de maladies
chroniques réputées incurables.

Le docteur Bourdin, très-apprécié comme écrivain et
comme praticien, a fait insérer dans le *Journal de médecine et de chirurgie*, l'observation d'une cure qui devrait
fixer l'attention des médecins ; en voici l'exposé :

Une jeune dame éprouvait depuis son enfance des accidents nerveux singuliers ; mariée fort jeune, ces accidents,
loin de disparaître, prirent la forme cataleptique. Dès
lors, les accès plus ou moins violents, plus ou moins
longs, se reproduisirent avec une fréquence qui fit craindre à la famille une funeste issue. Appelé à donner ses
soins à cette jeune femme, le docteur Bourdin eut l'idée
d'essayer le sommeil magnétique. La malade ayant été
endormie, il lui demanda quand surviendrait son prochain
accès ? Sa réponse indiqua le jour et l'heure précise. Le
jour arrivé, le docteur Bourdin magnétisa et endormit la
dame une demi-heure avant l'accès ; il la laissa plongée
dans ce sommeil pendant quelques heures, et l'accès n'eut
pas lieu. Avant de la réveiller, il lui demanda de déter-

miner le jour où reparaîtrait l'accès cataleptique, et elle répondit, comme la première fois, d'une manière à ne rien laisser à désirer. Le magnétisme fut encore employé avec succès. Enfin M. Bourdin crut devoir continuer pendant quelques mois cette médication, et depuis la maladie n'a point reparu.

Le docteur Meyer a composé un résumé fort intéressant des cures qu'il a opérées par le magnétisme. Parmi ces cures, on remarque celle d'un épileptique avec mouvements frénétiques et si violents qu'on aurait pu croire le malade enragé. Cette observation, que nous ne pouvons insérer ici à cause de sa longueur, se trouve dans plusieurs publications médicales et dans le *Manuel pratique du magnétisme* de A. Teste.

Le docteur Mialle a eu la patience d'enregistrer, dans un journal intitulé *Cures opérées par le magnétisme*, toutes les maladies guéries et les noms des médecins qui les ont traitées ou fait traiter par le magnétisme. La lecture de cet ouvrage est indispensable pour quiconque veut étudier à fond l'histoire thérapeutique du magnétisme animal.

Nous intercalerons ici un fait tiré de l'ouvrage de M. Pigeaire sur le *Magnétisme vital*. Ce fait, presque incroyable, se passa à Montpellier dans les salles que le docteur Dupotet y avait ouvertes pour ses traitements magnétiques. C'est M. Pigeaire qui parle :

« M. Delaville, voyageur du commerce et homme d'esprit, étant venu chez moi, la conversation s'engagea sur le magnétisme, sujet ordinaire de toutes les conversations du jour. M. Delaville dit que c'était de la farce et de la jonglerie, du compérage, et autres termes analogues ; je l'invitai à venir avec moi assister à ces farces. Il accepta la proposition et amena avec lui un de ses amis.

« Arrivés chez M. Dupotet, ces messieurs, après avoir vu quelques effets magnétiques, devinrent acteurs dans l'expérience suivante : Un malade, qui était venu se soumettre à la magnétisation pour une hémiplégie, se promenait sur la terrasse. Je dis à M. Delaville et à son ami de le saisir par le revers de son habit et d'appuyer fortement leurs mains sur la poitrine.

« — Croyez-vous, ajoutai-je, pouvoir empêcher cet homme de marcher?

« Ils se mirent à rire, et l'un d'eux répondit :

« — Il me semble que je suis assez fort, non-seulement pour arrêter cet homme débile, mais pour le renverser sans peine si je voulais.

« — C'est ce que nous allons voir, repris-je, et tenez bien. »

Alors M. Dupotet se place à quatre pas en avant du paralytique, et se met à reculer en tenant son bras tendu vers lui. Celui-ci, attiré par une puissance à laquelle il ne peut résister, entraîne de toute la vitesse que marchait M. Dupotet les deux athlètes, qui, malgré leurs efforts, ne peuvent ni arrêter, ni même retarder la marche du paralytique. Attiré par son magnétiseur et retenu par les deux commis voyageurs, ce malade était haletant et couvert de sueur. On mit fin à cette expérience pénible pour le paralytique, et nous vîmes sur les côtés de sa poitrine l'impression des doigts qui avaient essayé vainement de l'arrêter. »

« — Messieurs, dis-je aux deux commis étonnés, parmi les personnes qui ont été témoins de ce qui vient de se passer, il en est plus d'une qui s'en ira avec l'idée que vous êtes deux compères et que le paralytique et le magnétiseur ont joué la comédie. »

Nous n'en finirions pas s'il fallait rapporter toutes les cures et les miracles attribués au magnétisme ; l'énorme quantité d'observations et de faits qui existent à cet égard remplirait de gros volumes ; il nous suffira de dire qu'un amateur contemporain, après plusieurs années de recherches dans les bibliothèques de la capitale, a évalué à 875 le nombre des ouvrages et brochures en faveur du magnétisme, et à 300 le nombre des médecins ou chirurgiens qui emploient le magnétisme animal dans leur pratique.

Cette analyse des praticiens qui se sont servis de l'agent magnétique comme moyen médical serait incomplète si nous n'y ajoutions la fameuse lettre du citoyen Cloquet, qui s'était rendu à Busancy pour y être témoin des miracles magnétiques opérés par M. de Puységur. Ce document restera comme preuve irrécusable de la puissance du système nerveux surexcité par l'imagination et par le magnétisme de l'exemple.

« Attiré comme beaucoup d'autres à ce spectacle, j'y ai tout simplement apporté les dispositions d'un observateur froid et impartial ; très-décidé de me tenir en garde contre les illusions de la nouveauté ; très-décidé à bien voir, à bien écouter. — Représentez-vous la place d'un village : au milieu un orme et à ses pieds une fontaine limpide ; arbre séculaire, mais très-vigoureux encore, arbre respecté par les anciens du lieu, qui, tous les jours de fête, viennent s'y asseoir et causer de leurs affaires ; arbre chéri des jeunes gens des deux sexes, qui s'y donnent des rendez-vous le soir pour y former des danses rustiques. Cet arbre, magnétisé de temps immémorial par l'amour du plaisir, l'est aujourd'hui par l'amour de

l'humanité. M. de Puységur lui a imprimé une vertu salutaire, active, pénétrante. Ses émanations se distribuent
au moyen de cordes dont le tronc et les branches sont entourés et qui en appendent dans toute la circonférence.
On a établi autour de l'arbre mystérieux plusieurs bancs
circulaires en pierre, sur lesquels sont assis les malades,
et qui tous enlacent de la corde les parties souffrantes
de leur corps. Tous les malades forment la chaîne en se
touchant par le pouce ; alors l'opération commence, le
fluide magnétique circule, et chaque individu en ressent
plus ou moins les effets. Si, par hasard, quelqu'un rompt
la chaîne en quittant le pouce de son voisin, plusieurs
autres en éprouvent une sensation pénible et déclarent
tout haut que la chaîne est rompue. Vient le moment où,
pour se reposer, M. de Puységur, que je nommerai le
maître, permet qu'on se quitte les mains, en recommandant surtout de les frotter. Mais voici l'acte le plus intéressant. Le maître choisit entre les malades plusieurs
sujets, qu'il fait tomber en crise par l'attouchement de ses
mains ou en leur présentant la pointe de sa baguette.
Cet état de crise ressemble à un sommeil, pendant lequel
les facultés physiques sont suspendues au profit des facultés intellectuelles. Les malades ont les yeux fermés ;
le sens de l'ouïe, nul pour tous les bruits du dehors, se
réveille à la voix du maître. Il faut bien se garder de toucher le malade en crise, même le banc sur lequel il est
assis, car on lui causerait des angoisses, des convulsions
que le maître seul peut calmer. Ces *crisiaques*, nommés
médecins magnétistes, possèdent l'étonnante faculté, en
touchant un malade qui leur est présenté, de discerner l'organe affecté, la partie souffrante, et, en déclarant le siège
du mal, ils indiquent à peu près les remèdes convenables.

« Je me suis fait toucher par un de ces médecins (c'était une femme d'environ cinquante ans) ; ses mains, après s'être promenées sur mon corps, s'arrêtèrent à ma tête ; elle me dit que j'en souffrais souvent et que j'éprouvais habituellement un grand bourdonnement dans les oreilles ; ce qui était vrai. Ce diagnostic m'étonna d'autant plus que je n'avais instruit personne de mon indisposition. — Un jeune homme, spectateur de cette expérience, voulut s'y soumettre à son tour : il lui a été dit qu'il souffrait de l'estomac et qu'il avait des engorgements dans le ventre depuis l'atteinte d'une maladie dont il se ressentait encore ; ce qu'il nous a confessé être conforme à la vérité. Non content de cette espèce de divination, le jeune homme va se faire toucher par un autre médecin, à vingt pas du premier, et on lui répète la même consultation. Je n'ai jamais vu de stupéfaction pareille à celle de ce jeune homme, qui certes était venu pour railler, persifler, et non pour s'en aller convaincu. Une singularité non moins remarquable, c'est que ces médecins dormeurs, qui pendant des heures entières ont touché des malades et ont raisonné avec eux, ne se souviennent plus de rien, absolument de rien, lorsqu'il a plu au maître de les réveiller. Le temps qui s'est écoulé depuis leur entrée en crise jusqu'à leur sortie est tout à fait nul ; si l'on présente à ces somnambules une table servie, et que le maître leur dise de manger, ils mangeront et boiront ; rendus à leur état naturel, ils ne se rappellent pas avoir mangé ni bu.

« Mais comment le maître réveille-t-il ces dormeurs ? Il lui suffit de les toucher sur les yeux et de leur dire : « Allez embrasser l'arbre ! » Alors ils se lèvent et vont droit à l'arbre, l'embrassent, et aussitôt leurs yeux s'ouvrent, le sourire se promène sur leurs lèvres, et une douce joie épanouit leur visage. J'ai interrogé plusieurs de ces dormeurs après leur réveil, et ils m'ont assuré n'avoir aucun souvenir de ce qui s'était passé pendant les deux ou trois heures de leur état somnambulique. J'ai interrogé un grand nombre de malades ordinaires non tombés en crise, car tous n'ont pas cette faculté, et tous m'ont dit avoir éprouvé beaucoup de soulagement depuis qu'ils se sont soumis au simple traitement, soit de l'attouchement du maître, soit de la corde et de la chaîne ; tous m'ont cité très-grand nombre de guérisons faites sur des gens de leur connaissance.

« Je crois, monsieur, que ces détails sont nouveaux et intéressants pour vous ; je ne les vois consignés dans aucun des écrits publiés sur le magnétisme animal.

« Vous me demanderez peut-être quel est le but essentiel du magnétisme ? M. de Puységur prétend-il guérir toutes les maladies ? Non. Le seigneur de Busancy n'a point des prétentions aussi exagérées : il croit que les émanations magnétiques sont, en général, un principe rénovateur de la vie, quelquefois suffisant pour ramener à ses fonctions le viscère offensé, donner au sang et aux humeurs un mouvement salutaire. Il croit et prouve que le magnétisme est un indicateur sûr pour connaître les maladies dont le siége échappe à l'investigation du médecin ; mais il déclare hautement que la médecine doit concourir avec le magnétisme au traitement des maladies, et que ce dernier seconde toujours l'effet des médicaments. M. de Puységur, plein d'une rare modestie, jouit du bonheur d'être utile à ses semblables, et exerce son pouvoir magnétique avec tout le zèle, toute l'énergie que donne l'amour de l'humanité. »

15.

Le contenu de cette lettre est-il vrai, est-il faux ? Nous qui récusons la magnétisation des objets inanimés, nous nous abstenons de tout jugement à cet égard ; seulement nous ferons observer qu'au moyen d'une vive exaltation de l'imagination et une foi aveugle, on obtiendrait la plupart des effets signalés, avec des arbres non magnétisés, en faisant croire qu'ils sont magnétisés.

SECTION II.

Il ne nous reste plus qu'une dernière question à résoudre : — Existe-t-il des sujets qui, en état de somnambulisme magnétique, possèdent la faculté :

1° De discerner l'organe lésé, ou la partie souffrante de leur corps, d'ordonner ou de diriger eux-mêmes le traitement convenable ?

2° De voir à travers l'enveloppe du corps des malades qu'on leur présente, de localiser d'une manière précise le siége du mal, et d'indiquer les remèdes les plus efficaces pour en obtenir la guérison, lorsque toutefois la guérison est possible ?

Les magnétiseurs éclairés et de bonne foi répondent affirmativement, en avouant néanmoins que ces sortes de sujets sont fort rares. Leur affirmation a pour base un grand nombre d'expériences et de faits irrécusables. Nous avons exposé, au chapitre x, la théorie et l'explication de la vue des somnambules à travers un obstacle ou à travers l'enveloppe du corps humain, nous n'y reviendrons pas ; quant à la faculté qu'on leur accorde d'indiquer des remèdes et de diriger le traitement d'une maladie, nous appuierons nos preuves sur l'instinct mé-

dical que plusieurs savants prétendent être commun à
l'homme et aux animaux. En effet, ne voyons-nous pas
tous les jours certains animaux localiser instinctivement
leurs maladies et chercher le remède qui doit les guérir?
— Le chien, le chat, la chèvre, etc., mangent certaines
herbes, certains fruits pour se purger ou provoquer le
vomissement. — Le castor se plonge dans une eau très-
froide, et, en ressortant aussitôt, va se blottir dans un
amas de feuilles sèches pour amener une réaction salutaire et provoquer une sueur abondante. — L'hippopo-
tame se déchire le ventre contre des roseaux tranchants,
afin d'obtenir une saignée qui le débarrasse d'une pléthore
menaçante. — Le chien, et tous les quadrupèdes en général, se purgent, guérissent leurs blessures et leurs
plaies en les léchant. — Il existe une espèce d'oiseaux
qui, étant devenus borgnes ou aveugles par suite de cataracte, vont se fourrer la tête dans des buissons piquants,
et il arrive assez souvent qu'une épine acérée, déchirant la
cataracte, leur fasse recouvrer la vue. Ces oiseaux doivent
à leur admirable instinct ce que nous obtenons si difficile-
ment de l'art délicat de l'oculiste. — Le naturaliste Le-
vaillant fait mention d'un oiseau à long bec en forme de
canule, qui s'administre parfaitement bien un clystère
lorsqu'il éprouve un retard dans les fonctions exonéra-
trices. — Quelques oiseaux soumettent leurs petits à un
régime diététique vraiment admirable, et que plusieurs
naturalistes ont été à même d'observer. Or, si les animaux possèdent un instinct médical, pourquoi l'homme
seul en serait-il privé? Quelques philosophes ont émis
l'opinion que cet instinct existe très-prononcé chez
l'homme demi-sauvage, mais qu'il s'efface peu à peu chez
l'homme civilisé, et qu'alors la science est appelée à le

suppléer. Les magnétiseurs partagent cette opinion, et ajoutent que l'instinct médical, dont on reconnaît à peine la trace chez l'homme civilisé, se réveille soudain, chez lui, pendant le sommeil magnétique, se développe et acquiert une délicatesse d'autant plus exquise qu'il est dans un isolement plus complet des choses extérieures. Pendant le sommeil magnétique, la vie de relation étant suspendue, l'activité instinctive et intellectuelle prend un prodigieux accroissement ; c'est pourquoi le magnétisé localise la maladie, voit sa marche, ses effets, et devine les remèdes à lui opposer.

Telle est la raison qu'on peut donner de l'instinct médical des somnambules nommés *lucides*. A ceux qui rejetteraient ce raisonnement, nous opposerons des faits nombreux, irrécusables, des faits qu'on rencontre partout, en tous temps, et qui se vérifient tous les jours. Pour ne pas ennuyer le lecteur, nous ne citerons qu'un seul exemple, mais que nous regardons comme tout à fait concluant, puisqu'il s'est passé sous les yeux d'une commission composée de plusieurs membres de l'Académie de médecine, qui ont été forcés de reconnaître chez la somnambule présentée par le docteur Foissac la faculté de découvrir les maladies des personnes qu'elle touche et d'indiquer les remèdes qu'il convient de leur opposer.

« La commission, écrit le docteur Foissac, trouva parmi ses membres quelqu'un qui voulut bien se soumettre à l'exploration de ma somnambule : ce fut le docteur Marc. La somnambule fut priée d'examiner attentivement l'état de la santé de notre confrère. Elle appliqua la main sur le front et sur la région du cœur, et, au bout de trois minutes, elle dit que le sang se portait à la tête ; qu'actuellement M. Marc y éprouvait une douleur au côté gauche ; qu'il avait souvent de l'oppression, surtout après avoir mangé ; qu'il était affecté d'une petite toux ; que la région épigastrique était rétrécie, et que, pour guérir M. Marc, il fallait qu'on le saignât copieusement, qu'on appliquât des cataplasmes de ciguë, qu'on fît des frictions avec du laudanum sur la partie inférieure de la poitrine ; qu'il bût de la limonade, qu'il mangeât peu et souvent, et qu'il ne se promenât point immédiatement après le repas.

« Il nous tardait d'apprendre du docteur Marc s'il éprouvait tout ce que la somnambule annonçait. Il nous dit qu'en effet il avait de l'oppression lorsqu'il marchait après le repas, que souvent il toussait, qu'avant l'expérience il avait mal dans le côté gauche de la tête. »

Quoique l'Académie ait toujours été hostile au magnétisme, quoiqu'elle l'ait incessamment repoussé, il faut cependant le dire, dans la séance du 15 juin 1841, lorsque le président annonça que le comité d'administration avait décidé qu'on ne s'occuperait plus désormais, dans le sein de la compagnie, du magnétisme animal, plusieurs membres réclamèrent contre cette décision, entre autres MM. Cloquet, Adelon, Ferrus, Londe, Rochoux, et même MM. Bouillaud et Gerdy, deux antagonistes du magnétisme, qui firent entendre leurs voix éloquentes afin que l'Académie revînt sur une décision aussi antiscientifique.

« Les phénomènes extraordinaires qu'offre le magnétisme, dit un des professeurs les plus éminents de la Faculté de médecine, les faits qu'on attribue à cette force occulte sont assez nombreux et sont rapportés par des hommes ni dupes, ni fripons, pour qu'on ne doive pas prendre l'engagement de repousser à jamais toute discussion sur ce sujet. Certes, on ne peut tout expliquer, et les particularités que nous offre le somnambulisme naturel sont-elles si faciles à comprendre pour que nous puissions rejeter comme absurdes les particularités du somnambulisme magnétique? Une Académie ne doit pas mettre d'avance son *veto* sur des questions qui ont un côté scientifique, quelque absurdes qu'elles puissent paraître au premier coup d'œil. »

Après tous les faits et toutes les raisons qui viennent d'être exposés, nous pensons qu'une négation absolue du magnétisme et des facultés qu'il développe chez certains sujets n'est plus possible; c'est tout au plus si le doute est permis. Et aux personnes qui doutent, qui n'osent y croire dans la crainte d'être trompées, nous dirons : Informez-vous dans tous les rangs de la société, depuis les salons de l'aristocratie jusqu'à l'atelier du pauvre ouvrier ; demandez partout si le magnétisme n'a point fait connaître quelques maladies dont le siége était resté caché à l'art médical, s'il n'a point opéré quelque cure merveilleuse. Questionnez, et vous entendrez des voix nombreuses vous répondre affirmativement. Or, si toutes ces voix se réunissent pour certifier le même fait, est-il raisonnable de toujours croire que le magnétisme n'est qu'une chimère?

L'examen approfondi de la question nous porte à croire que les affections contre lesquelles le magnétisme peut être dirigé avec le plus de succès sont : les maladies nerveuses, rhumatismales et asthéniques. Il en coûterait si peu aux médecins d'essayer le magnétisme lorsque la maladie s'est montrée opiniâtrément rebelle au traitement magistral; on pourrait même ajouter que, dans les cas où la maladie est reconnue tout à fait incurable, ce devrait être un devoir que d'essayer le magnétisme.

Nous terminerons par cette objection dilemmatique : ou le magnétisme est utile à la médecine, ou il ne l'est point ; si son utilité a été constatée par des faits, pourquoi la médecine ne se servirait-elle pas de ce moyen, soit pour aider son diagnostic dans les cas difficiles, soit pour l'éclairer lorsqu'il est obscur et même impossible à établir ? Pourquoi ne pas le mettre à profit dans les cas désespérés, lorsque le médecin, après avoir épuisé les ressources de son art, regarde le malade comme perdu ? Il nous semble qu'en pareille circonstance la Faculté a tort de mépriser le magnétisme, surtout lorsque le traitement indiqué par les somnambules ne blesse en rien les idées médicales et les règles thérapeutiques.

Au contraire, si le magnétisme est dangereux, pourquoi la police médicale n'en défend-elle point l'exercice ? Elle n'ignore pas qu'il existe en France, et surtout dans la capitale, un grand nombre de cabinets de consultations desservis par des somnambules, dont la plupart sont dirigés par des individus qui n'ont aucun caractère scientifique. Tout le monde sait que, chaque jour, une quantité de malades, attirés par l'espoir d'une guérison qu'ils n'ont pu obtenir de la médecine, fréquentent ces cabinets. Les consultations somnambuliques, malgré la concurrence, se payent fort cher ; bien souvent elles ne sont qu'un leurre, et peuvent quelquefois avoir de très-fâcheux résultats ; car, il est triste de le dire, le magnétisme étant exploité comme une industrie lucrative, il arrive assez fréquemment que la somnambule qui donne des consultations ne dort pas plus que le malade qui vient la consulter ; d'où il résulte que, dans son ignorance complète des maladies et de leur traitement, elle dit blanc quand c'est noir, et ordonne un irritant au lieu d'un calmant. Cet état de choses est d'autant plus grave que l'autorité laisse impunément exercer une industrie scandaleuse, immorale et le plus souvent funeste à la santé des gens crédules. Nous pensons qu'une ordonnance de police devrait y mettre un terme, en régularisant l'exercice du magnétisme médical, à l'instar de l'exercice de la médecine et de la pharmacie, ou bien en le frappant d'une interdiction formelle, absolue. L'une ou l'autre de ces mesures est devenue aujourd'hui indispensable.

Plus avancés que la France sous ce rapport, la Prusse et plusieurs États d'Allemagne ont jugé nécessaire d'interdire la pratique du magnétisme à quiconque n'est pas muni d'un diplôme de docteur. Cette mesure est des plus sages, et notre pays devrait l'adopter.

CHAPITRE XVI.

NOUVEAU MAGNÉTISME.

DE L'ANÉVROSIE OU ÉPUISEMENT DU FLUIDE NERVEUX, ET DE LA BOULITODYNAMIE, OU FORCE, PUISSANCE DE LA VOLONTÉ.

Tous les traités sur le magnétisme animal sont incomplets, dans ce sens que c'est toujours à la projection d'un fluide que sont attribués les phénomènes magnétiques. Les magnétiseurs praticiens ne tiennent généralement compte que de leur pouvoir émissif, et oublient le côté le plus important du rôle que joue le système nerveux du somnambule; je veux parler de la surexcitation et de l'épuisement nerveux. Ils ne se sont jamais douté, peut-être, que c'était l'épuisement du fluide nerveux cérébral qui livrait à leur merci le sujet magnétisé.

Plusieurs expérimentateurs, entre autres M. Carpenter, ont eu l'idée, renouvelée des Grecs, de provoquer une sorte d'état magnétique, en concentrant l'attention du sujet sur un morceau de zinc et de cuivre qu'ils nomment *pile*. Un bouton, un anneau, une grosse tête d'épingle ou tout autre objet; le bout du doigt ou l'ombilic à l'imitation des *ombiliquistes*, donneraient les mêmes résultats; car il ne s'agit, comme nous le verrons tout à l'heure, que d'épuiser le fluide cérébral d'un sujet et de lui substituer son propre fluide nerveux : là est toute la magie. D'après les renseignements qu'on nous a donnés, M. Carpenter est un profond observateur, mais, comme la plupart des psychologues, manquant des connaissances anatomiques et physiologiques indispensables pour se rendre compte des phénomènes nerveux que produit l'attention concentrée. Il a donné le nom d'*électro-biologiques* à ces phénomènes, et celui de méthode de *suggestion* aux moyens de les produire. Mais il nous semble que *biologie* veut dire *traité, discours sur la vie*, et ne se rapporte ni à la cause ni aux effets. Le système nerveux étant la source des phénomènes qu'on obtient par l'attention soutenue, il s'agissait d'étudier les mouvements du fluide nerveux et de trouver le mot qui pût les définir. Après l'exploration physiologique de plusieurs sujets plongés dans l'état d'épuisement, par suite d'une attention prolongée sur ladite pile, nous avons pensé que le mot *anévrosie* ou privation, et mieux épuisement momentané du fluide nerveux cérébral, était beaucoup plus convenable que le mot *biologie*. Ceci admis, nous allons passer à la description des faits passés sous nos yeux, et nous indiquerons la manière de les produire, afin que chacun puisse se convaincre en devenant soi-même opérateur.

Six à huit jeunes sujets, d'un tempérament nerveux, impressionnable, d'une volonté faible, étant choisis parmi les deux sexes, on les fait asseoir commodément dans un fauteuil ; puis, dans une de leurs mains, ouverte, on place un petit disque de zinc, ayant un noyau de cuivre à son centre. On fait à tous les sujets la recommandation expresse de tenir leurs yeux fixés sur le disque, de laisser leur esprit dans le repos le plus complet et de ne penser absolument qu'au disque, sur lequel toute leur attention doit être concentrée.

Cela fait, on les laisse seuls au milieu d'un profond silence, car le moindre bruit, la plus petite distraction ferait manquer l'opération. — Voici les phénomènes nerveux qui vont se succéder chez les sujets aptes à subir l'influence.

La fixité des yeux sur le disque et l'attention soutenue retiennent au cerveau une plus grande quantité de fluide nerveux que dans l'état normal ; cette accumulation du fluide continuant toujours, il y a surexcitation de l'organe encéphalique : les oreilles tintent, la vue se trouble, le disque paraît illuminé et offre successivement diverses formes, diverses couleurs. Le pouls s'accélère, devient filiforme, des fourmillements se font sentir dans les membres ; la tête devient lourde, pesante ; une fatigue générale s'empare du sujet : c'est l'état d'épuisement qui est arrivé comme conséquence inévitable de la surexcitation.

Mais tous les sujets soumis à l'expérience ne subissent point l'influence; ceux dont l'attention n'a pas été invariablement fixée sur le disque, ou qui ont été distraits par d'autres pensées, n'éprouvent que de l'ennui et de l'impatience. Vingt-cinq à trente minutes suffisent pour plonger les sujets dans l'état anévrosique ou d'épuisement nerveux, et lorsqu'ils y ont été plongés une première fois, huit à dix minutes sont ensuite suffisantes.

Lorsque le temps nécessaire à la production de l'affaissement nerveux est écoulé, l'opérateur rentre seul dans la pièce où se trouvent les sujets soumis à l'expérience; il distingue au premier coup d'œil ceux qui ont subi l'influence. Si le regard reste fixe, étonné, si les traits du visage offrent une certaine immobilité, le sujet est *pris*, c'est-à-dire apte aux expériences. Alors l'opérateur lui appuie fortement son pouce sur la racine du nez, afin de comprimer l'organe de l'individualité qui correspond à ce point du crâne. Cette compression a, dit-on, pour but d'interrompre la circulation nerveuse et d'enlever au sujet son *moi*, en d'autres termes le sentiment de son individualité. L'opérateur plonge ensuite son regard dans les yeux du sujet et lui lance avec force le fluide de sa propre volonté. Ce fluide, vigoureusement propulsé, ne trouvant plus d'obstacles dans un cerveau épuisé, pénètre cet organe, se substitue au fluide du sujet et s'établit, pour ainsi dire, en maître dans ce nouveau logis. De ce moment, le sujet ne sera mû et n'agira que par l'impulsion du fluide ou de la volonté étrangère qui a pris domicile dans son cerveau. C'est ce que nous allons démontrer par une série d'expériences.

Ces préliminaires terminés, l'opérateur fait entrer les personnes qui désirent être témoins des expériences. Il s'avance vers l'un des sujets *pris*, lui lance sa volonté, et lui adresse des questions dont il dicte lui-même les réponses :

— Dormez-vous ?

— Non.

— Levez-vous de votre siége. (*Il se lève.*) Dites aux personnes présentes que vous ne dormez point !

— Non, je ne dors point ; je suis bien éveillé.

L'opérateur prend le sujet par la main, le conduit vers plusieurs personnes amies, et lui demande s'il les connaît.

— Mais certainement je les connais.

— Nommez-les !

Le sujet appelle aussitôt chaque personne par son nom.

— C'est très-bien ; allez vous asseoir. (*Le sujet obéit.*) — Maintenant, je vous défends de vous lever ; cela vous est impossible, vous ne pouvez vous lever.

Le sujet s'agite, fait d'inutiles efforts et reste cloué sur son siége comme par une force invisible.

— Levez-vous à présent, je vous le permets ; voyons, levez-vous, je l'ordonne ! (*Le sujet se lève sans effort.*)

— Joignez les mains.

L'opérateur décrit sur les mains jointes du sujet plusieurs circonvolutions, comme s'il les liait avec une corde par plusieurs tours.

— Vous ne pouvez plus séparer vos mains ; cela vous est impossible, vous ne les séparerez point ; je vous le défends !

Tous les efforts que fait le sujet pour disjoindre ses mains sont superflus ; elles restent comme garrottées. On s'aperçoit par la contraction des traits du visage que les

efforts qu'il fait sont pénibles et lui occasionnent une dé-
pense inutile de forces.

— Vous êtes libre maintenant, vous pouvez séparer
vos mains. — Au même instant les mains se disjoignent.

— Placez une de vos mains dans la mienne.... Très-
bien ! Écoutez ce que je vous dis : votre main est désormais collée à la mienne, et il vous est impossible de la
retirer. Essayez donc, je vous répète que cela vous est
impossible.

Le sujet se consume en vains efforts, sa main est comme
clouée sur celle de l'opérateur.

— Et comme preuve de l'attache invincible de votre
main à la mienne, je vais marcher et vous serez forcé de
me suivre partout.

En effet, l'opérateur marche à droite et à gauche, en
avant, en arrière, tourne autour d'une table, et le sujet
le suit irrésistiblement.

— Retirez votre main, je vous le permets. — La main
est aussitôt retirée sans la moindre peine.

— Asseyez-vous, fermez vos deux mains et rapprochez-
les l'une de l'autre. — L'opérateur imprime aux deux
poings un mouvement de rotation, et ordonne au sujet de
continuer ainsi.

— Tournez ! je le veux ; tournez plus vite ! — Et les
poings tournent.

— Encore plus vite, je le veux !

Le mouvement de rotation augmente de rapidité, malgré la résistance du sujet, qui en est visiblement fatigué.

— Assez ! arrêtez-vous.... — Les deux poings cessent
brusquement de tourner.

Nous ferons observer ici que l'opérateur est souvent
forcé de réitérer ses ordres trois ou quatre fois, pour

vaincre la résistance du sujet ; il parle sur un ton impéra-
tif et fait usage d'un langage énergique, afin d'imprimer
violemment sa volonté et faire mouvoir le sujet comme
une machine. Nous ferons encore observer que, pendant
l'exécution de tous les ordres qu'on lui donne, le sujet a
les yeux grands ouverts ; il parle, il rit, s'impatiente et
cherche à opposer de la résistance à la volonté qui le domine, qui le fait agir.

— Voici un morceau de bois, prenez-le dans vos mains ;
sentez-vous ? il est glacé ; il est glacé, vous dis-je.

— C'est vrai, il refroidit ma main.

— Mais vous vous trompez ; c'est au contraire un ardent charbon qui va vous brûler. Prenez garde, il va vous
brûler, il vous brûle.

Le sujet rejette aussitôt le morceau de bois avec
frayeur, en s'écriant : — Vous m'avez fait brûler !

On peut varier à l'infini ces exercices, donner de l'eau
pour du vin, du sel pour du sucre, des fruits pour du
pain, etc., etc., etc.

— Je ne doute pas que vous sachiez votre nom ?

— Vous auriez tort d'en douter.

— Nommez-vous donc. (*Le sujet articule son nom.*)

— Maintenant vous ne savez plus votre nom, je vous
défends de le dire ; non, vous ne le savez plus, vous ne
pouvez le dire !

On aperçoit les lèvres du sujet remuer, trembler ; mais
il est impuissant à prononcer son nom.

— Êtes-vous homme ou femme ? voyons, répondez.

— Quelle singulière question vous m'adressez ! Vous
savez bien que je suis femme.

— Vous vous trompez ; vous n'êtes plus femme, dit
l'opérateur d'une voix brève, en faisant quelques passes

autour du corps ; vous n'êtes plus femme, vous êtes homme à présent : à preuve, c'est que votre barbe est trop longue, laissez-moi vous la faire.

Le sujet se prête aux mouvements simulés du rasoir.

— Mais qu'aperçois-je ? Vos doigts sont armés d'ongles crochus, et vos mâchoires de crocs acérés ; vous voilà transformée en loup ; m'entendez-vous ? transformée en loup-garou !

Les traits du sujet indiquent la terreur, ses yeux annoncent l'égarement ; il éprouve une pénible anxiété.

— Vous êtes loup-garou, vous dis-je ; voyons, jetez-vous sur cet enfant et dévorez-le !... Pourquoi cette hésitation ? Je le veux, je vous l'ordonne : élancez-vous et dévorez cet enfant.

Le sujet se jette sur un mannequin préalablement préparé pour cette expérience, et le déchire à belles dents.

— Que signifie ce manche à balai entre vos jambes ? Vous revenez du sabbat ; j'en suis sûr. Je vous dis que vous revenez du sabbat, il est inutile de le nier ; je le vois, vous revenez du sabbat. Racontez-nous ce qui s'y est passé ; je vous ordonne de nous raconter ce que vous y avez vu.

Pour peu que le sujet ait lu ou entendu raconter les scènes monstrueuses des sorciers au sabbat, il se met à vous débiter les choses les plus étranges, les plus absurdes qui puissent se loger dans cervelle humaine.

Arrêtons-nous là pour ne point fatiguer le lecteur, et disons-lui qu'on peut varier à volonté ces expériences ; le sujet, n'ayant plus la conscience de son individualité, croit être tout ce qu'on lui dit qu'il est, et fait tout ce qu'on lui ordonne de faire ; il obéit aveuglément à tous les ordres qu'on lui donne impérativement ; il y aurait même danger pour sa vie, si on lui affirmait avec énergie qu'il est mort, ou, du moins, il pourrait en résulter de graves désordres dans les fonctions vitales.

On ne doit jamais laisser le sujet plus de douze à quinze minutes dans cet état ; au delà de ce temps la fonction nerveuse pourrait être compromise. — On retire les sujets de leur état anévrosique en leur présentant sous le nez un morceau de charbon de bois, et leur disant : — Sentez cette bonne odeur de rose, d'œillet, de violette, etc. Le sujet fait de longues inspirations, et reconnaît au charbon l'odeur qu'on lui désigne. Ensuite on le fait asseoir dans un fauteuil où il se repose quelques instants. Si on le retirait brusquement de l'état anévrosique, il en résulterait une crise nerveuse plus ou moins alarmante. J'ai moi-même été témoin d'une crise de cette nature, arrivée à une jeune demoiselle qui éprouva des suffocations et des frémissements convulsifs assez violents. La crise se termina par des frissons et des larmes qu'elle versa en abondance.

L'état physiologique des sujets sortant de l'anévrosie est celui-ci : mal de tête plus ou moins prononcé, surtout à la racine du nez ; la boîte osseuse du crâne semble être vide ; pouls petit et rapide ; visage pâle, regards fixes ; tous les traits dénotent l'abattement ; les membres sont courbaturés ; faiblesse et fatigue générales ; enfin tous les symptômes de l'épuisement nerveux après une violente surexcitation.

D'après ces signes caractéristiques, il est facile de conclure que c'est à l'épuisement nerveux cérébral qu'est due la série de phénomènes que nous venons de décrire ; il n'y a pas là à s'y méprendre. D'abord, surexcitation cérébrale, accumulation du fluide nerveux du cerveau, tension de tout l'organe ; ensuite épuisement du fluide nerveux, affaissement moral et enrayement des fonctions intellectuelles ; enfin privation plus ou moins complète de la volonté et de l'individualité. Dans cet état d'épuisement nerveux cérébral, l'homme n'est plus qu'une machine que fait mouvoir une volonté étrangère.

Ainsi donc, en dernière analyse, ANÉVROSIE d'un côté, c'est-à-dire épuisement nerveux, privation momentanée de la volonté chez le sujet soumis à l'expérience ; d'un autre côté, BOULITODYNAMIE, c'est-à-dire projection de la force nerveuse cérébrale ou volonté de l'opérateur. Cet agent nerveux, lancé par l'opérateur, pénètre, envahit le cerveau du sujet, et, dès lors, le sujet n'agit plus que par la volonté d'autrui, qui s'est complétement substituée à la sienne. Telle est la raison physiologique des merveilleux phénomènes que nous avons décrits et des divers états magnétiques dans lesquels l'homme peut être plongé.

Il serait dangereux de renouveler fréquemment, sur le même sujet, les expériences que nous venons de décrire ; car il pourrait en résulter une lésion dans les fonctions de l'innervation, et, par suite, de graves désordres intellectuels.

C'est avec une profonde douleur que les hommes éclairés qui s'occupent du nouveau magnétisme, ou de la *boulitodynamie*, ont appris que plusieurs magnétiseurs en renom, et particulièrement M. Dupotet, avaient abandonné la voie naturelle des investigations pour aller se perdre dans l'antre ténébreux de la magie. Tout ce qu'ils avaient étudié et découvert dans le vaste champ de la névrologie humaine, tout ce qu'ils devaient à leurs travaux opiniâtres, ils en font honneur à des esprits invisibles. Au lieu d'être clairs et précis comme autrefois, ils se cachent sous

16

les oripeaux du mysticisme, qui ne sauraient aller avec la science. Aujourd'hui M. Dupotet ne voit que *magie* dans le magnétisme; il trace des *cercles magiques* infranchissables; il compose avec du charbon des *miroirs magiques*, au milieu desquels il fixe les *esprits animaux*, afin que ceux-ci accrochent les *esprits ambiants*, comme nos gamins attrapent des moineaux à la glu; puis, au moyen de ces miroirs, il provoque des apparitions, il évoque les morts, fait paraître les absents, etc., etc., enfin opère tous les prestiges de la fantasmagorie.

Ainsi que le fait observer fort judicieusement M. de Gasparin, dans son excellent ouvrage contre les superstitions, les personnes sur lesquelles la volonté de M. Dupotet n'aurait aucune influence entreront dans son fameux *cercle magique*, et en ressortiront librement; de même son *miroir magique* ne leur fera voir que du charbon et pas autre chose. C'est donc dans la volonté du magnétiseur et dans l'épuisement nerveux des sujets qu'existe toute la magie.

Il semblerait que M. Dupotet a oublié les surprenants phénomènes qu'offre l'agent nerveux cérébral? Il semblerait que les merveilleuses expériences de Carpenter, nommées fort improprement *biologiques*, ne sont point parvenues jusqu'à lui. Il semblerait encore qu'il n'a pas eu connaissance de la curieuse relation, brodée par M. de la Borde, au sujet d'un Arabe nommé Achmet, qui opérait au Caire, il y a déjà bien longtemps, les mêmes prodiges que M. Dupotet opère tout récemment à Paris. Ignorerait-il que cette magie, dont il s'attribue la découverte, était une vieillerie, même aux siècles des Pharaons? Qu'Achmet, homme ignorant, ne pût se rendre compte de l'art qu'on lui avait appris, cela se conçoit; mais de la part de notre célèbre magnétiseur, qui a dû étudier la physiologie du cerveau, cette ignorance ne serait point excusable. Dans quel but M. Dupotet s'est-il écarté de la route naturelle et va-t-il demander à un monde occulte ce qui est en lui et près de lui? Hélas! pourquoi substituer les images fantastiques d'une imagination excitée aux observations sérieuses de la raison?

Les moyens de surexcitation et d'épuisement nerveux que nous avons signalés ne sont point les seuls. Il fut des temps où l'art de tromper les hommes par de grossiers prestiges était une industrie aussi honorée que lucrative : les magiciens, devins, pythies, augures, astrologues, etc., en fournissent la preuve. Plus tard, vinrent les sorciers de haut et de bas étage qui s'ingénièrent à trouver les moyens d'agir sur le cerveau, d'anéantir la raison, d'égarer le bon sens, pour provoquer des hallucinations, des visions et autres aberrations sensorielles, qui livraient l'homme à leur merci. Au nombre de ces moyens on cite diverses drogues excitantes et narcotiques, telles que l'opium, la jusquiame, la belladone, le datura stramonium, le hachich, etc. Comme auxiliaires de l'effet de ces substances, les magiciens employaient le magnétisme du regard et des gestes, la projection de la volonté, le saisissement, l'effroi que pouvaient inspirer les lieux où ils opéraient, les objets et le sombre appareil dont ils s'entouraient. De nos jours même, les craintes qu'inspirent aux esprits faibles et superstitieux les menaces de certains individus qui se disent sorciers ou inspirés, les terreurs causées par de coupables fantasmagories, qu'on dit surnaturelles, usent les ressorts de la machine humaine et plongent l'individu dans un état de passivité anévrosique, de stupeur qui le fait descendre au-dessous de la brute. En effet, si nous lisons attentivement les histoires de sorciers, de possédés, d'extatiques, nous découvrons que ces malheureux étaient tombés dans une complète dégradation physique et morale, par l'abus des moyens qu'ils employaient pour se procurer des visions. On les voyait pâles, hébétés, s'accuser de crimes imaginaires, et livrer leurs corps épuisés aux tortures de l'inquisition. Et, dans ces siècles d'ignorance, ces hallucinés *démonophiles* trouvaient d'autres hallucinés *démonophobes* pour les juger et les condamner!... O raison! quelle honte pour ceux qui étaient parvenus sourdement à éteindre tes lumières!

Nous concluons donc que tous les faits de sorcellerie, de possessions, d'obsessions, de visions, d'apparitions, d'incubes, de succubes, de loups-garous, de lutins, de transformations bestiales, et généralement tout ce qui appartient au prétendu art des magiciens tant anciens que modernes, reconnaissent pour cause unique un profond désordre dans les fonctions du système nerveux cérébral, à la suite duquel le cours régulier des phénomènes intellectuels est perverti pendant un temps indéterminé.

Nos magiciens modernes devraient savoir que les pratiques magiques furent proscrites, dans l'empire romain, par Tibère, Dioclétien, Justinien, et par la *Loi des douze tables*.

CHAPITRE XVII.

DES INTUITIONS.

Le sens que nous attachons ici à ce mot est une opération du cerveau par laquelle certaines personnes ont parfois le pressentiment des choses futures, la prévoyance des événements qui doivent arriver.

L'explication physiologique de cet acte de la pensée n'a pas encore été donnée d'une manière satisfaisante. Plusieurs philosophes ont pensé qu'une vive excitation cérébrale jointe à la parfaite connaissance des choses passées et présentes, ainsi qu'à leur enchaînement fatal, donnait à quelques intelligences privilégiées le pressentiment de l'avenir, autrement dit l'intuition. Les exemples d'intuition sont assez nombreux dans l'histoire ancienne et moderne pour que le fait en soit admis. Il n'y a point de siècle ni de pays qui n'ait eu ses intuitionnaires, et nous verrons au chapitre xx que ces exemples sont plus communs qu'on ne le pense. Néanmoins il faut retrancher de ce nombre cette foule de fanatiques religieux, hommes et femmes, qualifiés à juste titre de *visionnaires*, d'*hallucinés*, mus par la superstition et marchant à grands pas à la folie.

Presque tous les fondateurs de religion et les législateurs ont eu, ou ont prétendu avoir des intuitions; mais la réalisation, en totalité ou en partie, de ces pressentiments fut toujours exagérée par des disciples amis du merveilleux. L'observateur aperçoit clairement que les intuitions des fameux personnages de l'antiquité, en traversant le cours des âges, de naturelles qu'elles pouvaient être, sont arrivées jusqu'à nous tellement entourées de merveilleux, qu'il n'est plus possible d'y ajouter foi. Laissant donc les intuitions rapportées par les mages, les Égyptiens, les Hébreux, etc., peuples superstitieux et dont l'histoire est embarrassée d'événements incroyables, nous ne citerons que les cas d'une authenticité reconnue et qui ne blessent en rien la saine raison.

16.

Cicéron rapporte, dans son livre de la *Divination*, qu'après la journée de Délie, où les Athéniens furent défaits, Lachès et Socrate fuyaient à travers la campagne avec un gros de soldats. Arrivés à un endroit où se croisaient plusieurs routes, Socrate cria aux soldats et à leurs chefs de ne point s'engager dans la route qu'ils prenaient, parce que son génie familier lui disait qu'il leur arriverait malheur. Lachès et quelques autres suivirent le conseil de Socrate; ceux qui prirent la route opposée furent massacrés par la cavalerie ennemie.

La vie du même philosophe nous offre un pressentiment encore plus remarquable.

Timarque et Philémon s'étaient associés pour assassiner un ennemi commun; le soir même où le crime devait se commettre, Socrate se trouve à souper avec Timarque. Comme le repas se prolongeait pendant la nuit, Timarque, voyant l'heure du rendez-vous s'approcher, se lève et prie les convives de l'excuser de son absence. Socrate l'arrête en lui parlant et le force de se remettre en place. Timarque, peu de temps après, se lève de nouveau et le philosophe le dissuade encore de sortir; enfin l'assassin trompe les regards de Socrate, se dérobe sans être aperçu et va chercher sa victime. Mais l'heure n'était plus propice, le crime avait été éventé par la police; les assassins saisis furent condamnés à la peine de mort. Timarque, en montant sur l'échafaud, fit entendre ces paroles : *Ah! si j'en avais cru le génie de Socrate!*

Cette intuition n'offre rien à une raison exercée qui ne soit dans l'ordre naturel des effets et des causes. Timarque en était à son premier crime; peu maître de ses remords, le trouble de son visage indiquait sans doute le trouble de son cœur. Socrate, qui passait pour un physionomiste consommé, soupçonna qu'un homme qui se levait de table contre les usages reçus, portant l'inquiétude sur ses traits, méditait quelque mauvaise action, et l'événement justifia son pressentiment.

Tous les hommes les plus éclairés de l'antiquité s'accordent à faire honneur au jugement de Socrate des conjectures heureuses que le vulgaire attribuait à un être surnaturel. Platon, Xénophon, Plutarque même, à qui nous devons un ouvrage sur le génie familier de Socrate, malgré sa facilité à adopter tout ce qu'il rencontre de merveilleux dans la vie de ses héros, reconnaissent que le génie familier du philosophe n'était autre que sa profonde connaissance des hommes et des choses, jointe à sa haute raison.

Notre célèbre Sully, qui, lui aussi, avait une connaissance pratique des hommes et des choses de son temps, eut, la veille de la bataille d'Ivry, l'intuition de ce qui s'y passerait. Le lendemain, en recevant une missive du roi qui lui apprenait sa victoire, il lui répondit qu'il le savait de la veille.

Nous empruntons à M. Gratien de Semur un fait très-remarquable en ce genre :

« Dans notre enfance, raconte-t-il, nous avons plusieurs fois vu, au milieu de notre famille, une dame d'une quarantaine d'années qui se nommait madame de Saulce ; son mari était un riche colon de Saint-Domingue. Tous deux, vers l'époque de la révolution, étaient venus s'établir en France. M. de Saulce fit aux îles plusieurs voyages, pendant lesquels sa femme restait à Paris. Madame de Saulce était une fort bonne femme, toute simple, point nerveuse, ne tenant aucunement à ces imaginations à l'envers qui se frappent aisément. Pendant le dernier voyage de son mari, étant un soir dans une compagnie où elle faisait une partie de cartes, tout à coup elle s'écria, en tombant à la renverse sur son siége : « M. de Saulce est mort !... » On s'empresse autour d'elle, on lui démontre ce qu'une pareille vision a nécessairement de faux, et sa raison prend le dessus. Toutefois elle ne pouvait, dans la solitude, secouer le pressentiment qui l'écrasait, et elle attendait des nouvelles de son mari avec une affreuse anxiété. Elle en reçut de favorables ; mais leur date était antérieure au jour de son intuition. Enfin, une lettre arriva de Saint-Domingue, cachetée en noir, et dont la suscription n'était pas de la main de M. de Saulce. La lettre était d'un autre colon, et adressée à une tierce personne, pour atténuer la violence du coup que madame de Saulce devait ressentir au récit d'un événement tragique. M. de Saulce était mort assassiné par des nègres, le jour même où madame de Saulce ressentait le coup qui frappait son mari. Ce double événement, attesté par plus de vingt personnes bien posées dans le monde, est un de ceux qui frappèrent le plus vivement nos premières années. Dix ans s'étaient écoulés depuis, lorsque nous vîmes madame de Saulce toujours revêtue du deuil éternel auquel elle s'était vouée. »

Dans l'ouvrage de madame Périé-Candeille, on trouve le fait suivant, qui est encore une preuve que les intuitions et pressentiments ne sauraient être rangés au rang des superstitions et des contes :

« Invitée à déjeuner, le 11 juillet 1793, dans une famille amie résidant à Paris, je fus frappée, en entrant, de l'air d'espérance et de joie qui rayonnait sur tous les visages. J'appris qu'on venait de recevoir une lettre d'un jeune homme, fiancé à la demoiselle de la maison, et qui, en ce moment, se trouvait à Port-au-Prince pour défendre la colonie de l'insurrection des nègres. Ce jeune homme devait bientôt revenir à Paris pour se marier, et la jeune demoiselle, heureuse de cette nouvelle, faisait avec grâce l'honneur du déjeuner.

Onze heures sonnaient à la pendule, et tout à coup on voit pâlir cette intéressante demoiselle ; elle se lève de son siége et s'écrie :

— O mon frère ! dites-moi, lorsqu'on reçoit un coup d'épée, quelle sensation cela fait-il éprouver ?

Son frère, étonné de cette singulière demande, lui répondit :

— C'est comme un trait glacé qui rapidement traverse.

— Oh ! c'est cela, c'est bien cela, continua la jeune personne ; un trait glacé vient de me traverser le cœur... mon fiancé n'est plus de ce monde... et elle tomba évanouie dans les bras de son frère.

Huit mois s'étaient écoulés depuis cette intuition, lorsque arriva en France le navire le *Jupiter*, apportant une lettre qui annonçait à la famille de la demoiselle que le 11 juillet 1793, à onze heures du matin, le fer avait tranché les jours du fiancé si impatiemment attendu à Paris.

Cette intuition, ainsi que la précédente, trouveraient leur explication dans la *Théorie du fluide électro-nerveux* (Voy. au chap. xx de cet ouvrage.)

Le fameux Duguay-Trouin, une des illustrations de notre marine militaire, eut, dans le cours de sa vie active, plusieurs intuitions ; nous extrayons de ses mémoires celle-ci :

« Après un mois de croisière assez productive, la frégate que je commandais était encombrée de prisonniers et de malades, et il ne restait plus que pour quinze jours de vivres. Les officiers et les soldats me rappelaient qu'aux termes du règlement il était temps de rentrer au port. Je ne l'ignorais pas, mais j'étais saisi d'un *espoir secret* de quelque heureuse aventure qui me faisait retarder le retour. Je rassemblai donc tous mes gens, et, les ayant harangués de mon mieux, je les engageai, moitié par douceur, moitié par autorité, à me donner encore huit jours, en leur assurant que, si l'on faisait une capture, je leur accorderais le pillage et les récompenserais amplement. Ce qu'il y eut de singulier, c'est que mon imagination s'échauffa tellement pendant ces huit jours, qu'au matin du huitième jour, étant encore couché, mais éveillé, j'aperçus dans la glace placée au pied de mon lit deux vaisseaux qui venaient à toutes voiles sur nous. Agité de cette vision, je sautai à bas du lit et montai sur le gaillard. Alors, dirigeant ma lunette sur l'horizon, je découvris bien loin deux gros bâtiments, que je reconnus bientôt pour être des vaisseaux de guerre et qui arrivaient sur nous en reconnaissance. Avant de commencer l'attaque, je jugeai qu'il convenait de prendre chasse et de m'essayer un peu avec eux; je vis bientôt que je leur étais supérieur en vitesse; sur quoi, ayant viré de bord, je leur livrai combat et m'emparai de tous deux après une vive résistance.

Nous terminerons ce chapitre par les prédictions de Cazotte, que Laharpe a arrangées et brodées, après coup, dans le premier volume de ses œuvres posthumes. Le morceau est curieux et trouve ici sa place :

« Il me semble que c'était hier, et c'était cependant au commencement de 1788 ; nous étions à table chez un de nos confrères à l'Académie, grand seigneur et homme d'esprit. La compagnie était nombreuse et de tout état ;

gens de cour, gens de robe, gens de lettres, académiciens, etc... L'on avait fait bonne chère, comme de coutume. Au dessert, les vins de Malvoisie et de Constance
ajoutaient, à la gaieté de la bonne compagnie, cette sorte
de liberté qui n'en gardait pas toujours le ton. On en était
venu alors, dans le monde, au point où tout est permis
pour faire rire. Chamfort nous avait lu de ses contes im-
pies et libertins, et les grandes dames avaient écouté sans
avoir même eu recours à l'éventail. De là un déluge de
plaisanteries sur la religion : l'un citait une tirade de la
Pucelle, l'autre rappelait les vers *philosophiques* de Diderot ; tout le monde riait, tous applaudissaient aux lumières que la philosophie répandait sur toutes les classes, et
qui allait bientôt opérer une révolution et amener le règne
de la liberté en France.

« Un seul convive n'avait point pris part à cette joie générale, et avait même laissé tomber, tout doucement,
quelques plaisanteries : c'était Cazotte, homme aimable
et original.

« Il prend la parole, et, du ton le plus sérieux :

« — Messieurs, dit-il, soyez satisfaits, vous verrez tous
cette grande et sublime révolution que vous désirez tant.
Vous savez que je suis un peu prophète ; je vous le répète,
vous la verrez.

« On lui répond par ce refrain connu :

« *Faut pas être grand sorcier pour cela.*

« — Soit ; mais peut-être faut-il l'être un peu plus pour
ce qui me reste à vous dire. Savez-vous ce qui arrivera
de cette révolution, ce qui en arrivera pour vous tous qui
êtes ici, et ce qui en sera la suite immédiate, l'effet bien
prouvé, la conséquence bien reconnue ?

« — Ah! voyons, dit Condorcet, avec son air sournois

et niais ; un philosophe n'est pas fâché de rencontrer un prophète.

« — Vous, monsieur de Condorcet, vous expirerez sur le pavé d'un cachot ; vous mourrez du poison que vous aurez pris pour vous dérober au bourreau, du poison que le bonheur de ce temps-là vous obligera de porter toujours sur vous.

« Grand étonnement d'abord ; mais on se rappelle que le bon Cazotte est sujet à rêver tout éveillé, et l'on rit de plus belle.

« — Monsieur Cazotte, le conte que vous nous faites là n'est pas si plaisant que votre *Diable amoureux*. Mais quel diable vous a mis en tête ce cachot, ce poison et ces bourreaux ? Qu'est-ce que tout cela peut avoir de commun avec la philosophie et le règne de la raison ?

« — C'est précisément ce que je vous dis : c'est au nom de la philosophie, de l'humanité, de la liberté, c'est sous le règne de la raison qu'il vous arrivera de finir ainsi ; et ce sera bien le règne de la raison, car alors elle aura des temples, et même il n'y aura plus, dans toute la France en ce temps-là, que des tempêtes de la raison.

« — Par ma foi, dit Chamfort, avec le rire du sarcasme, vous ne seriez pas un des prêtres de ce temple-là.

« — Je l'espère ; mais vous, monsieur Chamfort, qui en serez un, et très-digne de l'être, vous vous couperez les veines de vingt-deux coups de rasoir, et pourtant vous n'en mourrez que quelques mois après.

« On se regarde et l'on rit encore.

« — Vous, monsieur Vicq-d'Azyr, vous ne vous ouvrirez pas les veines vous-même ; mais, après vous les être fait ouvrir six fois dans un jour, à la suite d'un accès de goutte, pour être plus sûr de votre fait, vous mourrez la nuit.

« — Vous, monsieur de Nicolaï, vous mourrez sur l'échafaud.

« — Vous, monsieur Bailly, sur l'échafaud.

« — Ah ! Dieu soit béni ! dit Boucher ; il paraît que M. Cazotte n'en veut qu'aux académiciens ; il vient d'en faire une terrible exécution ; et moi, grâce au ciel...

« — Vous, monsieur Boucher, vous mourrez aussi sur l'échafaud.

« — Oh ! c'est une gageure, s'écrie-t-on de toute part : il a juré de nous exterminer tous.

« — Non, ce n'est pas moi qui l'ai juré.

« — Mais nous serons donc subjugués par les Turcs, par les Tartares ? Encore...

« — Point du tout, je vous l'ai dit, vous serez alors gouvernés par la seule raison. Ceux qui vous traiteront ainsi seront tous des *philosophes*, auront à tous moments dans la bouche les mêmes phrases que vous débitez depuis une heure, répéteront toutes vos maximes, citeront, comme vous, les vers de Diderot et de la *Pucelle*...

« On se disait à l'oreille : Vous voyez bien qu'il est fou (*car il gardait le plus grand sérieux*) ; est-ce que vous ne voyez pas qu'il plaisante ? et vous savez qu'il entre toujours du merveilleux dans ses plaisanteries.

« — Oui, reprit Chamfort ; mais son merveilleux n'est pas gai. Il est par trop patibulaire. Et quand cela arrivera-t-il, monsieur Cazotte ?

« — Six ans ne se passeront pas sans que tout ce que je vous prédis ne soit accompli.

« — Voilà bien des miracles, dis-je ; heureusement que vous ne m'y mettez pour rien.

« — Vous y serez pour un miracle, monsieur Laharpe.

17

et un miracle tout au moins aussi extraordinaire, répliqua
Cazotte ; vous deviendrez chrétien.

« Grandes exclamations dans la société.

« — Ah ! reprit Chamfort, je suis rassuré ; si nous ne
devons périr que lorsque Laharpe sera chrétien, nous
sommes immortels.

« — Pour ça, dit alors madame de Grammont, nous
sommes bien heureuses, nous autres femmes, de n'être
pour rien dans les révolutions ; quand je dis pour rien,
ce n'est pas que nous ne nous en mêlions toujours un peu :
mais il est reçu qu'on ne s'en prend jamais à nous ; notre
sexe...

« — Votre sexe, madame, ne vous défendra point cette
fois, et vous aurez beau ne vous mêler de rien, vous serez
traitées tout comme les hommes, sans aucune différence
quelconque.

« — Mais qu'est-ce que vous dites donc, monsieur
Cazotte ? c'est la fin du monde que vous prêchez.

« — Je n'en sais rien ; mais, ce que je sais, c'est que
vous, madame la duchesse, vous serez conduite à l'échafaud, et beaucoup d'autres dames avec vous, dans la
charrette du bourreau, avec les mains liées derrière le dos.

« — Ah ! j'espère que, dans ce cas, j'aurai du moins
un carrosse drapé de noir.

« — Non, madame, de plus grandes dames que vous
iront, comme vous, en charrette et les mains liées comme
vous.

« — De plus grandes dames... des princesses du sang,
peut-être ?...

« — De plus grandes dames encore.

« Ici un mouvement très-sensible se fit dans la compagnie, et la figure du maître de la maison se rembrunit ;

on commençait à trouver que la plaisanterie était trop forte. Madame de Grammont, pour dissiper le nuage, n'insista point sur cette dernière réponse et se contenta de dire du ton le plus léger :

« — Vous verrez qu'il ne me laissera pas même un confesseur.

« — Non, madame, vous n'en aurez point, ni personne; le dernier supplicié qui en aura un par grâce sera... Il s'arrêta ici un moment.

« — Eh bien! quel sera l'heureux mortel qui aura cette prérogative?

« — C'est la seule qui lui restera, *ce sera le roi de France*.

« Le maître de la maison se leva brusquement, et tout le monde avec lui; il alla vers Cazotte, et lui dit d'un ton pénétré :

« — Mon cher Cazotte, c'est assez faire durer cette facétie lugubre; vous la poussez trop loin, et jusqu'à compromettre la société où vous êtes et vous-même.

« Cazotte ne répondit rien et se disposait à se retirer, quand madame de Grammont, qui voulait éviter le sérieux et ramener la gaieté, s'avança vers lui :

« — Monsieur le prophète, qui nous dites à tous notre bonne aventure, vous ne dites rien de la vôtre?

« Cazotte resta quelque temps silencieux et les yeux baissés.

« — Madame, avez-vous lu le siége de Jérusalem, dans Josèphe?

« — Oh! sans doute, qui n'a pas lu cela? Mais faites comme si je ne l'avais point lu.

« — Eh bien, madame, pendant ce siége, un homme fit sept jours de suite le tour des remparts, à la vue des assiégeants et des assiégés, criant sans cesse d'une voix sinistre et tonnante : *Malheur à Jérusalem ! malheur à moi-même !* Et le septième jour, au moment où il achevait sa lamentation, une pierre énorme, lancée par les machines ennemies, l'atteignit et le mit en pièces.

« A ces mots, Cazotte fit la révérence et sortit.

« Les prédictions de Cazotte s'accomplirent rigoureusement ; toutes les personnes à qui il avait dit la *bonne aventure* périrent pendant la révolution et de la manière annoncée ; lui-même termina ses jours sur l'échafaud. »

« Laharpe fut arrêté et conduit dans les prisons du Luxembourg, où la captivité, l'âge et l'affaiblissement des fonctions intellectuelles changèrent l'ordre de ses idées. Sorti de prison, il vécut jusqu'en 1803, époque à laquelle il mourut dans des sentiments opposés à ceux qui caractérisèrent sa vie politique.

Les prédictions de Cazotte, telles qu'on vient de les lire, ne doivent pas être prises à la lettre, c'est à la plume de Laharpe que nous les devons ; Laharpe a brodé sur ce thème après que les événements révolutionnaires se furent accomplis ; cela est hors de doute. Ce qu'il y a de vrai, dans ce récit, c'est que Cazotte passait pour un profond observateur ; il suivait les événements présents et en déduisait les événements futurs. La connaissance raisonnée des faits historiques passés et présents constitue la science des probabilités ; et l'expérience nous prouve que les hautes intelligences peuvent prévoir les changements qui doivent s'opérer dans la constitution et les mœurs des peuples.

CHAPITRE XVIII.

DE L'EXTASE.

Ce phénomène résulte directement de la surexcitation cérébrale suivie d'un épuisement considérable du fluide nerveux. Pendant l'extase, l'innervation concentrée sur un point de l'organe est si intense, que les facultés intellectuelles sont anéanties, à l'exception d'une seule, l'*imagination*. L'extase peut se montrer à deux degrés, l'un compatible encore avec le travail normal du cerveau e laissant toujours une fatigue plus ou moins grande ; l'autre annonçant une perturbation des fonctions cérébrales et conduisant tôt ou tard à la folie.

L'extatique garde une immobilité de statue ; ses yeux, tout grands ouverts, conservent une effrayante fixité ; ses sens sont frappés d'inertie, à l'exception de l'ouïe qui persiste. Tout entier à une seule pensée, à la contemplation d'un être imaginaire, l'extatique paraît être insensible aux stimulus extérieurs ; il entend le chant des oiseaux, le son des instruments, les délicieuses mélodies d'un concert féerique, et cependant le plus profond silence règne autour de sa personne. Tout, chez lui, se passe intérieurement ; il voit des figures séduisantes, des tableaux animés ; les cieux s'entr'ouvrent, et il admire leurs divines splendeurs ; il s'entretient avec des houris, des génies, des anges ; un muet sourire reste fixé sur ses lèvres et sa physionomie reflète une ineffable béatitude.

La vie ascétique, l'isolement complet du monde, le fanatisme religieux, une idée fixe, l'abus des narcotiques, la mélancolie, etc., sont les causes les plus fréquentes de cette affection qui, comme nous venons de le dire, conduit souvent à la folie.

L'extase mystique était fort commune à l'époque où le fanatisme religieux poussait dans les cloîtres et dans de sombres thébaïdes une foule d'individus des deux sexes. En tête de la longue liste d'extatiques par exaltation religieuse se place sainte Thérèse, qui se rendit fameuse par ses *ravissements*, qu'elle appelait elle-même d'*heureuses extravagances*.

Nous ferons observer ici que le nombre des extatiques, visionnaires, hallucinés, est beaucoup plus considérable parmi les femmes que parmi les hommes, par la raison que l'organe utérin joue un des principaux rôles dans leur économie. Ce n'est ordinairement que chez les filles célibataires que se rencontrent ces affections; les femmes d'Orient, pour qui le célibat est une honte, sont exemptes de ces vésanies. Et, en Europe, de nos jours où les esprits sont arrivés à des idées plus saines sur les vertus sociales, si l'on rencontre de loin en loin des monomanies de cette nature, c'est toujours parmi les pauvres filles dont l'exaltation cérébrale, persistante, a déterminé un dérangement des facultés intellectuelles.

Les fumeurs et mangeurs d'opium, de même que les mangeurs de hachich et de jusquiame, fournissent des exemples d'extase très-remarquables. Selon eux, l'état extatique est une délicieuse ivresse, une heure féerique pendant laquelle on quitte la vie terrestre pour aller s'immiscer aux voluptés des cieux. Malheureusement la surexcitation et l'épuisement nerveux que produit l'usage de l'opium et du chanvre indien dégradent la constitution de l'individu et le plongent bientôt dans une pitoyable hébétude.

J'ai vu plusieurs fois dans Smyrne un Turc, marchand de tabac et de pastilles du sérail, qui, après avoir fumé sa chibouque d'opium, devenait tout à coup immobile et restait les yeux fixés au ciel avec un béat sourire sur les lèvres. Les Orientaux respectent cet état d'extase ; il ne faut point troubler les joies si innocentes et si pures, disent-ils, et il est expressément défendu de communiquer avec l'extatique. Après avoir fait quelques achats de chibouques, de tabac parfumé et de pastilles du sérail à ce marchand, je lui demandai un jour ce qui se passait dans son esprit, pendant l'ivresse de l'opium. Il me répondit que l'opium était la clef du ciel de Mahomet.

On cite un jeune poëte que les lectures fantastiques jetèrent dans cette affection. Son esprit était toujours à la poursuite des nymphes, des sylphides ; son imagination les lui représentait dans toute leur beauté aérienne, dans toute leur voluptueuse coquetterie ; il les voyait, leur tendait les bras, leur adressait de douces paroles, de tendres soupirs, et sa figure épanouie exprimait une céleste ivresse. Il y avait une si grande pureté de sentiments dans ses chastes adorations, tant de poésie dans son amour, que, beaucoup de femmes venues par curiosité pour le voir et l'écouter eussent désiré trouver un aussi harmonieux langage sur les lèvres de ceux qu'elles aimaient. L'extase passée, notre jeune homme rentrait tristement dans les proses de la vie ordinaire ; tout lui était monotone, insipide ; il languissait dans un profond ennui, jusqu'à ce qu'un nouvel accès vînt lui ouvrir les portes du ciel et lui montrer ses déesses environnées de toutes les splendeurs olympiennes.

Mais on ne joue pas impunément avec les excitants cérébraux ; notre jeune poëte tomba peu à peu dans cet état d'engourdissement, de paresse, de dégradation intellectuelle, qui est le signe de l'abrutissement physique et moral. Conduit dans une maison de santé, il y termina sa vie dans l'imbécillité la plus complète.

CHAPITRE XIX.

SECTION I.

DES HALLUCINATIONS.

L'hallucination pourrait être définie un rêve en pleine veille, pendant que les sens sont éveillés, que les yeux voient, que l'oreille entend, etc. C'est la perception d'une image illusoire ou l'audition d'un son qui ne reconnaissent point pour cause le *stimulus* nécessaire à leur production ; c'est, à strictement parler, le délire d'un ou de plusieurs sens. Comme l'objet représenté n'affecte point la rétine, le son entendu ne frappe point l'ouïe, la cause efficiente de l'hallucination existe dans l'appareil nerveux sensoriel, et doit être rapportée à un travail particulier du cerveau. Ce phénomène n'existe pas seulement pour la vue et l'ouïe, les autres sens aussi peuvent être hallu-

cinés : un contact, une odeur, une saveur perçus sans
qu'il y ait eu action préalable d'un stimulus extérieur,
sont de vraies hallucinations.

Tel halluciné entend de délicieuses mélodies, tandis
que pour tel autre ce sont des bruits affreux, des grincements qui lui déchirent les oreilles. Celui-ci voit des
images ravissantes, celui-là des figures hideuses, épouvantables ; quelques-uns sont suffoqués par des odeurs
insupportables, quelques autres dilatent leurs narines aux
parfums les plus suaves. Enfin il y a des hallucinés qui se
figurent être battus, torturés, qui croient broyer entre
leurs dents de l'arsenic, des charbons ardents, et accusent
une douloureuse sensation de brûlure à la langue, au palais. A l'inverse de ces derniers, on cite des hallucinés
qui croient manger des mets succulents et boire des vins
délicieux.

Ces prétendues sensations qu'éprouvent les hallucinés
dépendent des images, des idées reproduites par la mémoire, amplifiées par l'imagination et personnifiées par
l'habitude. Dans le rêve, ce sont les idées de la veille qui
se reproduisent pendant le sommeil ; dans l'hallucination,
le rêve a lieu à l'état d'éveil. Ainsi, les hallucinations,
comme les rêves, reproduisent généralement les sensations et les idées de la veille. Tout porte à croire que les
extases et les hallucinations sont des irruptions de la
vie des rêves dans la vie positive ; elles touchent de près
à la folie et y mènent très-souvent. Les livres ascétiques,
l'histoire de la magie et de la sorcellerie de tous les âges,
de tous les peuples ; les annales de la médecine psycho-
logique, fourmillent d'exemples d'hallucinations aussi
singulières que bizarres.

Les causes prédisposantes des hallucinations sont de

deux espèces : les unes physiques, les autres morales.
Les premières sont très-nombreuses : l'abaissement ou
l'élévation de la température, l'abus des boissons alcoo-
liques, les doses élevées de sulfate de quinine, la digitale,
la belladone, la pomme épineuse, la jusquiame, l'aconit,
l'opium, le camphre, les émanations azotées et surtout le
hachich ; enfin l'ébranlement du cerveau par un coup,
une chute, etc., etc. Parmi les causes psychiques, les plus
ordinaires sont : une subite impression sur les sens ou la
trop longue durée d'une vive sensation, la méditation,
l'attention, sur un objet, trop longtemps soutenue, l'isolement, le remords, la crainte, la frayeur, les passions
tristes, etc.

Quoique les hallucinations puissent se produire à toute
heure du jour, c'est ordinairement avant de s'endormir
ou immédiatement après s'être réveillé, c'est pendant
cet état intermédiaire à la veille et au sommeil, où tous
les objets revêtent une forme indécise, qu'elles naissent
et se développent. Alors il y a suspension de la vie de
relation et surexcitation des centres nerveux, il y a exercice involontaire de l'imagination et de la mémoire ; ce
moment est le plus favorable aux hallucinations ; mais
la plus légère excitation extérieure suffit pour la détruire.

Quelques médecins ont prétendu que ce phénomène
dépendait d'une transformation organique ; ils n'ont sans
doute pas réfléchi que, si cela était, il n'y aurait plus hallucination réelle. Raisonnons : l'individu atteint d'une
altération de l'œil nommée *glaucôme* voit toujours un
arc-en-ciel devant lui ; mais il le voit en réalité ; car, dans
cette maladie, la cornée remplit l'office de prisme et
donne nécessairement le spectre solaire. Le bruit étrange
qu'entendit J.-J. Rousseau, depuis sa trentième année

jusqu'à sa mort et qui l'empêcha si souvent de dormir, n'était pas non plus une hallucination ; ce bruit dépendait d'un anévrisme de l'artère carotide interne : donc il était entendu.

Selon nous, la cause des hallucinations se trouve, soit dans une modification éphémère, soit dans une altération intermittente du système nerveux cérébral ou ganglionaire. L'hallucination est une véritable illusion d'un ou de plusieurs sens communiquant leur erreur à l'intelligence.

Ainsi le célèbre Pascal, qui voyait parfois s'ouvrir sous ses pieds un abîme prêt à l'engloutir, était frappé d'une hallucination réelle. Cette affection, devenue chez lui intermittente, dépendait de la même frayeur que lui avait causée un accident dont il faillit être victime. L'hypochondriaque cité par divers auteurs, qui, avec des yeux parfaitement sains et des facultés intellectuelles parfaitement intactes, a cru voir, pendant cinq ans, une mouche sur le bout de son nez, était aussi un halluciné maniaque.

Nous concluons de là que les personnes qui, offrant toutes les apparences d'une bonne santé physique et morale, entendront des bruits, sentiront des odeurs, apercevront des images, des formes, enfin éprouveront des sensations imaginaires, ces personnes-là seront sous l'influence d'une hallucination causée par une surexcitation cérébrale.

Mais, il faut se hâter de le dire, dans la majorité des cas, les hallucinations se manifestent au début de la folie, et une fois cette déplorable maladie déclarée, elles prennent le type continu et ne cessent d'assiéger le malheureux qui en est atteint. — Dans d'autres cas, les hallucinations coïncident avec toute l'intégrité de la raison et affectent l'individu à des époques plus ou moins éloignées ; quelquefois l'affection devient intermittente et reparaît chaque jour à des heures déterminées. C'est parmi les sujets hystériques, cataleptiques, hypocondriaques, mélancoliques, etc., parmi les personnes qui se livrent à des méditations profondes ou à des passions tristes, que ce phénomène se rencontre.

Maintenant qu'on connaît la cause et le mécanisme de l'hallucination, nous allons passer rapidement en revue les hallucinations particulières à chaque sens, en commençant par celles de l'ouïe, qui sont les plus fréquentes.

Hallucinations de l'ouïe.

Les hallucinés de cette catégorie croient entendre des bruits de différente nature, des voix douces, fortes, terribles ; ces voix frappent une seule oreille ou les deux oreilles à la fois ; elles viennent de loin ou de près, quelquefois elles sont intérieures. L'halluciné les entend murmurer dans sa tête, sa poitrine ou autres parties du corps. L'histoire parle de plusieurs grands hommes qui entendaient la voix d'un génie familier. Ces voix intérieures n'étaient autre chose que la vibration cérébrale développée par l'incessant travail de la pensée.

J'ai connu un professeur de philosophie, homme irascible, violent et affligé, dans sa jeunesse, de mauvais penchants qu'avaient pu réprimer les efforts de sa raison. Ce professeur entendait deux voix bien distinctes : l'une, douce et amie, le dirigeait incessamment vers le bien ; l'autre, au timbre métallique, aux rudes accents, s'efforçait de le pousser au mal. Ici l'explication est naturelle : c'é-

tait la raison qui luttait contre l'instinct et sortait victo-
rieuse de cette lutte.

Un canonnier, sourd depuis dix ans, eut tout à
coup des hallucinations de l'ouïe : il entendait des fanfares,
des musiques guerrières qui lui rappelaient les jours où
il était sous les drapeaux. A la suite de ces hallucinations,
il abordait tout joyeux les personnes de sa connaissance
en leur disant qu'il serait bientôt guéri de sa surdité,
puisqu'il commençait à entendre le son de la trompette
et de la grosse caisse.

Il existait à Bicêtre, il y a quelques années, un pauvre
musicien que la misère avait rendu lycanthrope ; il ne
voulait communiquer avec personne de l'établissement,
à l'exception d'un étudiant en médecine qui lui avait
donné un mauvais archet. Tous les jours, isolé dans un
coin de la cour, il passait de longues heures à faire glisser
cet archet sur son bras gauche, en guise de violon. Sa
pantomime était fort curieuse : tantôt il gesticulait en
avant, tantôt en arrière, à droite, à gauche, battait, précipitait ou ralentissait la mesure et faisait signe à un orchestre imaginaire de mieux exécuter un morceau d'ensemble ; puis ses gestes se multipliaient, il se fâchait,
suait à grosses gouttes, parce que les musiciens invisibles
n'allaient pas à son gré. Un instant après, il promenait
avec lenteur son archet sur son bras, en regardant le
ciel, et semblait écouter une ravissante harmonie ; son
visage alors offrait l'expression d'une délicieuse extase,
et s'il arrivait qu'on vînt le troubler : « Chut ! chut ! s'é-
criait-il ; à genoux, profanes ! écoutez ces divins accords ! »

Vers les dernières années de sa vie, le célèbre Beetho-
ven, devenu complétement sourd, entendait répéter par
un orchestre invisible ses sublimes symphonies. On dit

que cette hallucination était devenue pour le vieillard un sujet de consolation.

Une dame jouissant de toute sa raison était frappée d'hallucination aussitôt qu'elle se mettait à sa toilette; alors elle se croyait poursuivie par deux voix d'hommes : l'une vantait la blancheur de sa peau, la rondeur de ses formes et les charmes secrets de sa personne : — Belle, belle à rendre fou d'amour ! criait cette voix. Et la dame, quoique heureuse d'entendre ces paroles, se cachait un instant par pudeur. Lorsqu'elle revenait à son miroir, afin de continuer sa toilette interrompue, aussitôt l'autre voix faisait entendre un langage tout à fait opposé : — Ta fraîcheur est empruntée, disait-elle, ces formes et ces contours sont menteurs; si ceux qui les admirent les voyaient au naturel, ils s'enfuiraient effrayés de ta laideur. Laide, laide à faire peur ! — La pauvre dame rougissait de honte et pâlissait de colère; elle sonnait violemment son valet pour chasser l'impertinent : mais, pendant que le valet arrivait, elle reconnaissait son hallucination, et lorsque celui-ci se présentait, madame lui donnait l'ordre de mettre les chevaux à sa calèche. Le lendemain, à la même heure, la même hallucination se reproduisait, et il en fut ainsi pendant six mois; aujourd'hui cette dame, parfaitement guérie, peut se livrer sans crainte au travail de sa toilette.

Un certain abbé, d'un talent au-dessous du médiocre, se réveilla tout à coup éloquent prédicateur; tout le monde courait pour l'entendre. Son évêque, étonné de cette subite métamorphose, lui en demanda la cause. L'abbé lui répondit naïvement que, pendant le silence de la nuit, il entendait des voix divines, et qu'il écrivait ses plus beaux sermons sous la dictée de saint Michel.

Un journal de province a rapporté l'observation d'un

jeune pâtre, de constitution nerveuse, qui, ayant mis tout son bonheur, tout son espoir dans un premier amour, vit mourir celle qu'il adorait. De ce moment son caractère s'assombrit, il tomba dans une mélancolie profonde ; toujours seul, taciturne et fuyant les hommes, ses pensées se tournaient incessamment vers la tombe ; il entendait des voix tristes soupirer de sombres élégies et des chants de mort. Ce jeune pâtre, qui ignorait complétement l'art du poëte, écrivit, sous l'inspiration de ces voix, des vers que ne désavouerait pas un favori des Muses.

Hallucinations de la vue.

Les hallucinations de ce sens ont presque t ujours, comme celles de l'ouïe, des rapports plus ou moins intimes, soit avec les idées, les préoccupations actuelles de l'halluciné, soit avec les sensations vives antérieures. Les images reproduites sont tantôt nettes, bien dessinées, et tantôt confuses, vaporeuses ; elles persistent pendant un temps plus ou moins long, puis elles pâlissent, semblent se délayer dans l'air et s'évanouissent. Nous avons dit que les hallucinations avaient lieu en plein jour, mais qu'elles étaient plus fréquentes le matin, le soir et pendant la nuit. Lorsqu'elles ont lieu dans l'obscurité, un rayon de lumière les dissipe à l'instant ; si c'est au grand jour, un clignement de paupières suffit pour les faire évanouir. Dans toutes les hallucinations, celles de la vue sont les plus variées, les plus fantastiques ; quelquefois les représentations sont gracieuses, légères, charmantes, comme dans l'extase béatifique ; d'autres fois, elles sont lugubres, effroyables, comme dans le cauchemar.

L'excellent mémoire de M. Baillarger sur les hallucinations fournit le fait suivant :

En 1832, des fouilles ordonnées par la ville de Paris firent découvrir, dans l'ancien couvent des Cordeliers, plusieurs tombes contenant chacune un squelette assez bien conservé. Un étudiant en médecine, spectateur de ces fouilles, obtint des ouvriers une assez grande quantité d'ossements qu'il suspendit aux murs de sa chambre. Deux jours après, rentrant dans son domicile, au milieu de la nuit, il s'émut à l'aspect des crânes hideux qui semblaient s'illuminer aux rayons de la lune ; mais, bannissant aussitôt cette folle terreur, il alluma un cigare, but un petit verre de rhum et se coucha. A peine s'était-il endormi qu'il fut réveillé par une vive douleur au poignet, par un bruit confus de paroles étranges et de gémissements. Alors, jetant autour de lui des regards effrayés, il vit, au clair de la lune, deux files d'hommes, vêtus de robes blanches, qui marchaient silencieux et recueillis. « Leurs visages immobiles avaient, dit-il, l'éclat de l'argent ; leurs yeux fixés sur moi lançaient de livides éclairs ; par moments ils me regardaient en fronçant le sourcil, et semblaient, par leurs chuchotements, indiquer des projets sinistres sur ma personne. Je me crus livré à un affreux cauchemar ; cependant j'étais bien éveillé, car j'entendis rouler une voiture dans la rue et une heure sonner à l'horloge de l'église Saint-Severin. Je distinguais tous les plus petits détails de l'apparition ; je voulus m'élancer hors du lit, mais je me sentis retenu par le poignet. Levant alors la tête, j'aperçus près de moi un homme de haute stature, vêtu de noir, à figure pâle, osseuse et dont les yeux étincelants me firent fermer les paupières : le bras retenu comme dans un étau, et ne pouvant quitter le lit, mes idées se confondirent dans un sentiment de rage, de désespoir et d'effroi. Cet homme me lâcha le bras après m'avoir adressé un discours dont je ne retins que ces mots : *Curiosité, — indiscrétion, — jeunesse.*

« Je sautai hors du lit, et j'allai ouvrir la croisée ; j'éprouvais une pressante envie de me précipiter dans la cour... Cependant la fraîcheur de la nuit me rappela à la vie réelle, et je contemplai longtemps le ciel étoilé qu'éclairaient les rayons argentés de la lune. En retournant la tête pour regarder mon lit, je distinguai encore l'homme vêtu de noir et les deux files de pénitents blancs. Je restai au moins un quart d'heure à considérer cette scène étrange. L'aube matinale arrivait ; il se fit un grand mouvement parmi ces figures ; j'entendis les portes de ma chambre s'ouvrir, se fermer ; je regagnai mon lit, un voile s'étendit sur mes yeux, et je m'endormis profondément. A huit heures, lorsque je me réveillai, j'éprouvais une vive douleur au poignet et une anxiété générale, comme si je venais d'échapper à un grand péril. »

Un employé du ministère de la guerre a été pendant longtemps sujet à une hallucination fatigante. Le matin, à son réveil, il apercevait une araignée suspendue à des fils au milieu de sa chambre ; il la voyait grossir rapidement, au point de remplir tout le local, d'où il était forcé de sortir pour ne pas être étouffé par ce gigantesque et hideux insecte. Il reconnaissait bien que sa vue le trompait, mais il ne pouvait surmonter l'effroi que cette hallucination lui causait. Aujourd'hui cette hallucination n'existe plus, elle a été remplacée par une autre moins fatigante et plus agréable : l'employé voit chaque matin, à son réveil, une table servie d'un excellent déjeuner : malheureusement le plaisir du coup d'œil lui est seul permis : car aussitôt qu'il veut s'approcher de la table, elle disparaît.... il se trouve au milieu de la chambre, stupéfait, et crache avec colère l'eau qui lui est venue à la bouche.

Pendant mon séjour en Grèce, j'éprouvai une bien douce hallucination ; deux sens furent frappés à la fois, l'ouïe et la vue : j'en attribuai la cause à la contention d'esprit.

Par une de ces belles soirées si tièdes, si amoureusement poétiques sous le ciel bleu de l'Hellénie, je m'étais couché sur les vertes pelouses du mont Lycée ; les hauts sommets s'élevaient dans un lointain vaporeux, semblables à des corbeilles d'azur, et la vague argentée du golfe d'Arcadie étincelait à l'horizon. Autour de moi se déroulaient d'immenses tapis d'anémones rouges et de jaunes chrysanthèmes ; on eût dit des montagnes d'or avec leurs collines recouvertes d'un manteau de pourpre. Les oiseaux gazouillaient sous les premières feuilles, les folles brises emportaient au vallon mille parfums, et les derniers rayons d'un soleil mourant jetaient sur cette belle nature leurs teintes mystérieuses. A mes pieds coulait le fleuve Ladon, tout panaché de ses roseaux superbes ; je me pris à songer à l'aventure de la nymphe Syrinx. J'étais jeune, impressionnable, riche d'enthousiasme et de doux souvenirs ; peu à peu ma pensée traversa les siècles et me porta aux âges héroïques de l'ancienne Grèce. Mes yeux étaient silencieusement attachés sur les rives du fleuve ; la vie du corps semblait être suspendue, et l'imagination vagabondait dans les riantes plaines de la mythologie. Au milieu de cette muette contemplation, je distinguai, à quelque distance de moi, un chœur de nymphes dansant aux sons de la flûte de Pan. Je vis leurs bras s'enlacer, leurs pieds frapper le sol en cadence, et, chaque fois que la brise soulevait leurs tuniques légères, mes yeux caressaient les formes les plus suaves, les plus moelleux contours...

Oh! ce fut une délicieuse hallucination que celle-là; Que j'eusse voulu la prolonger!... Mais, hélas! un simple clignotement de paupières suffit pour tout détruire, pour tout dissiper. Je me rendis compte des phénomènes relatifs à la vision; mais ce que j'avais entendu restait inexplicable. Je descendis aux rives du Ladon, afin de pouvoir découvrir le musicien qui jetait au vent ses notes monotones. Après bien des recherches, je m'aperçus qu'à certains endroits de la rive, les roseaux avaient été coupés à d'inégales hauteurs, de telle sorte que les courants d'air, passant sur leurs canons béants, en tiraient des sons variés qui, mêlés au froissement des feuilles, produisaient l'étrange harmonie que j'avais entendue. Ainsi tout fut expliqué.

Un de mes amis qui aimait passionnément sa femme (ce qui, du reste, est assez rare de nos jours), eut le malheur de la perdre à la suite d'une maladie de poitrine. Le profond chagrin qui s'empara de lui le plongea dans une sombre tristesse. Il refusait obstinément les consolations de l'amitié et vivait dans une irritabilité nerveuse que rien ne pouvait calmer. Toujours seul, en proie à sa douleur, il ne voyait dans le monde qu'une seule image, celle de sa bien-aimée; il n'avait qu'un seul désir, celui de la rejoindre; toutes ses affections, toutes ses pensées se reportaient incessamment vers elle. Plusieurs nuits de suite il rêva qu'il la voyait s'éteindre dans une lente agonie, il entendait le râlement de ses derniers soupirs et sentait le froid glacial de ses lèvres qu'il baisait. Un matin, resté couché plus tard que d'ordinaire, il ne dormait pas, il avait les yeux bien ouverts : tout à coup il aperçoit au pied de son lit l'objet de ses regrets amers... Elle avait la tête languissamment appuyée sur la paume de ses mains ; sa figure était pâle, sa bouche muette, décolorée ; ses prunelles vitreuses restaient attachées sur lui ; ses traits immobiles exprimaient la tristesse et l'amour. Mon ami éprouvait un charme indicible à contempler cette ravissante image d'une femme adorée. A un mouvement de tête qu'elle fit, il voulut étendre les bras pour l'atteindre et l'embrasser; mais la forme s'éloigna comme à regret. Il s'élança hors du lit pour la poursuivre... Hélas! elle s'était évanouie dans l'interstice des rideaux. Cette hallucination dura trois minutes.

Un ancien militaire voyait, dès que son feu était allumé, un régiment entier opérer ses évolutions à travers les flammes ; il entendait le bruit lointain des tambours, et, un instant après, les fantassins, marchant en colonne serrée, semblaient s'enfoncer dans la plaque de la cheminée ; puis tout disparaissait.

Le directeur d'une maison de santé, affectée au traitement de certaines folies, m'a fourni plusieurs curieuses observations dont je cite la suivante :

Un homme de lettres, qui courait après la fortune et la gloire avec plusieurs de ses confrères, tomba en chemin, et, tandis que ceux-ci arrivaient au but, le pauvre garçon était conduit dans une maison de santé. Déçu dans ses plus chères espérances, cet homme se voua à une solitude complète, il prit la ferme résolution de n'avoir plus rien de commun avec le monde réel et de vivre désormais dans un monde imaginaire. Selon lui, les journées s'écoulaient douces et rapides, il n'avait pas même le temps de songer à se faire la barbe, tant il était pressé d'assister à tel ou tel spectacle, à telle ou telle soirée musicale, etc. Le médecin de l'établissement, étant venu le visiter pendant une froide soirée d'hiver, le trouva étalé dans un fauteuil, le regard fixe, la bouche souriante, et frappant des mains en signe d'applaudissement. On lui demanda ce qu'il faisait. « Je suis, répondit-il, comme le fou dont parle Horace, j'assistais à un spectacle imaginaire. Ennuyé au coin de mon feu, il m'a pris fantaisie d'aller à une représentation du ballet de la *Sylphide*, et, quand vous êtes entré, j'applaudissais Carlotta Grisi, dont la danse souple et gracieuse m'avait plongé dans une admiration enthousiaste.

Hallucinations du tact.

Dans les hallucinations du tact, le sujet éprouve des fourmillements imaginaires, des picotements partiels ou généraux, des sensations de froid, de chaud, variant du froid glacial à la brûlure, le contact d'un reptile qui s'enroule autour du corps, d'une araignée qui se promène sur la peau ; quelquefois l'halluciné sent son corps grandir, se gonfler outre mesure, éclater ; d'autres fois, au contraire, son corps se rapetisse peu à peu et se réduit à un atome. Dans d'autres circonstances, il s'imagine qu'on lui applique des coups de bâton, de fouet, etc. Des hallucinations plus agréables lui font croire à des caresses, à des embrassements : alors il est heureux, et ses traits s'épanouissent dans une délicieuse extase.

Une pauvre femme sentait courir sur son corps une multitude de souris ; aussitôt qu'elle avait pu s'en débarrasser, une nuée de moucherons s'abattait sur elle et se transformaient bientôt en araignées ; au bout d'une heure de gestes fatigants, de grimaces et de souffrances, l'hallucination se dissipait, et la malheureuse restait en repos jusqu'au lendemain.

Une autre femme se croyait couverte de crapauds et de chenilles; — une troisième sentait une grenouille marcher dans son estomac depuis qu'elle avait bu à un ruisseau; — une quatrième croyait avoir trop chaud et suait au cœur de l'hiver; — une cinquième se figurait être gelée et tremblait en plein été.

Un notaire s'était laissé battre par sa femme : celle-ci morte, le bonhomme crut pouvoir désormais vivre tranquille; hélas! il en fut autrement. L'ombre de la méchante femme venait de temps à autre lui administrer des coups de bâton, et le notaire, au milieu de son étude, se mettait à crier comme s'il eût été réellement battu.

Berbiguier, qui a écrit trois indigestes volumes sur ses hallucinations, croyait, la nuit, saisir des farfadets venus pour le tourmenter, et il les fixait sur la couverture de son lit avec des épingles.

Un halluciné ne voulait plus manger, prétendant qu'il était mort. Un ventriloque parvint à le guérir en lui apportant un cadavre à sa table et lui faisant dire qu'on mangeait dans l'autre monde tout aussi bien que dans celui-ci.

L'auteur de la fable des Abeilles eut, pendant quelques mois, une plaisante hallucination : chaque jour il se voyait assiégé par un essaim d'abeilles qui s'obstinaient à entrer dans sa bouche; alors il soufflait à pleins poumons sur elles pour les chasser : mais, fatigué par ses efforts et les abeilles arrivant toujours, il plongeait sa tête dans un sac de cuir et courait se cacher dans un cabinet noir jusqu'à ce que l'hallucination se fût dissipée.

Les hallucinations relatives aux organes génitaux don-

nèrent lieu au conte absurde des *incubes* et des *succubes*.
Ces sortes d'hallucinations ont généralement lieu pendant
le sommeil, et sont, à proprement parler, des rêves éro-
tiques. Les hallucinés de cette catégorie sont obsédés par
des êtres visibles ou invisibles, empruntant la forme humaine, divine ou infernale, qui leur procurent des voluptés sensuelles, ou bien qui les tourmentent, les harcèlent
et leur font éprouver, malgré eux, des plaisirs illicites.
Lorsque l'hallucination a lieu chez l'homme, ce sont des
nymphes ravissantes, des femmes jeunes et jolies, ou
des vieilles hideuses qui sollicitent l'halluciné, l'entraînent
et l'obligent à satisfaire leurs désirs. L'homme cède alors
de gré ou de force : c'est l'*incube*. Quand c'est la femme
qui éprouve l'hallucination, ce sont tantôt des figures an-
géliques, de jolis garçons qui la séduisent ; alors elle suit
la pente qui l'entraîne ; mais, d'autres fois, ce sont des
êtres hideux, des satyres, des diables qui, par mille pos-
tures lascives, sollicitent la femme, et, malgré sa résistance, la forcent à partager leur ardeur : c'est le *succube*.

Saint Bernard a rapporté l'histoire d'une femme de
Nantes qui fut longtemps obsédée d'un démon plein d'ef-
fronterie. Ce suppôt de Satan lui apparaissait en songe
sous la forme d'un beau jeune homme et abusait d'elle
même dans la couche nuptiale, à côté de son époux. Cette
malheureuse aurait succombé, malgré les paroles sacra-
mentelles des exorcistes, à l'épuisement où la jetait ce
libertinage nocturne, si la médecine n'était venue à son
secours et n'eût chassé le diable en lui rendant la santé.

Aux temps où l'on croyait à la cohabitation des démons
mâles avec les femmes, et des démons femelles avec les
hommes, plus d'une sotte femme se persuada avoir souf-

fert les approches d'un incube, et plus d'un garçon stupide crut avoir obtenu les faveurs d'un succube.

Hallucinations de l'odorat et du goût.

Ces hallucinations sont beaucoup moins communes que les précédentes ; cependant on en trouve encore d'assez nombreux exemples. — Les dévots extatiques se croient inondés par des odeurs de myrrhe, d'encens, de cinamone et de benjoin ; les démonomanes, au contraire, se disent poursuivis par des odeurs fétides, repoussantes.

Un médecin, voulant expérimenter jusqu'où pourrait aller l'hallucination d'un extatique, le conduisit, les yeux fermés, au centre d'une voirie infecte ; cet halluciné y resta une heure, se croyant au milieu d'un parterre embaumé de fleurs.

Une actrice en retraite, devenue maniaque, se croyait victime d'une foule d'amants qu'elle avait constamment rejetés aux jours de son triomphe : « Ils ne se contentent pas, disait-elle, de m'injurier ; ils jettent sur ma peau, sans tache comme mon cœur, des ordures si fétides que je n'en dors ni nuit ni jour. »

L'employé du ministère dont nous avons parlé sentait la délicieuse odeur des mets dont la table féerique était couverte. Si cette table n'eût point disparu lorsqu'il en approchait ; s'il se fût imaginé saisir une aile de perdrix ou un filet de chevreuil, boire un verre de vieux bordeaux, il est probable qu'il aurait éprouvé leur exquise saveur, car nous avons vu que l'eau lui en venait à la bouche.

Deux amis, avocats de nom, très-gourmets et dînant toujours ensemble, offraient des hallucinations du goût tout à fait opposées. L'un trouvait les mets trop salés,

l'autre trop fades ; — celui-ci jurait contre le cuisinier
de ce qu'il avait la main trop lourde, celui-là tempêtait
de ce qu'il l'avait trop légère. — Cette viande est passée,
disait le premier ; — pour moi, elle est trop fraîche, répondait le second. — Ce vin est aigre. — Tu te trompes,
il est douceâtre. — Ce pain sent le rat. — Tais-toi donc !
c'est le pied de mitron que tu veux dire, etc., etc. Enfin on
eût cru que ces deux hommes prenaient plaisir à se con-
tredire, à se chamailler, et, malgré leur vieille amitié,
peu s'en fallait qu'ils ne se prissent aux cheveux. Dix minutes après s'être mis à table, l'hallucination se dissipait,
leur goût devenait naturel et se mettait à l'unisson. Alors
ils commençaient à manger et à boire avec cette volupté
sensuelle qui, en peu de temps, pousse l'homme à la *pa-
chydermie.*

Hallucinations des sens réunis.

Ces cas très-rares ne sont fournis que par certains fous
et quelques fanatiques.

Une jeune fille frêle, nerveuse, hystérique et terri-
fiée par les conversations et les exhortations d'un fanatique, arriva peu à peu à un état qui n'était pas encore la
folie, mais qui n'aurait pas tardé à le devenir si l'amour
qu'elle portait à son père et les instances de son frère ne
l'eussent rappelée à la raison. Voici ce qu'elle raconte
elle même :

« Je passais mes journées à prier, et, à la suite de ces
longues prières, j'entendais des accents célestes, de divines harmonies ; une voix douce venait caresser mes
oreilles et me promettait la béatitude éternelle si je me

faisais religieuse. Mais je ne me sentais pas le courage de quitter mon père, vieillard de soixante-quinze ans, qui n'avait que moi seule pour le soigner ; je refusais d'embrasser la vie du cloître. Alors les voix douces et les divines harmonies cessaient, et j'entendais des bruits de chaînes, des grincements de dents, des cris aigus, déchirants, des vents déchaînés, furieux, comme au plus fort d'une affreuse tempête, des coups de tonnerre qui me forçaient à baisser la tête et à me boucher les oreilles. Alors de nouveaux vertiges s'emparaient de mon cerveau : je voyais tout l'enfer déchaîné danser autour de moi ; des monstres hideux, effroyables, s'avançaient pour me saisir et m'emporter ; je me mettais à prier avec ferveur ; mon bon ange paraissait et me montrait du doigt un couvent ; mais la pensée de mon vieux père infirme me retenait toujours, je n'osais faire le serment d'y entrer. L'ange irrité disparaissait, et je me sentais tirée, pincée, harcelée par les suppôts de Satan ; j'étais asphyxiée par une odeur de soufre, l'air me manquait, les vertiges redoublaient. Une sueur infecte ruisselait de tout mon corps ; le sang coulait de mes yeux ; ma bouche semblait une fournaise ; je n'osais avaler ma salive, tant elle était amère et caustique ; si je crachais, les éclaboussures, tombant sur mon corps, y laissaient une empreinte comme celle de l'eau-forte. J'invoquais de nouveau mon bon ange. Il reparaissait muet, immobile, avec le bras toujours étendu vers le couvent. O mon Dieu! que je souffrais!... Pendant six mois entiers, je luttai contre ce terrible cauchemar qui me prenait à toute heure du jour ; enfin, ne pouvant plus résister, j'allais abandonner mon pauvre père pour le couvent, croyant que c'était la volonté de Dieu, lorsque mon frère arriva de l'armée, brûla mes livres, chassa de la maison les personnes que je fréquentais, et, au bout de quelques jours, avec le secours d'un médecin, ces effrayantes hallucinations se dissipèrent. Je recouvrai la raison, la santé; j'embrassai mon frère bien-aimé, et aujourd'hui je puis être utile à la vieillesse de mon père. »

Il existe encore de nos jours, dans les campagnes, des personnes qui croient aux loups-garous, aux lutins, aux revenants et aux diables échappés de l'enfer ; ces personnes vous assurent de sang-froid avoir entendu des bruits de chaînes, des craquements d'os, pendant une nuit obscure ; elles certifient qu'elles ont été poursuivies par des formes hideuses, des monstres épouvantables, et racontent tout cela avec une sincérité, une bonne foi, qui ne laissent aucun doute sur la réalité de l'hallucination. Il arrive souvent que ce sont des gens malintentionnés, des voleurs qui se travestissent grotesquement pour effrayer les gens peureux et mieux exécuter leurs criminels projets. Dans ce cas, il n'y a point hallucination : elle existe, au contraire, lorsque ces apparitions chimériques sont le résultat de la terreur. Malheureusement certains hommes, appelés par leurs fonctions à éclairer la classe ignorante et crédule, se plaisent à l'entretenir dans la plus grossière superstition, et cela par des motifs d'intérêt personnel sans doute. Tant pis pour les sots, disent ceux qui s'en moquent... Sont-ce là les moyens de détruire les préjugés, de répandre les lumières sur cette classe si intéressante et si nombreuse de la société, qui en a un besoin si urgent?

L'hallucination suivante, dont nous avons été nous-même témoin, est une preuve convaincante des idées superstitieuses qui existent encore dans l'esprit des paysans de nos campagnes.

Hallucinations causées par les idées superstitieuses.

Pendant un séjour de quelques semaines que je fis chez un ami, petit propriétaire, habitant un gros bourg du midi de la France, j'eus occasion de me trouver souvent avec les maîtres paysans de l'endroit, braves gens qui n'avaient d'autres défauts qu'une économie outrée et une ignorance des choses religieuses dégénérant en superstition fanatique. Mon ami prenait plaisir à me faire causer de mes différents voyages ; tout ce que je racontais de mes pérégrinations lointaines semblait des merveilles aux bons paysans. Chaque soir, à la veillée, un nombreux auditoire se réunissait autour de moi, et, sans tenir compte de la fatigue et de ma mémoire, qui commençait à s'épuiser, on me priait de raconter toujours.

Parmi mes auditeurs, maître Boudou était le plus attentif, le plus curieux, celui qui m'adressait les questions les plus naïves et s'enquérait des moindres circonstances, ne laissant rien échapper, cherchant à tout savoir. Cet homme offrait sur son crâne le développement remarquable des organes du merveilleux et du langage : aussi passait-il, à juste titre, pour le premier conteur et le plus beau parleur du village. Un matin, il vint, accompagné de mon ami, me trouver dans l'appartement que j'occupais.

— Vous, monsieur, qui avez tant couru le monde et vu tant de choses, me dit-il ; vous qui avez causé avec les derviches, les faquirs, les marabouts, les caloyers et les mages ; vous qui avez lu les ouvrages des savants de Memphis et de la Grèce antique ; vous qui devez posséder les clefs de la magie, de la gymnosophie, de la grimoirie, de la cabalistie, de l'alchimie, de la sorcellerie et de toutes les sciences occultes ; vous enfin qui connaissez tant de formules secrètes et merveilleuses, ne pourriez-vous pas me rendre un service ?

— Où diable êtes-vous allé puiser tout cela, maître Boudou ? m'écriai-je stupéfait, abasourdi d'entendre sortir ce langage de la bouche du paysan.

— J'ai retenu ces mots d'un vieil ermite, vénéré du pays, et qui m'apprit à lire autrefois, il y a bien long-temps... Oh ! celui-là était un savant ; malheureusement pour moi, il mourut trop tôt ; sans cela, le père Boudou eût été aussi un savant. Or, comme je suis resté en che-min, et que vous êtes arrivé au puits de la science, soyez assez bon pour me donner un secret.

— Lequel ? voyons.

— De chasser le *lutin* de mon étable.

— D'abord, commencez par me faire savoir ce que c'est que le lutin ?

— C'est l'esprit malin qui rôde la nuit autour des mai-sons, tantôt sous la forme d'un loup-garou, tantôt sous celle d'un singe ou d'une vieille femme, trottinant à che-val sur un balai infect, et qui jette des sorts, des maladies, des maléfices sur les hommes ou sur les bestiaux. Je l'ai frisé de près, moi Boudou qui vous parle ; cependant, grâce à la relique de saint Hubert que je porte au cou de-puis mon enfance, Dieu merci, mon individu se porte as-sez bien ; mais il n'en est pas de même de mes bestiaux. Figurez-vous, mon cher monsieur, que depuis trois nuits cet enragé lutin fait un tapage infernal dans mon étable ; il monte les chevaux, les force à galoper ; fait claquer les fouets, pique les bœufs, les met en nage ; étouffe les mou-tons, asphyxie agneaux et cabris par la mauvaise odeur

18.

qu'il fait sortir de son corps; car, permettez-moi de vous le dire, sauf le respect que je vous dois, ce lutin possède la terrible faculté de venter d'une façon si abominablement puante, que Jacquot, mon pauvre garçon d'étable, a failli en être asphyxié ; nous l'avons trouvé hier tout jaune et presque mort, dans le fenil où il s'était caché.

— C'est un rêve, une atteinte de cauchemar, que vous avez éprouvé et que vous nous comptez là, maître Boudou, interrompis-je en riant.

— Oh ! ne riez pas, monsieur : tout ce vacarme effrayant, je l'ai entendu de mes deux oreilles, ainsi que ma pauvre femme, qui, frissonnante à mes côtés, était restée sans pouls ni haleine. Je vais vous appeler Jacquot, si vous le désirez ; il vous dira, lui, comment il se cache la tête dans sa couverture, ferme les yeux et se bouche les oreilles pour ne rien voir ni entendre ; voilà trois nuits qu'il grelotte de frayeur, dans le foin, comme s'il avait le verglas au corps, le pauvre garçon.

— N'avez-vous pas eu le courage, la curiosité d'aller voir d'où provenait ce tapage?

— Si fait, monsieur ; mais, à mon approche, tout était rentré dans le silence, parce que le lutin fuit devant la lumière.

— Eh bien, il faudra, comme préservatif, laisser une lanterne allumée dans votre étable.

— Oui-dà ! mais le lutin souffle sur la lumière aussitôt qu'on est endormi, et recommence son sabbat de plus belle ; j'en ai plusieurs fois acquis physiquement la preuve.

J'eus beau répéter à maître Boudou que tout ce qu'il racontait était miraculeux, autrement dit impossible, tandis que tout est naturel dans notre monde extérieur ; j'eus

beau l'assurer que le vétérinaire lui expliquerait la maladie de ses bestiaux, et que les bruits extraordinaires qu'il
avait entendus sortaient de son cerveau timoré; il n'en
voulut rien croire. Maître Boudou était un de ces hallucinés
tenaces que l'évidence mathématique n'aurait même pu
convaincre. Il jurait sur son âme avoir vu dans sa jeunesse, en compagnie de l'ermite, un *labarum* au ciel,
semblable à celui qu'aperçut l'empereur Constantin, et
tout le village le croyait.

— Je vous en supplie, me pressait-il, donnez-moi une
formule, un secret, une amulette, ce que vous voudrez,
pour chasser ce lutin qui rend mes nuits amères. Les
prières que j'ai fait dire n'ont rien pu contre lui... Mais
vous, c'est différent : de vos voyages aux Pyramides, à
Éphèse et à l'antre de Trophonius, vous avez dû rapporter quelque secret infaillible contre les esprits.

— J'allais pouffer de nouveau, lorsque mon ami, par
un signe de tête et d'épaule significatif, me fit comprendre que la démonstration la plus évidente serait impuis-
sante à éclairer cet homme ; que s'obstiner à vouloir le
raisonner était temps perdu. Alors, abandonnant les
moyens rationnels, j'employai ceux de l'imagination, non
dans l'espoir de le guérir, mais pour le satisfaire.

— Maître Boudou! lui dis-je d'une voix inspirée, vous
dont la mémoire a si bien retenu les noms célèbres et
magiques qui brillent comme des étoiles dans la nuit
des temps, vous saurez que je ressemble à la pythie de
Delphes et à la prophétesse Débora ; il faut que je sois
pressé, violenté, vaincu, pour communiquer aux profanes
les secrets de la science inconnue ; secrets sublimes, impé-
nétrables, que les hyérophantes gardaient ensevelis dans
le silence du temple... Maître Boudou! vous avez pro-

noncé des mots puissants, irrésistibles, qui, si vous saviez vous en servir, vous mettraient sur la trace perdue de la pierre philosophale... Vous avez évoqué des noms qui feraient danser le soleil et la lune, le ciel et la terre ; vous avez soufflé, sans vous en douter, sur le grand nerf sympathico-magique qui unit l'esprit à la matière, c'est-à-dire l'âme au corps... Frère, vous allez être initié ; mais prenez garde !... et souvenez-vous que, dans les noirs souterrains du temple d'Isis, l'indiscrétion était punie de mort...

Maître Boudou ouvrait de grandes oreilles et une large bouche ; ses traits épanouis tournaient à la béatitude, tant était vive sa passion pour une logomachie inintelligible. J'allai prendre une petite boîte contenant de la semence de tabac que j'avais récoltée comme échantillon, et, la montrant au paysan :

— Initié ! retenez bien ce que vous allez entendre, continuai-je : vous m'avez dit que l'esprit malin ne pouvait pénétrer dans l'intérieur des maisons que par les fentes des portes ou par le trou des serrures.

— Oui !

— Vous boucherez hermétiquement toutes les fentes de la porte de votre étable ; vous pratiquerez un trou oblique dans son épaisseur, que vous remplirez de cette graine ténue, en prononçant les paroles cabalistiques : *Philactera, Évohé, Abracadabra* ; vous collerez ensuite un papier de chaque côté du trou ; puis, à l'heure de minuit, vous et votre valet, armés chacun d'un fouet solide, attendrez derrière la porte, dans l'obscurité.

Le père Boudou se frottait les mains d'aise.

— Vous m'avez dit aussi que le lutin devait remettre en place tout ce qu'il dérangeait.

— Oui !

— Toutes les issues étant bouchées, le lutin, pour entrer dans votre étable, crèvera nécessairement le papier, dispersera la graine sur le sol et sera forcé de la ramasser, de la remettre à sa place ; pendant ce temps, vous le sanglerez à coups de fouet, et si fort, qu'il perdra, je vous l'assure, l'envie de revenir chez vous. M'avez-vous bien compris ?

— Oui ! oui ! répétait-il tout rayonnant ; je n'ai aucune peine à comprendre que ce moyen est infaillible ; je vous remercie de tout mon cœur, de toute mon âme...

— Maître Boudou, le plus profond secret surtout !

— Oh ! ne craignez rien ! je comprends toute l'importance de l'initiation.

Après m'avoir serré la main et s'être confondu en remerciments et salutations, il sortit pour aller remplir ponctuellement mes indications.

Quelques minutes avant minuit, je me postai à la porte de l'étable, et, lorsque la douzième heure eut sonné à l'horloge du village, je traversai de part en part, avec mon doigt, le papier qui retenait la graine de tabac. Aussitôt j'entendis des claquements de fouet à faire tinter les oreilles, et maître Boudou criait :

— Fouaille sec, Jacquot ; courage !... Nous le tenons cette fois... Il s'en ressouviendra... Bravo ! fouette fort... Dieu du ciel ! gigotte-t-il, le gredin... Pique plus fort... Tu es déjà fatigué, Jacquot... Imite-moi, courage !...

Et, au milieu des claquements redoublés, on entendit la voix piteuse du valet qui disait :

— Maître, vous m'avez éborgné d'un coup de pointe.

— Ce n'est rien que cela ! criait Boudou ; frappe toujours : il faut qu'il y laisse la queue et les oreilles...

Les coups de fouet recommencèrent de plus belle ; mais un cri de douleur s'échappa du gosier du maître :

— Maladroit ! tu m'as coupé la figure en deux... Je n'y vois plus clair...

Puis, un moment après :

— C'est égal, fouaille toujours !

Enfin, après une demi-heure de cris, de piétinements, de sueurs et de fatigue, les claquements de fouet cessèrent ; le lutin s'était enfui.

Le lendemain, maître Boudou vint me trouver, afin de me remercier encore. Il portait sur son visage les bleus de deux coups de fouet qui avaient dû lui faire voir des chandelles. Le bonhomme nous décrivit longuement les sauts, bonds, pirouettes, cabrioles et grimaces de l'esprit malin pendant qu'on le fustigeait.

— Oh ! il a été piqué au vif, répétait-il tout satisfait ; la correction a été verte ; il s'en ressouviendra et ne viendra plus dans notre étable s'y faire pincer.

En effet, le lutin ne reparut plus, c'est-à-dire que maître Boudou et son valet furent guéris de leur hallucination nocturne, au moyen de coups de fouet qu'ils s'étaient mutuellement sanglés à travers le visage.

Hallucination périodique occasionnée par la peur et accompagnée de symptômes hydrophobiques.

Un percepteur, ayant domicile et famille au chef-lieu du département de la Lozère, allait chaque mois faire sa recette dans une des six communes de son ressort. Un jour qu'il se trouvait en route, il fut mordu par un chien qu'on disait être enragé, mais qui ne l'était pas en réalité. Les signes de l'hydrophobie ne tardèrent pas à se

déclarer chez le percepteur frappé d'épouvante. Ramené
à la ville, garrotté, il fut traité et soigné par plusieurs médecins. Une semaine s'écoula dans des angoisses terribles... Enfin, soit qu'il dût sa guérison à la nature, soit
aux ressources de l'art, au bout d'un mois, notre percepteur reprit ses occupations.

Six mois après, en repassant au même endroit où il
avait été mordu, le souvenir de son accident, l'effroi que
lui causa la vue du lieu fatal fut si violent, qu'il ne put aller plus loin et se laissa tomber sur la lisière du bois, en
proie aux fureurs de la rage. Rapporté chez lui, on le
soigna de nouveau, et on le guérit encore. Six mois plus
tard, même voyage, même rechute. Enfin, durant trois
années consécutives, chaque semestre que son emploi le
forçait de passer par ce bois maudit, il devenait enragé.

A la suite des réclamations de sa famille et du certifi-
cat des médecins, le ministre des finances ordonna une
permutation, et de ce jour le percepteur n'éprouva plus
rien de fâcheux. Aujourd'hui, jouissant d'une parfaite
santé, il se plaît à raconter à ses amis sa terrible aventure.

Hallucination par suite de congestion cérébrale.

Le médecin Hibbert, qui a traité avec autant d'esprit
que de profondeur les phénomènes fantasmagoriques qui
ont lieu pendant le cours de certaines affections nerveuses, cite l'exemple suivant :

Un homme d'un rang élevé consulta le docteur Grégory
et lui fit cette confidence :

— Je dîne chaque jour à cinq heures fort tranquillement et avec bon appétit ; mais, lorsque six heures son-

nent, la porte de ma salle à manger, que je ferme soi-
gneusement à clef, s'ouvre tout à coup, et une vieille sorcière, hideuse, menaçante, vient droit à moi, m'adresse
quelques paroles, le plus souvent inintelligibles, et, si j'ai
le malheur de ne pas répondre juste à ses questions, elle
me frappe de sa béquille. Alors je tombe de mon siége,
et je reste pendant un temps plus ou moins long privé de
connaissance. La même apparition se renouvelle et m'ob-
sède chaque jour ; telle est ma singulière maladie.

Le docteur Grégory lui demanda si l'apparition avait
lieu en présence d'un tiers. Le malade lui avoua qu'il
n'osait inviter personne, craignant qu'on le traitât de visionnaire.

— Eh bien ! si vous me le permettez, nous dînerons
ensemble, et nous verrons si cette méchante vieille osera
troubler notre tête-à-tête. La proposition fut acceptée
avec empressement.

Le lendemain, on se mit à table, le dîner se passa gaiement ; le docteur Grégory était d'une amabilité charmante,
afin de détourner l'imagination du malade de l'idée qui le
poursuivait. Le temps se passait sans que rien fît prévoir l'apparition ; mais six heures sonnaient à peine que
l'halluciné s'écria :

— Voici la sorcière !... Et il tomba évanoui.

Le docteur Grégory, convaincu que cette hallucination
périodique dépendait d'une congestion cérébrale avec tendance à l'apoplexie, ordonna qu'on pratiquât une large
saignée au malade, et depuis ce jour la sorcière ne reparut plus.

Telle est, en résumé, l'histoire des diverses hallucinations qui peuvent frapper nos sens et faire croire à la
réalité d'impressions tout à fait illusoires. Nous aurons

occasion, dans un petit ouvrage que nous préparons, de revenir sur les hallucinations persistantes qui ont détraqué le cerveau et conduit à la folie. Nous pensons que la lecture de ce résumé prémunira les personnes qui seraient atteintes d'hallucinations passagères contre les craintes puériles qu'elles font naître ; car, on ne saurait trop le répéter, tous les phénomènes extraordinaires, incompréhensibles, qu'offre ce que nous nommons la partie morale de l'homme, ont une cause, et cette cause c'est le système nerveux ; supprimez le système nerveux et ces phénomènes disparaissent complétement. De même tout ce qui se passe dans le monde physique est le résultat nécessaire de causes le plus souvent inconnues ; mais ces causes n'en existent pas moins, et nous pouvons les apprécier par leurs effets. Il n'y a que l'impossible, l'absurde, qui doive être rejeté par la raison, et l'absurde, on le sait, est toujours enfanté par une imagination en délire.

CHAPITRE XX.

THÉORIE

DU FLUIDE ÉLECTRIQUE MODIFIÉ

ou

FLUIDE VITAL, FLUIDE ÉLECTRO-NERVEUX.

Essayons de compléter notre travail par une théorie qui pourra donner la clef des mystérieux phénomènes d'at-

9

traction et de répulsion animale dont nous avons déjà parlé dans cet ouvrage et de ceux qu'il nous reste encore à citer.

Le fluide électrique ou fluide universel, ainsi que nous le prouverons dans le suivant chapitre, est répandu dans le monde entier ; il circule partout, dans les corps bruts comme dans les corps animés ; il se modifie en traversant les organes de ces derniers et devient fluide *électro-nerveux* ou *vital*.

Le fluide électro-nerveux émané du corps vivant à l'état libre se manifeste fréquemment par une action *attractive* ou *répulsive*, c'est-à-dire sympathique ou antipathique, selon qu'il rapproche ou éloigne deux individus. Les effets de cette nature sont assez multipliés et ont fourni des observations assez nombreuses pour arrêter l'attention du physiologiste. Si l'on n'a point jusqu'ici cherché sérieusement à découvrir la cause de ces singuliers phénomènes, c'est que leur existence a été niée par les uns, et attribuée par les autres à une pure éventualité. Au moyen de notre théorie, basée sur une énorme quantité de faits, peut-être parviendrons-nous à jeter quelques lumières sur ce côté mystérieux de la vie humaine.

J'ai recueilli une foule d'exemples d'un mouvement nerveux se passant dans l'organisation humaine, et qui ne tient ni du songe ni de l'hallucination. Ce mouvement se fait soudainement sentir, et, selon la cause agissante, est accompagné de douleur ou de bien-être, de joie ou de tristesse : un muet étonnement succède à ce phénomène, puis l'économie rentre dans son état naturel.

Bien des personnes ont éprouvé ces sortes d'accidents et n'y ont prêté aucune attention, parce que la cause leur en est restée cachée ; d'autres, au contraire, profondément émues, ont cru découvrir une précision frappante de l'heure où un événement s'est passé avec celle de leur intuition : pour ces personnes, le souvenir en reste ineffaçable.

Les observations du professeur Reichembach, que nous avons déjà citées, d'après l'autorité de Berzélius, s'accordent avec les nôtres. L'excessive sensibilité de certains sujets et la faculté émissive de certains autres engagèrent ce savant à leur donner les noms de *sensitives* et de *dynamides*; nos recherches particulières ont beaucoup d'analogie avec celles de cet observateur, et nous reconnaissons l'exactitude de cette appellation. L'existence des sujets doués du pouvoir émissif ne saurait être douteuse, et celles des sensitives, qui éprouvent à des distances indéterminées le pouvoir émissif des dynamides, n'est pas plus contestable.

Nous allons donc examiner si le corps humain ne recélerait point un fluide, une émanation qui, certaines conditions données, pourrait s'en dégager? Ce fluide, une fois dégagé, de même que le fluide électrique, parcourrait instantanément un trajet pour arriver à son lieu d'élection, et agirait plus ou moins vivement, selon sa nature et l'impressionnabilité de la personne qui en serait atteinte? Remarquons bien surtout que toutes les constitutions ne sont point aptes à ressentir ses effets.

Pourquoi le fluide nerveux ne pourrait-il se dégager de nos corps, ainsi que se dégagent diverses autres émanations fluidiques? Si l'on admet sans conteste le dégagement d'une transpiration insensible qui ne s'aperçoit point; s'il se dégage de la surface cutanée et pulmonaire certaines odeurs, le dégagement du fluide nerveux n'est pas plus contestable. Or, si le fluide nerveux peut se dégager du corps, rien ne s'oppose à ce qu'il puisse agir à distance sur le fluide nerveux d'un autre individu, l'attirer, le repousser, se mélanger avec lui, en un mot le modifier, ainsi que les faits le prouvent; d'où l'on doit conclure que le fluide nerveux a des propriétés *attractives* et *répulsives*.

Cette théorie n'offre rien d'impossible : un grand nombre de faits analogues se passent tous les jours dans la nature. Le *pollen* des fleurs ne franchit-il point d'énormes distances pour aller féconder la fleur de son espèce qu'il choisit au milieu d'une multitude de fleurs étrangères, et n'y a-t-il point dans ce choix une attraction, une sympathie?

Dans le règne minéral, l'attraction, l'affinité chimique, viennent encore étayer notre théorie. Différents sels dissous dans la même eau contenue dans un vase nous offrent aussi les phénomènes de cette grande loi des analogues. Après un certain temps, au milieu de cette eau qui semble ne former qu'une masse homogène, il se fait un mouvement : les molécules de même nature viennent se grouper les unes à côté des autres, et bientôt il se forme autant de cristallisations distinctes et isolées qu'il y avait de sortes de sels. Évidemment il existe une force qui pousse les molécules de même nature les unes contre les autres, puisque les molécules de tel sel ne vont point se grouper autour des molécules de tel autre sel.

Dans le règne animal, il s'opère des phénomènes tout à fait semblables dans les compositions humorales et organiques.

Le fluide nerveux ou vital, étant la cause, le moteur de la vie, doit être un corps simple par excellence; toutes les vies individuelles ont nécessairement la même cause.

Mais, dès que le fluide vital a pénétré un germe, à mesure que ce germe se développe et s'organise, ce fluide doit être modifié par les organes dans lesquels il circule ; car les organes ont une fonction, et cette fonction a un but, qui est la vie. Nous savons aujourd'hui que les corps simples peuvent former des combinaisons entre eux, et que ces combinaisons produisent des corps composés. Or, si tout s'attire et se combine dans la nature, pourquoi le fluide nerveux ne partagerait-il point cette propriété avec les autres corps et n'éprouverait-il point des modifications en traversant nos organes ?

Tout porte à croire que le fluide nerveux est modifié par certains mouvements organiques ; en effet, au moment où l'organisme humain est violemment ébranlé par une cause physique ou morale, cet ébranlement ne peut être occasionné que par la circulation activée ou retardée du fluide nerveux. Dans cette circonstance, il est à présumer que la surface du corps dégage des émanations inappréciables à nos sens. Ces émanations, provoquées par des causes opposées, doivent aussi avoir des qualités, des propriétés opposées. Ainsi les émanations qui s'échapperont pendant la joie auront une action tout à fait contraire à celle des émanations exhalées pendant la tristesse ; il en sera de même pour la crainte, l'espérance... et toutes les affections qui secouent vivement notre économie.

Ainsi les modifications du fluide nerveux, par des causes extérieures et des mouvements organiques, sont irrécusables ; les émanations de ce fluide ne sauraient être niées davantage, puisque nous pouvons en apprécier les effets. Le fluide nerveux, chassé d'un corps par un mouvement organique, serait donc lancé dans l'espace et atteindrait le fluide d'un autre individu, l'attirerait ou le repousserait, ou formerait avec lui des combinaisons qui donneraient lieu aux phénomènes inexpliqués des *intuitions*, des *prévisions*, des *songes prophétiques* et de tous les faits de cette nature.

Mais comment ce fluide vital, courant dans l'espace, n'est-il point contrarié par les mouvements météorologiques? Comment ne se perd-il point ou ne se combine-t-il avec d'autres fluides? Comment peut-il atteindre instantanément son but?

Nous répondrons que le fluide vital, qui n'est que le fluide électrique modifié par nos organes, ne saurait être contrarié par rien; que rien ne se perd dans la nature, pas même le plus invisible atome; que les combinaisons ne peuvent avoir lieu entre les corps qu'en vertu de certaines lois; qu'enfin les effets connus de l'électricité nous donnent la raison de l'instantanéité des phénomènes nerveux.

Maintenant, arrivons à l'exposition des faits sur lesquels est bâtie notre théorie du fluide nerveux attractif et répulsif. — Supposons qu'une cause agissant sur le système nerveux d'un individu en fasse dégager le fluide; soudain ce fluide parcourt avec la rapidité qui lui est propre l'espace compris entre le point de départ et le but; alors ce phénomène se manifeste.

Lord Byron voyageait dans la Grèce occidentale : tout à coup son guide est saisi d'un tremblement nerveux, puis d'un affaissement de forces qui l'oblige à se coucher. Comme Byron l'interrogeait sur la cause de cet accident, le guide lui répondit :

— Seigneur, il doit se passer, non loin d'ici, quelque chose d'affreux; si vous m'en croyez, nous nous arrêterons un moment. Il y a deux ans, je fus saisi de convulsions semblables, et le retard qu'elles me firent éprouver à me rendre dans un village de l'Argolide me sauva la vie. A la même heure les hordes turques en massacraient les habitants!...

Le sceptique Byron se mit à sourire et attendit impatiemment que le Grec eût retrouvé ses jambes. Après une demi-heure, ils poursuivirent leur route. A une lieue de là, ils aperçurent des traces de sang, et plus loin huit cadavres, encore palpitants, étendus sur le sol. Le lord parut un instant surpris de la prophétie de son guide, mais l'attribua bientôt à l'éventualité ; cependant, plus tard, il consigna ce fait dans ses écrits.

La femme d'un officier de l'Empire, vivant retirée dans une petite ville de province pendant que son mari était sous les drapeaux, éprouvait dans le sein droit une douleur lancinante de quelques minutes chaque fois que celui-ci recevait une blessure sur le champ de bataille, et cette douleur était d'autant plus intense, que la blessure de son mari était plus grave. L'officier fut blessé onze fois sur différents champs de bataille, et onze fois les mêmes phénomènes sympathiques se répétèrent dans le sein de l'épouse.

Deux amis d'enfance, dont l'un avait suivi la carrière des armes et l'autre était entré dans la robe, éprouvèrent plusieurs fois des effets sympathiques très-marqués. L'avocat, étant un jour en soirée, éprouve une douleur subite qui lui traverse la poitrine, et défaille dans les bras des personnes qui l'entourent. Un moment après, il revient à lui, cherche en vain la cause d'une si atroce douleur ? Un médecin qui se trouvait près de lui dit que cela dépendait probablement de la compression d'un filet nerveux par une violente contraction musculaire. Mais le lendemain, l'avocat ouvre une lettre qui lui apprend que, la veille, son ami avait eu le corps traversé de part en part dans un duel au réverbère.

Deux jumeaux âgés de quatorze ans, l'un placé dans un collége à quarante lieues, l'autre vivant dans sa famille, offraient les phénomènes sympathiques les plus extraordinaires : lorsque le collégien avait été puni par le maître ou battu par ses petits camarades, son frère devenait triste tout à coup et pleurait sans savoir pourquoi ; toutes les fois que l'un était gai, content, l'autre manifestait également une grande joie. Il arriva que celui qui vivait chez ses parents tomba malade ; quelques jours après, on reçut la nouvelle que son frère était alité à l'infirmerie du collége. Ces effets se renouvelèrent fréquemment durant la vie, et ne cessèrent qu'à la mort de l'un d'eux.

Deux jeunes sœurs offraient des phénomènes non moins curieux : l'une faisait son apprentissage chez une couturière ; l'autre servait comme bonne d'enfant. Chaque fois que l'apprentie couturière se piquait le doigt de son aiguille, la bonne poussait, malgré elle, un cri convulsif.

La femme d'un joueur passionné ressentait, chaque fois que son mari allait jouer, des alternatives de joie et de tristesse si violentes, qu'elle en était essoufflée, malade. Ces alternatives étaient absolument en rapport avec les gains ou les pertes du joueur : s'il gagnait, elle était gaie ; elle se sentait triste s'il perdait.

Un autre exemple passé sous mes yeux :

C'était sous la tente, en Afrique ; après des chants et quelques libations pour égayer les ennuis du bivouac, mon camarade et moi nous nous endormîmes heureux du présent, insouciants de l'avenir. Au milieu de la nuit, je fus tout à coup réveillé par des soupirs déchirants, des plaintes étouffées et ces paroles au bout d'un cri plaintif : « Mon Dieu, que je souffre ! je me sens mourir... »

Je me levai soudain, et, questionnant mon camarade sur ses douleurs, dont l'invasion avait été si subite, il me répondit :

— J'éprouve un mal affreux ; on dirait qu'une main de fer fouille dans mon crâne et me broie le cerveau ; je me sens horripiler de la tête aux pieds... Hélas ! hélas !... je tombe dans un affaissement moral que rien ne saurait exprimer... ce sont peut-être les angoisses de ma dernière heure...

Je le regardais effrayé : ses yeux étaient fixes ; sa physionomie, exempte de toute altération morbide, portait l'empreinte d'un profonde tristesse. Dix minutes après, le calme le plus complet avait succédé à ce vertige ; il se rendormit profondément jusqu'au lendemain. A son réveil, il ne ressentait aucune douleur, aucun malaise ; il était aussi bien portant que la veille. Le premier mot qu'il m'adressa fut pour m'exprimer son étonnement sur les souffrances de la nuit qui l'avaient frappé comme un coup de foudre, et s'étaient presque aussitôt dissipées.

— C'est chose bien étrange, me disait-il, avoir tant souffert sans cause connues, et ce matin pas le moindre malaise ! C'était peut-être un rêve...

Quinze jours s'étaient à peine écoulés, qu'une lettre à bordure noire vint lui apprendre que le même jour, à la même heure, sa mère était décédée, et que son agonie n'avait duré que dix minutes.

Les phénomènes fournis par les exemples que nous

19.

venons de citer ont nécessairement une causalité; des observations exactes et minutieuses, faites sur les personnes
qui les ont présentées, prouveraient peut-être l'existence
de cette puissance occulte, insaisissable; de ce quelque
chose d'inconnu que nous avons nommé *fluide électro-
nerveux*, en raison de ses effets singuliers et de la sou-
daineté de son action, qui ne peut être comparée qu'à celle
de l'électricité.

Trois autres faits pour démontrer que, la cause agissante étant de différente nature, les effets sont différents.

M. Gustave B..., fils naturel d'un homme haut placé,
avait vécu dans l'aisance jusqu'à l'âge de trente ans. A
cette époque, son père mourut; alors des contestations
survinrent entre les enfants légitimes et lui au sujet
de leurs prétentions sur sa fortune, et l'entraînèrent
dans plusieurs procès ruineux. Époux et père, M. Gustave, malgré ses veilles prolongées, pouvait à peine suffire à la subsistance de sa famille; aussi, maudissant
sa naissance et nos lois imparfaites, son caractère s'était
assombri, ses traits avaient revêtu une morne tristesse.
Enfin un dernier procès survint; il se vit menacé d'être
réduit à la mendicité. Rassemblant un reste de forces
et d'espoir, il se rendit dans la capitale, où devait se
débattre son affaire. Un homme habile plaida sa cause, et
non-seulement son procès fut gagné, mais on lui restitua
une partie des biens qui lui avaient été antérieurement
enlevés. A cette décision de la cour, ne pouvant contenir
son émotion ni résister à l'excès de sa joie, il défaillit et
resta comme privé de vie. Son épouse, qui depuis longtemps attendait de ses nouvelles dans les angoisses et
les pleurs, fut, à la même heure, saisie d'une indéfinissa-
ble expansion de bonheur. Ses larmes se tarirent subite-

ment ; son cœur palpita d'une manière inaccoutumée ; il se passait en elle un mouvement si extraordinaire, qu'elle courut embrasser ses enfants et leur dit comme inspirée :

— Dieu, mes enfants, a exaucé nos prières ; l'étrange émotion que j'éprouve me fait pressentir quelque chose d'heureux ; espérons ! espérons !...

Trois jours après, M. Gustave B... était dans leurs bras, et cette intéressante famille se livrait aux transports de la joie la plus vive.

Un marin, prisonnier de guerre, qui gémissait, depuis trois ans, sur les pontons d'Angleterre, parvient à s'échapper. En touchant la terre natale, il s'écrie :

— Salut, belle France !... Je reverrai donc ma femme et mes enfants !

Et aussitôt il se met à courir de toutes ses forces pour gagner son village, situé sur le littoral, à trois lieues de l'endroit où il avait abordé.

Sa pauvre femme, au moment où son mari débarquait, donnait à manger à ses enfants en bas âge ; elle qui, depuis si longtemps, languissait dans la tristesse et les pleurs, est brusquement saisie d'un rire convulsif dont elle ne peut modérer les éclats. En proie à un mouvement violent de joie inaccoutumée, elle perd connaissance et rit toujours.

Une voisine, qui se trouvait près d'elle, effrayée de ces bruyants transports, court chercher l'officier de santé du village ; celui-ci, après quelques tentatives infructueuses pour arrêter cette convulsion, lève les yeux au ciel et la croit folle... Le marin entre tout à coup, se jette au cou de sa femme, et le rire s'éteint aussitôt dans des flots de larmes.

Un jeune littérateur, de constitution nerveuse, et dont le cerveau s'exaltait facilement, m'a plusieurs fois raconté que, pendant les six mois d'incendie que l'amour alluma dans son cœur, il avait éprouvé des émotions extraordinaires, des intuitions incroyables.

La première fois, dans une promenade solitaire, il sentit des pulsations heurter violemment sa poitrine ; il eut chaud et froid ; ses jambes tremblèrent, sa respiration s'entrecoupa de longs soupirs, tout son être frémit... Il fut forcé de s'asseoir... Comme il recherchait la cause de ces phénomènes insolites, il aperçut dans le lointain l'objet de sa passion, et, pour s'assurer qu'il n'était point sous le charme d'une heureuse hallucination, il s'approcha d'elle, en obtint un tendre regard et s'éloigna tout émerveillé de ce qu'il venait d'éprouver.

La seconde fois, dans un bal, le même groupe de symptômes vint l'assaillir : il y rencontra son amante. Enfin, dans tous les lieux où, sans le savoir, il se trouvait près de celle qu'il adorait, sa présence lui était annoncée par une rapide et vive émotion.

Plusieurs auteurs ont signalé le fait suivant, qu'ils attribuent à un état nerveux qui peut nous rendre sensibles à des émanations dont nous ne nous doutons pas dans l'état ordinaire :

« La comtesse de Bossu éprouvait une émotion des plus vives lorsque le duc de Guise, son amant et son époux, entrait dans un lieu où elle se trouvait, et elle était assurée de sa présence, quoiqu'elle ne l'eût point aperçu et qu'elle le crût même absent. »

Nous n'en finirions pas s'il fallait rapporter l'énorme collection d'exemples semblables fournis par l'histoire ou la tradition. Ces exemples, qui se renouvellent tous les

jours, n'ont point encore trouvé d'explication physiologique; quelques savants se sont bornés à les noter comme
s'étant présentés et comme pouvant se présenter encore,
et à les classer parmi les faits dont la causalité nous
échappe. Mais, si l'on admet l'existence du *fluide nerveux attractif* et *répulsif*, tous les faits auxquels on ne
peut assigner une cause et qu'on rejette par delà les
sphères du merveilleux deviendraient naturels et seraient
expliqués. Alors on saurait pourquoi on aime une personne à la première vue, tandis que, pour telle autre, on
éprouve une subite aversion; pourquoi on se sent entraîné plus tard vers l'être qui nous avait déplu d'abord,
et qu'on s'éloigne, au contraire, de celui qui nous avait
attiré; alors enfin serait trouvée la mystérieuse théorie
des attractions et répulsions humaines, ou, en d'autres
termes, des sympathies et des antipathies.

CHAPITRE XXI.

RÉSUMÉ HISTORIQUE DES ESPRITS FRAPPEURS,

DES TABLES TOURNANTES ET PARLANTES.

LEUR INVASION ET LEUR PROGRÈS. — LA VÉRITÉ ET L'ERREUR.

Depuis quelques années la manie du merveilleux, qui
dévora le moyen âge, cette époque d'ignorance et de superstition, semble se réveiller parmi les gens oisifs et les
femmes. Une avalanche de brochures mystiques, plus ou
moins pauvres de sens, tombent de tous côtés à suffoquer,

à écraser les lecteurs bénévoles. Cette recrudescence de mysticisme est une anomalie au temps de progrès où nous vivons, et les auteurs de ces brochures feraient beaucoup mieux d'employer leurs loisirs à des choses utiles.

Les brochures en question signalent, comme un fait accompli, l'existence des esprits sur notre planète : leur nombre est incalculable, et, pour le malheur de l'espèce humaine, la presque totalité sont des esprits malins, pervers, astucieux, traîtres, en un mot des ennemis jurés de notre bonheur et de notre salut. Ce sont des légions diaboliques commandées par leurs princes redoutables ; ce sont des mânes errants, des âmes en peine qui voltigent sans cesse autour de nous, se greffent dans nos organes, se logent dans nos meubles et notre batterie de cuisine, et pourquoi ? pour nous tenter, pour nous effrayer de leurs oracles et nous faire perdre le peu de raison départie à notre espèce. — Les réponses faites par ces démons, au moyen d'un pied de table, ont déchiré le voile impénétrable qui cachait à l'homme sa destinée future. — Les mœurs publiques et privées des esprits sont maintenant connues. On a, enfin, découvert le secret d'apprivoiser ces êtres invisibles, de les attirer, de les chasser à volonté. — Les sciences et les arts, qui ont tant fait pour la civilisation et le bonheur des peuples, ne sont, d'après ces brochures, qu'orgueil et vanité ; les savants ne sont que des cerveaux creux, et leurs admirables découvertes que des puérilités. La science vraie, celle qui anéantit toutes les autres, c'est la science des esprits. — Tout ce qui se fait de bien et de mal sur la terre, c'est par l'intervention des esprits. — La folie, l'épilepsie, la peste, le choléra ! ces fléaux de l'humanité, sont dus aux malins esprits. Les médecins sont des ignorants qui, avec leur science impie, vous tuent au lieu de vous sauver. — Nos corps ne sont qu'une apparence, leur existence n'est pas prouvée. — La vie matérielle n'est rien, toute la vérité se trouve dans la vie spirituelle. — La mort est le seul bien qu'on puisse désirer. — L'infini, l'éternité ont leurs pôles, de même que l'univers sensible, et les âmes des élus s'envolent au pôle positif, etc., etc., et toujours sur le même ton.

Que pensez-vous, lecteur, de ce galimatias formidable? Vous pensez, sans doute, que si la raison avait ses deux pôles, les auteurs de ces étranges rêveries seraient placés de plein droit au pôle négatif de la raison.

Les fabricants de ces sortes de grimoires s'imaginent qu'il est aussi facile d'écrire sur les lois de la nature et sur les phénomènes de la vie que de bâcler une nouvelle, un conte bleu. Non, non, messieurs les fabricants, vous n'êtes point aptes à traiter les hautes questions de philosophie; pour cela il faut une instruction scientifique profonde, une raison mathématique, et vous n'avez à nous donner dans vos élucubrations que les écarts d'une imagination exaltée, une instruction complétement stérile. Retenez bien ceci : la raison, agrandie par la science, est le flambeau qui nous éclaire et nous guide pour apprécier un fait, pour en découvrir la cause; l'imagination est la source des erreurs, des fables; c'est la folle du logis qui se développe et grandit toujours au détriment de la raison.

Après cette entrée en matière, tout à fait indispensable pour mettre le lecteur à même d'apprécier les esprits et ceux qui les évoquent, nous allons tracer rapidement l'histoire des esprits frappeurs et des tables parlantes;

nous remonterons au foyer où se déclara cette superstition, nous ferons connaître sa marche, ses progrès, les causes de sa propagation et celles de sa chute inévitable.

Les esprits frappeurs se manifestèrent pour la première fois au village d'Hydesville, en Amérique, dans une maison habitée par la famille Fox ; ce fut, je crois, le 19 mars 1848. Avant d'aller plus loin, nous ferons poliment observer à cette bonne dame Fox que l'auteur du livre des *Esprits fluidiques* revendique la priorité de cette manifestation pour le presbytère de Cydeville, dans le département de l'Oise, où les esprits *frappeurs* et *bouleverseurs* avaient déjà opéré des prodiges mille fois plus déconcertants que ceux d'Amérique ; ce qui porte à croire que les esprits de France étaient plus habiles ou plus malins que ceux d'Amérique.

Quoi qu'il en soit, madame Fox et ses deux filles entendirent, le 19 mars 1848, dans leur maison, des bruits étranges : les tables craquaient, les chaises se déplaçaient, les marteaux de la porte frappaient à coups redoublés, etc., etc. A l'étonnement succéda bientôt la frayeur, car ce tapage ne pouvait être que l'œuvre des esprits malins. Cependant cette bonne dame Fox et ses deux filles, d'abord si craintives, se familiarisèrent promptement avec les esprits ; le lendemain elles s'avisèrent de les interroger et finirent par lier conversation journalière avec eux.

— Quel âge a ma fille aînée ? demanda madame Fox.

Quatorze coups furent aussitôt frappés.

— Et ma fille cadette ?

Douze coups.

Cela signifiait que l'une avait quatorze et l'autre douze ans, C'était exact.

— Toi, qui frappes, reprit madame Fox, es-tu un être vivant?

Absence de coups.

— Tu es donc mort?

Un coup affirmatif.

En continuant de la sorte ses demandes et recevant, chaque fois, la réponse, madame Fox apprit que l'esprit frappeur était un esprit mâle dont la dépouille mortelle se trouvait enterrée dans la maison qu'elle occupait; que cet esprit avait été père d'une nombreuse famille et que cinq de ses enfants étaient encore vivants.

Après quelques mois d'exercices dans ce nouveau genre d'industrie, madame Fox et ses deux filles, devenues très-habiles, firent des miracles avec le concours des esprits, et obtinrent d'assez beaux bénéfices.

Telle fut l'origine des esprits frappeurs et des tables parlantes. L'absurde récit d'une femme ou superstitieuse ou intéressée à publier ce conte bleu suffit pour infecter des milliers de personnes crédules, et celles-ci propagèrent leur monomanie du merveilleux à plus de cinq cent mille... Jusqu'ici, rien que de naturel : l'histoire constate l'incroyable facilité avec laquelle les monomanies superstitieuses contagionnent les esprits faibles. C'est toujours par les femmes que la contagion commence, et les femmes réunissent tous leurs efforts pour la communiquer aux hommes; voilà pourquoi les faiseurs de prestiges s'adressent particulièrement aux femmes.

Les lumières du dix-huitième siècle avaient dissipé les ténèbres qui engendrent les superstitions, et l'humanité se reposait des folles terreurs qui l'avaient si longtemps tourmentée. Aujourd'hui l'hydre des superstitions, cette implacable ennemie de la raison, s'efforce de relever la tête ; de même que les typhus qui désolent la terre, elle cherche à gagner du terrain, elle essaye de s'annoncer par d'effrayants prodiges, dans le but de terrifier les êtres crédules et de leur faire croire à d'affreux cauchemars en pleine veille. Ouvrez donc, ouvrez les livres qui traitent des superstitions et du fanatisme, et vous y verrez quelles sont leurs œuvres ; consultez l'histoire des sectes superstitieuses, des peuples fanatisés, et vous reculerez d'horreur devant les atrocités inouïes dont ils se sont souillés. Non, non, madame Fox, la contagion de vos contes bleus ne saurait creuser son sillon dans notre société ; la dose de bon sens qui, chaque jour, augmente parmi les bonnes gens des campagnes, est un puissant préservatif contre les esprits, les revenants et les sorciers.

Nous répétons, d'après les documents américains, que plus de cinq cent mille personnes furent dupes de ces esprits frappeurs ; le nombre des *médiums,* autrement dit des individus intermédiaires entre les démons et l'homme, s'éleva à trente mille ! ! ! Il est vrai, comme le fait judicieusement observer notre savant académicien Babinet, que ces médiums pourraient être surnommés empocheurs de dollars, comme chez nous beaucoup de somnambules empocheurs ou empocheuses de pièces de cinq francs. Et, l'expérience de tous les jours le confirme, plus une industrie est fructueuse, plus le nombre des individus qui l'exploitent devient considérable.

Les médiums d'Amérique ont des talents très-variés : les uns sont frappeurs ; les autres, parleurs, orateurs ou chanteurs ; ceux-ci danseurs, ceux-là farceurs. Enfin on en rencontre qui sont d'excellents mimes, et qui reproduisent les traits, les gestes, la voix, les tics et même les

grimaces des personnes qu'ils n'ont jamais vues ni connues.

L'industrie des esprits frappeurs et des tables parlantes, lucrative pour les uns, source de distractions
pour les autres, prit donc naissance en Amérique ; elle
se répandit en Europe par Brême, Hambourg et l'Allemagne ; puis en Angleterre, et enfin en France au commencement de l'année 1853. Dans notre pays, on le sait,
les nouveautés sont acceptées avec enthousiasme, et la
mode prend bien souvent la forme d'une fièvre délirante
avec tous ses paroxysmes. Il n'était de sociétés, de petites réunions dans nos villes et villages, où l'on ne s'a-
musât à faire tourner des tables, des assiettes, des cha-
peaux, etc. A Paris surtout, ces expériences devinrent
une passion, on pourrait même dire une fureur. Tout le
monde voulut faire parler les tables et en tirer des oracles. Beaucoup prétendirent avoir réussi ; mais le plus
grand nombre avouèrent l'insuccès de leurs tentatives et
n'en retirèrent que le bénéfice d'avoir appuyé leurs doigts
sur les doigts délicats de quelques jolies dames. Pour
eux, les tables restèrent muettes, comme c'est leur habitude. Alors, à côté des croyants, se dressèrent des incrédules.

Cependant le nombre des expérimentateurs grossissait
chaque jour, et le merveilleux des tables devineresses
s'offrait plus étourdissant que jamais. Ces pythonisses
d'un nouveau genre résolvaient tous les problèmes qu'on
leur posait, devinaient les pensées les plus secrètes et dé-
voilaient l'avenir. Des malins, je veux dire des expérimentateurs de première force, découvrirent que les esprits et les âmes des trépassés étaient la cause de ces
prodiges. Aussitôt les esprits et les mânes furent évo-

qués et forcés de se loger dans une table pour répondre aux questions pressantes qu'on leur adressait, pour écrire leur histoire et celle des temps où ils avaient vécu. — Un de mes amis, homme de lettres, d'un âge mûr, m'a assuré, avec le plus grand sang-froid, que sa fille évoquait l'âme de Napoléon Ier, la faisait venir dans son cabinet de travail, et que là, sur l'ordre de la jeune fille, l'âme prenait une plume et écrivait son histoire avec les circonstances les plus intimes de sa vie, bien entendu de sa vie terrestre. Je regardai cet ami, tout étourdi de son récit, et je craignis que les tables tournantes ne lui eussent fait tourner la tête.

D'autres expérimentateurs, pour causer plus commodément avec les esprits au coin du feu, les colloquèrent dans une pelle et une pincette. — Quelques-uns, plus irrévérencieux, les emprisonnèrent dans leur garde-robe... Toutes ces fables, débitées avec aplomb par des gens qu'on croyait sérieux, déroutèrent si bien tous les calculs de la raison, que, dans le parti des croyants, beaucoup de cerveaux délogèrent.

Ce qu'il y a de plus triste à raconter, c'est que des hommes raisonnables, dupes d'abord, puis ayant reconnu la jonglerie, n'en continuèrent pas moins à pratiquer la *trapézomancie* pour se récréer après dîner et s'amuser aux dépens des gens crédules. N'est-il pas pitoyable, en plein dix-neuvième siècle, de voir des hommes instruits, des auteurs, se divertir d'une superstition dont ils ne sont pas atteints et la propager au lieu de la combattre? Assurément, dans leur biographie future, cette page de leur vie ne sera point en leur honneur.

Deux savants illustres, Faraday, en Angleterre, et Babinet, en France, prirent enfin la plume pour démasquer

la jonglerie de la plupart des médiums et dépouiller le
fait de son entourage surnaturel. Malheureusement ces
deux savants, dans leur zèle de saper le préjugé, n'envi-
sagèrent que le côté purement physique de la question et
oublièrent d'étudier le côté qui se rattache à la physiologie humaine, je veux dire à l'émission du fluide vital ou
nerveux par la volonté.

Faraday, le célèbre physicien de notre époque, fit plusieurs expériences pour démontrer que l'adhérence des
doigts au plateau de la table était une condition nécessaire de leur mise en mouvement. L'adhérence une fois
établie, les trépidations nerveuses et musculaires des
bras finissent par devenir assez puissantes pour imprimer
un mouvement à la table. On acquiert la preuve de l'adhérence digitale en saupoudrant la table de poudre de
talc. Cette poudre rendant l'adhérence des doigts impossible, aucun mouvement n'a lieu dans la table, et l'on voit
les sillons que les doigts ont tracé en glissant sur la surface du plateau. Tout ceci est parfaitement exact, mais
l'adhérence et les trépidations ne fournissent point une
explication complète.

M. Babinet, l'homme érudit par excellence et l'une de
nos illustrations scientifiques, voulut expliquer le phénomène des tables par les mouvements *naissants* et *incon-
scients*; sa théorie, juste sous un rapport, laisse à désirer sous l'autre, en ce qu'elle oublie de mentionner le
phénomène nerveux ou vital qui joue ici le rôle principal.

Il est très-vrai de dire que tout corps inerte, pour sortir de son inertie, doit préalablement avoir reçu l'impulsion d'un autre corps possédant le mouvement, et tout
corps qui a été mis en mouvement ne peut revenir à son

premier état d'inertie sans abandonner et communiquer peu à peu son mouvement aux autres corps avec lesquels il se trouve en contact. — La somme totale du mouvement qui existe dans l'univers est inaltérable, puisqu'un corps ne peut augmenter la somme du mouvement qu'il possède qu'aux dépens de la somme du mouvement des corps environnants, ni perdre une partie de son mouvement propre sans que cette partie soit au profit des corps sur lesquels il réagit. De même, il est aussi impossible à l'homme de créer du mouvement sans forces que de tirer quelque chose de rien. C'est encore très-vrai.

Il résulterait de ces principes que, la volonté n'étant point une force propre à la matière brute, mais tout à fait spéciale à la matière intelligente, elle ne saurait mettre en mouvement un corps brut.

C'est dans cette dernière conséquence que se trouve peut-être l'erreur du grand physicien. La volonté est positivement une force spéciale à la matière intelligente; mais cette force est un résultat, une propriété de la matière cérébrale. La volonté se développe par l'excitation du cerveau, de même que le calorique, l'électricité, se développent par le frottement, qui est un genre d'excitation. Or cette force que nous appelons volonté, n'étant que le fluide vital modifié, s'échappe de notre corps, ainsi que les autres émanations animales, et peut très-bien faire éprouver son action aux corps inertes, c'est ce que prouve péremptoirement le phénomène des tables.

— Mais ce fluide vital, cet agent mystérieux, qui l'a vu, qui l'a touché? comment s'assurer de son existence?

— Assurément une force n'est ni visible ni tangible. Le mouvement ne se voit pas, mais on voit les corps qui se meuvent; le fluide vital ne se voit pas davantage, mais on voit les êtres doués de la vie ; en un mot, on apprécie la cause par ses effets. Lorsqu'il s'agit de découvrir une cause, une seule observation ne suffit pas, il faut une série d'observations donnant toujours le même résultat. On doit étudier les phénomènes sur toutes leurs faces ; les reprendre, les étudier encore et ne jamais permettre à l'imagination d'intervenir. Le sage cherche l'explication des phénomènes qui le frappent à l'aide des faits et des expériences multipliées, car chaque phénomène a sa raison comme chaque cause a son effet. Dans le cours de ses recherches, lorsqu'il lui arrive d'échouer, il recommence ses observations, ses expériences, et ne crée jamais des causes imaginaires ; telle est la seule méthode pour arriver à un résultat certain.

Personne autant que nous ne proclame les bienfaits de la science, n'apprécie mieux les savants et ne s'incline devant leurs arrêts ; personne plus que nous ne se tient en garde contre les faits que refusent de sanctionner les corps savants. Mais nous croyons aussi à la loyauté des hommes intelligents qui, n'ayant aucun intérêt à nous tromper, rapportent franchement et sans arrière-pensée ce qu'ils ont vu, ce qu'ils ont fait. Parmi ces derniers, M. le comte de Gasparin vient de nous donner la relation fidèle, consciencieuse, de ses expériences sur les tables tournantes ; nous avouons que la bonne foi de l'expérimentateur a complétement détruit en nous un reste de scepticisme dont nous ne pouvions nous défendre. Nous acceptons la conséquence des expériences de M. de Gasparin, et, à quelque différence près, nous pensons tout à fait comme lui. Déjà, dans une première édition des *Mystères du magnétisme animal* (année 1843), nous avions signalé la volonté comme une force opérant des prodiges ; néanmoins nous devons faire l'aveu qu'à cette époque, de même que tous les physiologistes, nous pensions que l'action de la volonté ne dépassait point la sphère des êtres vivants ; nous ignorions qu'elle fût applicable aux corps bruts. Aujourd'hui cette distinction n'existe plus ; corps bruts et corps animés sont également soumis à sa puissance ; il y aurait autant de mauvais vouloir à nier des phénomènes que tout le monde peut produire, qu'il y a d'ignorance et de superstition à ne voir dans ces effets que diables et sorcellerie. En attendant que les travaux de M. de Gasparin soient repris par nos illustrations scientifiques, nous émettrons quelques idées sur cette question. La clarté et la concision étant les deux qualités indispensables pour être lu et compris des gens du monde, nous diviserons cet aperçu en quatre propositions :

1° Les tables sont-elles mises en mouvement par le simple contact des doigts de plusieurs personnes formant ce qu'on nomme une chaîne ?

2° La volonté seule peut-elle être considérée comme moteur, ou bien son rôle n'est-il qu'auxiliaire dans le mouvement imprimé aux tables ?

3° La table frappe-t-elle des coups avec ses pieds, se lève-t-elle, exécute-t-elle les ordres qu'on lui donne ; répond-elle aux questions qu'on lui adresse, et ces réponses sont-elles en rapport avec les questions adressées ?

4° Les mouvements et prétendues réponses miraculeuses que font les tables sont-ils dus à une âme, à un esprit, à un démon évoqués ?

A. Les mouvements des tables et autres objets ne sont plus une question litigieuse ; malgré les plus amères dénégations du scepticisme, les tables tournent et n'en continueront pas moins à tourner, à lever le pied, à frapper, à se renverser et à exécuter diverses évolutions sous les doigts et la volonté réunis des opérateurs ; c'est un fait accompli comme celui du magnétisme animal ; il ne s'agit plus que d'en découvrir la cause et de l'exposer nettement.

M. Chevreul a déjà démontré : 1° qu'un pendule en action, suspendu sur le côté d'un mur, communique son mouvement d'oscillation à un second pendule suspendu de l'autre côté du même mur ;

2° Que le frottement exercé sur l'extrémité d'une barre de fer met l'autre extrémité en vibration ;

3° Que la résultante des forces digitales de plusieurs personnes, agissant latéralement, pouvait vaincre l'inertie de la table.

Ce savant est convaincu que les mouvements les plus faibles, mais continus et multipliés dans un même sens, peuvent mettre en mouvement un corps dont la masse est hors de proportion avec la cause motrice.

Ainsi les travaux de MM. Faraday, Babinet, Chevreul et autres physiciens distingués, signalent le phénomène du mouvement des tables comme appartenant aux lois de la physique ; devant de telles autorités le doute n'est plus permis. Mais nous avons dit que ces savants n'avaient considéré que le côté purement physique ; nos célébrités physiologiques auraient dû reprendre leurs travaux et les relier à la physique humaine ou animale ; puisqu'ils se sont abstenus, nous essayerons, dans la limite de nos faibles moyens, de combler cette lacune.

Le fluide électrique, le fluide magnétique, le calorique et la lumière ne sont très-probablement que les manifestations diverses d'une seule et même force.

20

. Le fluide électrique circule dans le monde entier : c'est le fluide universel.

Le fluide électrique se modifie en passant à travers les corps organisés, et prend les différents noms de fluide nerveux, vital, etc. Les plantes et les animaux ont un fluide électrique modifié par leurs organes.— Les tables, comme tous les corps inertes, sont pénétrées par le fluide universel, mais à l'état *neutre*, c'est-à-dire dépourvu de propriétés sensibles. Le concours de certaines conditions est tout à fait nécessaire pour démontrer l'existence de ce fluide. Ce concours ayant lieu, tous les corps, sans exception, sont susceptibles d'offrir des phénomènes d'électricité plus ou moins appréciables.

On sait que le phénomène électrique peut se manifester par le contact, le mouvement, le frottement, la percussion, la chaleur, les actions chimiques, etc. Dans l'imposition des doigts sur la table, il y a contact et chaleur. L'humidité, étant un excellent conducteur de l'électricité, se trouve au bout des doigts dans la transpiration insensible.— De plus, les corps vivants, en raison des actions chimiques qui s'opèrent sans cesse dans leurs organes, sont une source permanente d'électricité ; or le fluide nerveux ou électrique modifié circule et se renouvelle sans cesse dans notre corps, sans jamais s'épuiser. Enfin, si l'on ajoute encore la propulsion du fluide par la volonté, on aura les conditions les plus favorables pour charger une table d'une énorme quantité de fluide, selon le nombre des individus et la durée du contact. Et ce n'est pas d'aujourd'hui que le dégagement d'un fluide animal, analogue au fluide électrique, a été reconnu se produire sous l'influence de la contraction volontaire des muscles ; déjà, depuis longtemps, un physicien allemand, d'origine française, l'avait constaté par cette expérience : deux galvanomètres étant placés, l'un dans sa main droite, l'autre dans sa main gauche, il contractait fortement les muscles du bras droit et laissait les muscles du bras gauche en repos. Le galvanomètre de droite s'élevait à divers degrés, selon la puissance de la contraction musculaire, tandis que le galvanomètre de gauche restait dans une complète immobilité. Ce fait, ajouté aux faits *boulitodynamiques* déjà cités et à ceux des tables tournantes, prouve d'une manière positive le dégagement d'un fluide animal.

Mais par quel concours de circonstances, par quelles conditions requises, le fluide animal devient-il principe moteur dans le phénomène des tables? Nous l'ignorons encore : c'est à la science qu'il appartient d'exploiter cette nouvelle mine qui vient de lui être ouverte et à découvrir les lois qui relient la matière inerte à la matière vivante. Le temps n'est sans doute pas éloigné où nous aurons la solution de cette grande question, et l'on peut être assuré d'avance que ce ne sera ni aux psychologues ni aux intuitionistes, autre espèce de rêveurs, que nous la devrons; aussi tournons-nous les yeux vers ces hommes d'élite qui ont consacré leur vie à l'étude des sciences physiques ; car ce sont eux seuls qui détruisent les superstitions en nous initiant à leurs admirables découvertes.

Revenons aux faits. Lorsque plusieurs individus appliquent leurs doigts sur le plateau d'une table avec la ferme volonté de la faire mouvoir, voici, d'après nos observations, ce qui a lieu : le fluide nerveux ou électro-nerveux, propulsé par la volonté, s'écoule par le bout des doigts et se mélange au fluide naturel de la table. Au bout de quelque temps, l'écoulement électro-nerveux incessant, joint aux trépidations musculaires et nerveuses, ainsi qu'aux

battements artériels, détermine un craquement très-sensible; l'accumulation fluidique continuant toujours, le
mouvement, qui, d'abord, s'est opéré dans les fibres de
la table, augmente, se multiplie, et se manifeste tantôt
par l'avance ou le recul de la table, tantôt par le mouvement giratoire. Ensuite, selon la direction que la volonté
imprime au fluide, la table tourne à droite ou à gauche,
frappe du pied, se lève, se renverse, etc.... Jusqu'ici,
rien que de conforme à notre théorie; mais, si la table,
déjà chargée du fluide des personnes formant la chaîne,
obéit aux ordres qu'on lui donne, frappe le nombre de
coups qu'on lui demande, se lève du côté indiqué, etc.,
il faudra bien admettre que la volonté y entre pour quelque chose, à moins de se rejeter sur le compérage, sur la
fraude. J'avoue avoir été longtemps au nombre des personnes qui, en garde contre les tromperies si communes
de nos jours, ne voyaient, dans les divers exercices des
tables que les manœuvres de compères pour amuser une
société; j'avoue que ces manœuvres ont été pratiquées
dans beaucoup de réunions; il peut même se faire que
beaucoup d'individus entraînent sans le vouloir, avec
leurs doigts, le chapeau ou la table sur lesquels ils opèrent; mais ces divers incidents ne compromettent en rien
l'existence du fait.

Nous voici arrivé à l'expérience décisive et tout à fait
convaincante pratiquée par plusieurs personnes nullement intéressées dans la question, et notamment par M. le
comte Agénor de Gasparin, dont l'ouvrage sur les tables,
écrit avec la franchise et la loyauté qui le caractérisent,
nous a rallié à son parti.

La table, ayant été chargée de fluide et mise en mouvement par une chaîne de plusieurs personnes, si, à un

signal donné, tous les doigts abandonnent simultanément
la table et restent levés en l'air, à la distance de quelques
pouces de son plateau, et si, dans cette position où le
contact des doigts n'a plus lieu, on ordonne à la table de
se lever, de se rapprocher elle-même des doigts, de se
renverser, admettra-t-on que la volonté soit une puissance active? Si les opérateurs, émus devant ce phénomène extraordinaire, et craignant une hallucination
de la vue, recommencent leur opération le jour même et
les jours suivants, et obtiennent le même résultat, doivent-ils croire à sa réalité? Si les témoins oculaires, sup-
posant une supercherie derrière ce phénomène, se refusent d'y croire, mais, devenant eux-mêmes opérateurs,
s'ils obtiennent exactement le même effet, doivent-ils
douter encore, parce que la cause leur en reste cachée?
Nous livrons ces réflexions au lecteur.

En général, lorsqu'un fait s'est produit sans qu'on ait
pu en découvrir immédiatement la cause, la raison nous
dit de rechercher cette cause par l'observation et l'expé-
rimentation; car il y a autant de fanatisme à nier un fait
dont la cause est restée inconnue qu'à l'accepter sans
examen et quand même. Si le fait annoncé, appartenant
au surnaturel, ne se reproduit plus, il y a tout à parier
qu'il est controuvé; on doit le rejeter. Si, au contraire,
le fait se répète, se reproduit encore, il faut le soumettre
à l'analyse et l'accepter malgré les ténèbres qui l'entourent. Telle est la marche à suivre avant d'accepter ou de
rejeter un fait; toute autre marche peut nous conduire à
l'erreur.

B. La volonté humaine ainsi que les autres facultés
cérébrales ne sont que les manifestations diverses d'une
seule et même force, la force nerveuse ou vitale. Lors-

qu'on veut marcher, c'est cette force qui, partant du cerveau, arrive instantanément aux jambes et les met en action ; c'est également cette force qui donne les mouvements aux bras et aux mains lorsqu'on veut les faire agir; c'est enfin cette même force qui donne l'impulsion aux fonctions et mouvements appelés *volontaires* parce qu'ils lui sont soumis. Les aberrations de la force nerveuse en trop produisent les convulsions, le délire, la frénésie, etc. ; les aberrations en moins donnent lieu à la langueur, à l'atrophie, à la stupeur, etc.; sa privation ou soustraction momentanée occasionne l'anestésie ou insensibilité de la partie; la privation permanente de l'agent nerveux produit invariablement la paralysie. Or, si cette force nerveuse, qui représente la volonté, peut être propulsée du cerveau à la pulpe des doigts par un excitant quelconque, pourquoi ne pourrait-elle outre-passer cette limite et atteindre les corps bruts placés devant elle ; les pénétrer et les mettre en mouvement?

La physique expérimentale ne possède pas encore de *névromètre*, de *boulitomètre*, c'est-à-dire d'instruments propres à mesurer la force nerveuse et les divers degrés de la volonté ; mais nous avons le mouvement des tables avec et sans contact qui est, dans ce cas, une véritable démonstration physique.

C. Les tables tournent et opèrent divers mouvements; c'est un fait admis par les physiciens; les tables se lèvent sur leurs pieds, sautent, se renversent et suivent toutes les impulsions d'une volonté énergique, parce que la volonté est une force active dont le cerveau est le foyer, comme le cœur est le foyer de la force circulatoire. Si vous exigez une réponse de quelqu'un, il faut nécessairement que vous lui adressiez une demande. Lorsque vous voulez qu'une table réponde par des coups, des chiffres ou des lettres, il est indispensable que votre volonté lui envoie la demande, et cette demande, ainsi que sa réponse, existent tout entières dans le fluide qui, de vos doigts, passe dans son plateau ; de telle sorte que la table se trouve mue par le même fluide ou volonté qui met vos doigts en mouvement quand vous écrivez, et vos jambes en action quand vous marchez.

Les moyens de communication entre les tables et nous ont lieu par des coups frappés avec un de leurs pieds, et correspondant aux lettres de l'alphabet ; un cadran entouré de chiffres et de lettres, au milieu duquel est placée une aiguille mobile ; enfin, pour abréger la longueur de ces moyens de transmission, on a imaginé d'adapter un crayon au pied d'une petite table et de lui faire écrire les réponses.

Il est notoire que les réponses des tables ne sont que l'écho des réponses mentales des opérateurs. La table répond avec exactitude si la projection de l'opérateur principal n'est nullement contrariée par la projection d'une ou de plusieurs personnes formant la chaîne. — La réponse n'aura plus de sens, sera dénaturée, s'il y a contrariété dans les projections. C'est pourquoi il ne doit se trouver dans une chaîne qu'une seule personne qui commande, et toutes les autres volontés doivent se réunir à la sienne pour lui donner plus d'énergie.

M. Babinet, le redoutable adversaire des tables parlantes, a écrit que les réponses données par les tables devaient nécessairement être aussi intelligentes que les personnes qui les faisaient parler, puisque les réponses émanaient de ces personnes.

M. Chevreul, notre savant chimiste, a écrit : « Il est

facile de concevoir comment une question qu'on adresse
à une table peut éveiller dans la personne qui fait cette
question un mouvement cérébral, et ce mouvement, qui
n'est autre que celui du fluide nerveux, peut se propager
dans la table ; d'où il résulte que l'impulsion étant mesurée, intelligente, la table répétera la même impulsion. »

Nous pourrions citer plusieurs autres savants français et
étrangers qui ont émis de semblables opinions ; et nous pensons que devant ces autorités le doute n'est plus permis.

D. La *trapézomancie* ou divination au moyen des tables ; la connaissance des choses cachées, des événements
passés, présents et futurs dans les diverses parties du
monde, par le secours d'une table, est une superstition
renouvelée des siècles d'ignorance, où toute espèce d'objet devenait un moyen de divination entre les mains
d'un magicien. De ces jongleurs, si nombreux autrefois,
il ne reste plus aujourd'hui que les tireurs de cartes et les
diseurs de bonne aventure. Quant aux esprits, aux âmes,
aux démons qui, par la toute-puissance d'une évocation,
quittent les lieux inconnus qu'ils habitent pour venir se
loger dans nos tables, nos meubles, nos ustensiles de cuisine, etc.; pour frapper à nos portes et briser nos vitres ;
pour venir nous débiter leurs oracles en grec, latin, chinois, français, etc., car ils sont polyglottes, et de plus
très-capricieux, très-rageurs ; le plus simple bon sens a
depuis longtemps fait justice de ces contes bleus avec lesquels on berçait nos ancêtres. Relativement aux personnes de bonne foi qui prétendent avoir vu et entendu les
esprits, nous pensons qu'elles ont été dupes de quelques
friponneries, ou qu'elles se trouvaient momentanément
soumises à une hallucination développée sous l'influence
de leur excessive crédulité. En effet, les contes de reve-

nants, de loups-garous, de sorciers, de peau d'âne, etc., répétés, chaque hiver, dans les veillées de village, finissent par frapper les imaginations faibles, ainsi que l'ont fait les tables parlantes dans les villes, et par inculquer aux gens simples ou faciles à effrayer la croyance à ce merveilleux de bas étage. De là ces craintes, ces folles terreurs au moindre bruit; ces affreux cauchemars pendant le sommeil ; ces maladies nerveuses, surtout parmi les femmes, et, parfois, le dérangement des fonctions intellectuelles ! N'est-il pas déplorable, en face des lumières du dix-neuvième siècle, de voir exhumer tous ces vieux contes moisis d'autrefois ?

La question des esprits ne mérite pas qu'on s'y arrête plus longtemps; cependant nous citerons une anecdote à ce sujet. Nous avons démontré comment la table pouvait répondre aux questions qu'on lui adressait ; nous avons dit aussi que dans plusieurs réunions s'étaient glissés des facétieux exercés à divers tours de trapézomancie, qui s'amusaient à provoquer l'étonnement des spectateurs ; voici ce qui s'est passé dernièrement dans une de ces réunions magistrales.

Un crayon ayant été adapté au pied d'une petite tablette placée sur une table recouverte d'une large feuille de papier, deux opérateurs imposèrent leurs mains sur cette tablette, qui bientôt se mit en mouvement et traça péniblement des caractères indéchiffrables. Un des spectateurs qui, depuis longtemps, se livrait à l'étude pratique du mouvement des tables, crut s'apercevoir d'une supercherie de la part des opérateurs qui faisaient écrire la tablette, et leur dit :

— Messieurs, n'avez-vous pas réfléchi qu'un seul de vous opérerait beaucoup mieux que deux réunis? Si votre tablette écrit si mal, c'est bien certainement parce que monsieur, placé au haut de la table, n'est pas bon lithographe, je veux dire ne sait pas très-bien écrire à l'envers, de telle sorte que l'un de vous poussant la table à l'anglaise et l'autre à la bâtarde, vous vous contrariez mutuellement, et de cette contrariété résultent les lettres mal formées que trace la tablette. Je parie que si l'un de vous, messieurs, se retire et que son compère veuille bien opérer seul, la tablette écrira très-facilement.

Les deux opérateurs, au lieu de prendre en riant la boutade, se fâchèrent, et prétendirent que le concours de deux personnes était nécessaire pour *forcer l'esprit*.

Le spectateur obstiné prouva aux deux opérateurs qu'il y avait mauvaise grâce à continuer un tour dont la ficelle était découverte ; car, ayant lui-même placé gaillardement ses doigts sur la tablette, il la fit tourner et tracer des lettres, puis des mots si parfaitement dessinés, qu'un maître d'écriture en eût été jaloux. Puis, s'adressant aux nombreuses personnes de la société, il s'exprima ainsi :

— Messieurs, vous voyez en moi un enthousiaste des tables tournantes, frappantes et écrivantes ; mais je ne crois point aux esprits ; je ne crois ni au diable, ni aux magiciens, ni aux sorciers, pas même aux revenants, quoiqu'un prélat ait avancé dernièrement que la logique fût pour eux. Dans le mouvement des tables, je vois un phénomène des plus surprenants, mais tout aussi naturel que les autres phénomènes dont la cause nous est encore cachée, et que la science découvrira peut-être un jour. Je poserai donc cette question à ceux qui veulent nous imposer la croyance aux esprits :

Si l'on peut évoquer les esprits et les emprisonner dans un meuble quelconque ; s'il est vrai qu'ils répondent à nos demandes en faisant frapper ou écrire le pied d'une table, il m'est permis de croire qu'ils peuvent aussi parler. — Un esprit ne parle pas, répondez-vous. — Qui vous l'a dit? — Ce n'est pas lui sans doute, car alors il parlerait. — Un esprit ne se voit pas, ajoutez-vous, mais il peut manifester sa présence par des effets sensibles. — Très-bien ; l'effet est ici très-sensible, puisque la table lève le pied. Mais comment l'esprit fait-il lever le pied à la table? Est-ce avec ses bras, ses épaules, son souffle? Vous riez : c'est drôle en effet. Mais rire n'est pas répondre. Voyons, si votre table lève le pied, soit par la pression de vos doigts, soit par la projection d'une force nerveuse émanant de votre volonté, rien de plus facile à comprendre. Vous niez que vos doigts et votre volonté soient la cause du mouvement en question, et vous l'attribuez à un esprit. — Je commencerai donc par vous dire : *A bas* les doigts, puisqu'ils sont inutiles ; ensuite je vous ferai convenir avec moi qu'il est de toute nécessité que l'esprit mette en jeu une force quelconque pour faire soulever le pied de votre table ; or, cette force ne serait-elle qu'un souffle atomique, il faut que l'esprit ait un organe pour souffler ; et, s'il possède un organe soufflant, pourquoi ne posséderait-il pas un organe parlant?... Vous n'en savez pas plus que moi à cet égard ; car, dans l'impossibilité absolue où vous êtes de voir ou d'entendre un esprit, vous ne pouvez savoir ce qu'il a ou ce qu'il n'a pas. — Riez, riez encore, et vous avez raison, si vous riez de ceux qui ont cru à votre risible farce des esprits frappeurs, écrivains, hurleurs, musiciens, tapageurs, etc.... Assez! assez! Le but de ces contes n'est pas seulement d'amuser le public, ainsi qu'on aurait pu le penser d'abord : c'est de développer l'amour du merveilleux au détriment de la raison ; c'est de substituer la crédulité pusillanime au bon sens ; c'est, comme nous l'avons déjà dit, dans le but d'essayer de faire rétrograder l'humanité. Autrefois les oracles dont nous nous moquons aujourd'hui parlaient par l'intermédiaire d'une pythie, d'une sibylle, qui possédait un appareil vocal pour transmettre les sentences d'un dieu ou d'une déesse ; nous, peuples civilisés, nous faisons rendre les oracles à nos ustensiles de cuisine !... En vérité, les fables grecques sont moins absurdes que vos contes mystiques, et les anciens auraient cent fois plus de raison de se moquer de vous que vous n'en avez de vous moquer d'eux.

Ainsi que nous l'avons déjà dit, toute mode n'a qu'un temps, toute supercherie finit par se découvrir ; le dénoûment de la comédie fantastique des esprits frappeurs a eu lieu devant les membres réunis de l'Institut de France, à la grande stupéfaction des croyants. Voici le narré concis de cette séance :

Une communication avait dernièrement été faite, à la section des sciences physiques, sur la découverte des moyens employés par les *esprits frappeurs* pour se faire entendre. Un physiologiste allemand s'offrait à donner une représentation si l'Académie ne la jugeait pas indigne d'elle. La proposition fut acceptée ; on introduisit le physiologiste dans la salle où le corps des savants était réuni ; on le fit asseoir sur un siége au milieu de la salle, afin qu'il se trouvât en vue de tout le monde et isolé de tout compère.

— Messieurs les académiciens, l'esprit frappeur attend vos ordres, dit le professeur de physiologie en levant ses mains en l'air et tenant ses doigts écartés.

Puis il ouvrit largement la bouche pour convaincre les

spectateurs que ni les doigts ni la bouche ne seraient pour rien dans les coups qu'on allait frapper.

Un des membres de l'Académie ordonna à l'esprit frappeur de se faire entendre.

Aussitôt on distingua de petits coups rapprochés les uns des autres, comme si l'on frappait dans le lointain.

— Veuillez frapper de nouveau, demanda un autre membre.

Au même instant, les coups recommencèrent, et cette fois semblèrent s'être rapprochés des auditeurs.

Ces expériences furent renouvelées plusieurs fois, au grand étonnement de la docte assemblée, sans qu'on pût déterminer d'où provenaient ces bruits. Ce n'était ni des doigts ni de la bouche du professeur, puisqu'ils restaient immobiles ; d'où partaient-ils donc ?

Ne voulant point prolonger plus longtemps l'incertitude des académiciens sur la cause du phénomène qui les étonnait, le professeur leur montra sa jambe droite, et, imprimant une forte contraction aux muscles péronniers latéraux, produisit les mêmes bruits.

La cause physiologique de ces bruits se trouve donc dans le déplacement subit du faisceau tendineux des muscles péronniers. Le craquement des articulations des doigts nous offre un phénomène semblable ; mais le bruit est beaucoup moins fort, puisque les tendons sont ici moins puissants.

Dans sa brochure sur la *Baguette divinatoire et les Tables tournantes*, un de nos savants de l'Institut, M. Chevreul, cite également un physiologiste anglais qui faisait entendre de pareils bruits avec ses orteils. Ces bruits, assez forts, avaient aussi beaucoup d'analogie avec ceux produits par le craquement des doigts.

Ainsi tomba devant l'Institut, pour ne plus se relever, le surnaturel des esprits frappeurs. Les auteurs qui écrivent sur les esprits et les démons auront beau multiplier les éditions de leurs grimoires, la question n'en restera pas moins jugée, et ce jugement ne sera certes point en leur faveur.

Plus tard, on apprit du professeur allemand comment il découvrit la fraude de l'industrie américaine, et de quelle manière il exerça ses muscles pour arriver au même but. On sut aussi que d'autres médiums profitaient de leur faculté d'engastrymisme pour frapper des coups à diverses distances. D'où il est aisé de conclure que le merveilleux cache toujours une ruse qui, tôt ou tard, finit par être découverte.

Le reproche que des médiocrités ne cessent d'adresser à nos savants de l'Institut d'être hostiles à tout ce qui est nouveau, tombe de lui-même. Cette illustre compagnie se réunit, au contraire, avec empressement, toutes les fois qu'il s'agit d'examiner une question intéressante ; mais pourquoi voulez-vous que des hommes de science aillent perdre un temps précieux à écouter des balivernes, des rêveries saugrenues, des billevesées qui font rire ou bâiller nos cuisinières ? Du reste, tous les inventeurs de merveilles, de prodiges, craignent l'examen de l'Académie des sciences, comme chat échaudé craint l'eau chaude. Si parfois un de ces rêveurs parvient à franchir le seuil de cette Académie et obtenir une audition, c'est toujours pour y faire le plus complet naufrage.

Nous donnerons ici une preuve convaincante de l'empressement de messieurs de l'Institut lorsqu'il s'agit d'un fait propre à enrichir la science. On se rappelle sans doute cette fille soi-disant électrique, dont les journaux ont

parlé il y a quelques années. Les tours de l'*électrogyne*
trompèrent une foule de personnes, entre autres, plusieurs académiciens, qui déjà s'apprêtaient à rédiger un
mémoire sur ce singulier phénomène, lorsque la jonglerie
fut découverte. Quoique l'anecdote n'ait point le mérite
de la nouveauté, il est bon de la rappeler à nos lecteurs,
afin de les tenir en garde contre de semblables supercheries, qui se renouvellent fréquemment de nos jours.

Voici donc en abrégé l'histoire de cette prétendue
fille électrique dont les partisans des esprits et des tables
mouvantes se servent comme d'argument :

Angélique Cottin, âgée de quatorze ans, d'une constitution assez forte, mais d'un esprit peu dévoloppé, possédait, au dire de ses parents, exploiteurs de la crédulité
publique, l'étonnante faculté de mettre en mouvement
les corps bruts par la seule influence de sa volonté. Ainsi
Angélique, étant assise sur une chaise, venait-elle à se
lever, aussitôt la chaise était lancée avec force à plusieurs
pas de distance. Plaçait-on Angélique devant une table,
un guéridon : après quelques instants, ces meubles étaient
violemment renversés et quelquefois brisés sans que la
fille Cottin parût sortir de son immobilité. Tout cela s'o-
pérait par sa faculté électrique, disait-on.

Sur la relation de ces faits extraordinaires, le secrétaire de l'Académie des sciences, M. Arago, qu'on a si
souvent accusé de scepticisme, et que nous trouvâmes
trop crédule en cette circonstance, provoqua la réunion
d'une commission académique. Placée en face de cette
commission, Angélique perdit complétement sa faculté
électrique et ne put opérer ses prodiges ; car il n'y a rien
qui réduise mieux un thaumaturge au silence qu'une assemblée scientifique. Angélique n'ayant point *retrouvé*

son électricité pendant deux longues heures d'attente, la commission fatiguée, pour ne pas dire mystifiée, se retira sans faire de rapport. Ce pauvre M. Arago resta tout étourdi ; ce fut pour lui une leçon, et il se promit bien, à l'avenir, de ne plus déranger ses collègues pour faire constater de semblables prodiges.

Cependant les parents d'Angélique ne se tinrent pas pour battus : l'espoir d'un gain d'autant plus considérable, qu'il était basé sur la crédulité et la passion pour la nouveauté de ces braves Parisiens, les fit revenir à la charge. Ils allèrent donc trouver un des membres de la commission, M. Babinet, et le supplièrent, au nom de l'intérêt qu'il semblait leur porter, d'assister, le soir même, à une dernière séance, attendu que leur fille avait *retrouvé son électricité*. M. Babinet, qui n'ignorait pas que tous les prestiges thaumaturgiques ont un but intéressé, acquiesça néanmoins à la demande. Ce savant, dans une des livraisons de la *Revue des Deux-Mondes*, s'exprime ainsi, au sujet de cette dernière jonglerie :

« J'arrivai, vers huit heures du soir, à l'hôtel où logeait la famille Cottin ; je fus désagréablement surpris, dans une séance destinée à moi seul et à ceux que j'avais amenés, de trouver la salle envahie par une nombreuse réunion de personnes attirées par l'annonce des prodiges qui allaient reprendre leur cours. Après des excuses faites, je fus introduit dans une chambre du fond qui servait de salle à manger, et là je trouvai une immense table de cuisine formée de madriers de chêne, d'un poids énorme. Les parents d'Angélique m'apprirent qu'au moment du dîner leur fille avait, par un acte de sa volonté, renversé cette table massive, et, par suite, brisé les assiettes, verres et bouteilles qui se trouvaient dessus ; mais les excellentes gens ne regrettaient point la perte, dans l'espérance que la faculté merveilleuse de la pauvre idiote allait se manifester et devenir officielle. Il n'y avait pas moyen de douter de la véracité de ces honnêtes témoins.

« Un petit vieillard, le plus sceptique des hommes qui m'avaient accompagné, feignit de croire au récit des parents ; mais, étant entré avec moi dans la salle de réunion, cet observateur défiant alla se poster à la porte d'entrée, prétextant la foule qui remplissait la pièce, et se plaça de côté, de manière à ne perdre aucun des mouvements de la fille électrique placée devant son guéridon. Cette fille faisait face à ceux qui occupaient en grand nombre le fond et les côtés de la salle. Après une heure d'attente, rien ne se manifestant, je me retirai en témoignant de ma sympathie et de mes regrets. Le petit vieillard resta obstinément à son poste : il tenait en arrêt, de son œil infatigable, la fille électrique, comme un chien couchant le fait d'une perdrix. Enfin, au bout d'une autre heure, mille préoccupations ayant distrait l'assemblée et de nombreuses conversations s'y étant établies, tout à coup le miracle s'opère..... le guéridon est renversé !... Grand étonnement du public, grand espoir des parents ! Déjà on allait crier *bravo !* lorsque le petit vieillard s'avançant, avec l'autorité de l'âge et de la vérité, déclara formellement qu'il avait vu Angélique, par un mouvement convulsif du genou, pousser et renverser le guéridon placé devant elle ; il en conclut que l'effort qu'elle avait dû faire, avant dîner, pour renverser une lourde table de cuisine avait dû occasionner, au-dessus du genou, une contusion plus ou moins apparente. Les parents, ayant été mis en demeure de laisser vérifier le fait annoncé par le petit vieillard, on en reconnut l'exacte vérité. Les parents et leur fille électrique, rouges de honte et de colère, décampèrent le soir même de Paris, bourse vide, et maudissant ce malencontreux petit vieillard qui avait dévoilé leur jonglerie. »

Telle fut la fin du miracle, et la nombreuse société qui avait été dupe d'une pauvre idiote ou plutôt de ses parents, s'en retourna prémunie contre la crédulité, source de tant d'erreurs. Le savant académicien à qui nous avons emprunté cette relation fait observer que si l'on voulait assimiler tous les récits de faits merveilleux à l'histoire de la fille électrique on arriverait bientôt, en découvrant le bout de la ficelle, à l'incrédulité la plus absolue.

Si l'on nous objectait qu'ici nous sommes en contradiction avec nos croyances, nous répondrions : Si dix volontés réunies peuvent donner une somme de forces capable de renverser une lourde table de cuisine, nous nions qu'une seule volonté, sans le contact des mains, puisse produire le même effet. De même nous pourrions croire qu'un homme a la force d'un cheval ; mais si l'on voulait nous persuader qu'il possède la force de dix forts chevaux, nous ne croirions pas déroger à la raison en restant dans une complète incrédulité.

Maintenant répondons à cette question : Quelle est la source de l'amour du merveilleux qui paralyse presque toujours les efforts de la raison ? D'où vient cet entraînement général vers le surnaturel qui est un si grand obstacle aux progrès des sciences ?

Nous indiquerons deux sources : la première, c'est l'éducation vicieuse de l'enfance, éducation qui tend toujours à développer l'imagination au détriment de la raison ; la seconde, c'est le désir instinctif qui pousse l'homme vers une position meilleure à la position présente, vers un bien-être supérieur à celui qu'il éprouve.

1° L'éducation donnée à l'enfance est tellement vicieuse, sous le rapport du merveilleux et des contes absurdes avec lesquels on les berce, que la plupart des hommes faits, et même instruits, n'ont plus la force de s'affranchir complétement de ces sottes croyances. Aussi n'est-il point rare de rencontrer beaucoup d'hommes et la presque totalité des femmes qui acceptent, sans réfléchir, ces vieux contes d'esprits, de revenants, de sorciers, de loups-garous, etc., qui furent exploités par d'avides imposteurs. — Une idée serait-elle des plus absurdes, si elle est inculquée dans un jeune cerveau, chaque jour, de père en fils et pendant une continuité de siècles, cette idée finit par prendre racines, et la raison, plus tard, ne peut la déraciner. Il en est de même pour tous les préjugés qu'on suce avec le lait et qui vous accompagnent pas à pas dans la vie ; ils s'incrustent dans l'organisation et deviennent une habitude qu'il est impossible de détruire.

2° L'instinct de l'homme vers un bien-être qui s'altère à mesure que ses désirs sont satisfaits et que d'autres besoins se font sentir, le porte incessamment à fonder ses espérances dans l'avenir. Cet instinct, lorsqu'il n'est pas modifié par la raison, rend les hommes crédules, superstitieux, amis du merveilleux et presque indifférents aux vérités les plus sensibles ; de telle sorte qu'ils se nourrissent d'illusions, de craintes puériles et d'espérances imaginaires.

« Cette manière d'être et de sentir, a dit le grand naturaliste Lamark, étant le propre de l'immense majorité des individus de tous pays, a fourni aux plus avisés les moyens d'abuser et de dominer les autres. Il leur a été facile, par là, de changer en pouvoir absolu les institutions originairement établies pour la conservation et l'avantage des sociétés. C'est donc à l'ignorance des choses et au très-petit cercle d'idées dans lequel vivent les individus de cette majorité, qu'il faut rapporter la plupart des maux moraux qui affligent, dans tant de contrées, l'homme social. »

Nous ne craignons point de blesser les personnes religieuses en leur conseillant de faire passer au creuset de la raison tout ce qui appartient au domaine du merveilleux ; elles ne tarderont pas à découvrir la ruse ou le néant de ce prétendu surnaturel. Mettre continuellement en jeu dieux et diables dans nos affaires domestiques, c'est se montrer peu révérencieux, c'est condamner à une complète nullité les admirables facultés intellectuelles dont l'Être suprême daigna privilégier notre espèce.

Partant de la grande idée d'une puissance créatrice, infinie dans ses perfections, il est clair que les œuvres de cette puissance participeront de sa perfection et que rien n'y saurait être changé, puisque tout changement dans une œuvre suppose une imperfection reconnue ou une amélioration à introduire ; d'où imprévoyance et ignorance de la part de l'architecte, ce qui serait ici un blasphème ! Dieu a ordonné une fois, a dit Sénèque le philosophe, et depuis il s'obéit à lui-même.

Tout cela prouve que le merveilleux fantastique et le surnaturel absurde sont contradictoires aux vérités métaphysiques immuables ; on doit donc les considérer comme une ruse intéressée ou le jeu d'une imagination en délire.

Maintenant, je le demande aux personnes de raison, de quelle utilité sont à la société ces hommes qui passent leur temps à imaginer des contes, à converser avec les esprits, qui abandonnent le sol qui les nourrit pour le monde des chimères? N'est-ce pas consumer stérilement une vie qu'ils pourraient rendre utile à leurs semblables? Et, chose curieuse! c'est que ces rêveurs, si humbles en apparence, sont pétris d'orgueil; ils taxent d'ignorants nos célébrités de l'Institut. Pauvres pygmées!... Ils se posent en philosophes et moralistes de leur époque... Tout doux! messieurs les démonologues, un peu moins d'outrecuidance; sachez bien qu'entre les moralistes et vous l'intervalle est immense, un monde entier vous sépare. Les moralistes sont d'une haute utilité pour l'humanité; ils enseignent la pratique des vertus, et vous, messieurs, vous prêchez la superstition!

Nous ne terminerons point ce chapitre sans vivement conseiller aux personnes qui auraient été effrayées par la lecture des brochures sur la démonologie moderne, de lire avec attention le remarquable ouvrage de M. le comte Agénor de Gasparin, intitulé *Des tables tournantes, du surnaturel en général et des esprits*. L'auteur n'affiche point des prétentions scientifiques, mais il fait preuve d'une vaste érudition; il n'injurie point ses adversaires, ainsi que le font les démonologues, mais il les écrase du poids de sa logique; il ne se contente point de réfuter les insinuations des fauteurs d'esprits; il les poursuit l'épée dans les reins, les force à fuir, à se cacher; partout et toujours il attaque le mensonge, l'étreint de son vigoureux raisonnement et l'étouffe sur place. Devant la franchise, la sincérité de son récit et la vérité de ses citations, le doute tombe et la critique intéressée se trouve confondue; car ses citations ne sont point tronquées; il rapporte les faits dans leur entier, les soumet à l'analyse,

21.

les dépouille de leur entourage surnaturel et les fait apprécier à leur juste valeur.

L'ouvrage de M. de Gasparin n'est point une indigeste compilation, comme tant de livres; il y a un immense travail dans la tâche qu'il vient bravement d'accomplir. Il lui a fallu une foule de connaissances variées et une grande habileté de composition pour réunir en un seul faisceau l'énorme quantité de faits qu'il rapporte. Nous avouons avoir lu et relu avec le désir de le relire encore, cet ouvrage qui restera comme un monument de la raison, contre les déréglements de l'imagination, et nous le considérons comme un bienfait par le temps qui court. Nous pensons aussi que ce titre : *Antidote contre les superstitions qu'on cherche à répandre de nouveau dans la société*, indiquerait peut-être mieux le but de l'ouvrage, que le titre modeste donné par l'auteur.

CHAPITRE XXII.

CONCLUSION.

SUREXCITATION CÉRÉBRALE. — IDÉE FIXE.
DÉSORDRES DANS L'INNERVATION ET PAR SUITE DÉRANGEMENT DES FACULTÉS INTELLECTUELLES.
NÉVROSES DE L'INTELLIGENCE. — VISION. — HALLUCINATION.
MANIE. — FOLIE.

Après avoir exposé la cause naturelle du mouvement des tables et renversé l'échafaudage thaumaturgique de nos démonologues modernes, fort peu versés dans les sciences

physiques, passons à un autre ordre de faits. Empruntant
à l'art médical quelques-unes des affections auxquelles
est sujette la cervelle humaine, nous prouverons que les
coups frappés à nos portes, que les bruits stridents, les
notes et voix mystérieuses qu'entendent nos oreilles, les
apparitions chérubiniques et diaboliques, etc., gisent entièrement dans le cerveau des visionnaires. Nous démon-
trerons clairement au lecteur que certains phénomènes
extraordinaires offerts par la surexcitation du cerveau et
les vésanies de cet organe furent exploités dans les siècles d'ignorance et de superstition comme provenant d'une
cause surnaturelle.

La conformation cérébrale, l'éducation, les idées imprimées et les croyances, toujours acquises, influent
d'une manière absolue sur les maladies de l'intelligence.

Dans un cerveau sain les idées s'enchaînent régulièrement ; la cohérence dans l'association des idées et leur
succession normale produisent la raison, le raisonnement.
— Dans un cerveau mal conformé, malade, ou qui ne
fonctionne plus normalement, l'enchaînement des idées
fait défaut, leur association est vicieuse, incohérente ;
d'où résulte l'altération de la raison, la manie, la folie.

Les monomanies sont, en général, l'expression fidèle
de certaines idées profondément incrustées qui reviennent sans cesse, et finissent par déterminer une surexcitation morbide du cerveau. Une fois que cette surexcitation s'est emparée de l'organe pour ne plus le quitter,
l'idée persistante revêt une forme, et c'est cette forme
qui assiége continuellement l'individu, qui le rend mono-
maniaque. Si l'on admet que les aveugles et sourds de
naissance ne peuvent avoir une idée exacte des couleurs
et des sons, on sera forcé aussi d'admettre qu'une idée

une croyance qui n'a jamais existé dans le cerveau d'un individu, ne saurait le conduire à la monomanie.

Les longues séries de monomaniaques, en tous genres, que déroulent les traités spéciaux de médecine, prouvent, sans réplique aucune, que, parmi les maniaques, si les uns se croient la proie des flammes de l'enfer, c'est qu'on a développé en eux l'idée d'enfer et de damnation ; si les autres affirment converser avec les anges et les saints, c'est que l'idée d'ange et de saint leur fut inculquée dès le bas âge. Les individus qui vivraient et grandiraient complétement étrangers à ces idées, n'offriraient jamais ce genre de monomanie.

Pourquoi ceux-ci croient-ils aux sorciers, aux lutins, aux revenants ? Parce qu'on a farci leur pauvre cervelle de ces pitoyables contes ; parce que, sous l'influence de la peur, ils ont cru voir, au milieu des ténèbres, les êtres chimériques dont la forme existait dans leur cerveau. — Pourquoi ceux-là assurent-ils entendre des chants harmonieux, des concerts ou des bruits déchirants, épouvantables? Parce qu'ils ont déjà entendu ces mêmes bruits ; parce que l'idée persistante de ces bruits s'est associée à d'autres idées gaies ou tristes, sombres ou riantes. Si les premiers étaient venus au jour privés des yeux et les seconds complétement sourds, soyez bien convaincus qu'ils n'auraient jamais éprouvé des hallucinations de la vue et de l'ouïe.

D'où il faut conclure que les névroses de l'intelligence reconnaissent pour cause une idée, dont le développement exagéré, la persistance et l'intensité ont brisé, anéanti l'enchaînement normal des idées et détruit toute cohérence dans leur association. En d'autres termes : l'idée exagérée, c'est la surexcitation suivie de l'hypertrophie d'un point du cerveau coïncidant avec la faiblesse, et plus tard avec l'atrophie de l'organe de la comparaison.

On rencontre dans les maisons d'aliénés des individus qui se croient généraux, empereurs, dieu, diable, etc. Il s'en trouve qui ont la ferme conviction d'être de verre, et se croient si fragiles qu'ils n'osent faire un mouvement de peur de se briser. Il en est qui se croient passés à l'état de beurre, et fuient le feu, le soleil, dans la crainte de se fondre. — Ceux-ci sont oiseaux, poissons, reptiles et en imitent les mouvements. — Ceux-là sont ours, lions, loups, etc., et en prennent toutes les habitudes. — Quelques-uns se croient entièrement nus et se cachent, évitent les regards, se blottissent dans un coin. — Quelques autres croient avoir le visage à l'envers ou tourné du côté des épaules ; un œil de cyclope, une mouche sur le nez, un crapaud, un lézard dans l'estomac ; ou, ce qui est plus étrange encore, ils sentent remuer dans leur ventre un bataillon, un régiment, le corps législatif ! On cite une loueuse de chaises de Saint-Sulpice qui avouait, en pleurant, qu'elle portait un concile d'évêques dans son bas-ventre, et que ce poids la faisait horriblement souffrir, car ces messieurs trépignaient beaucoup.

Un convalescent de fièvre délirante se croyait formé de deux individus dont l'un était au lit et l'autre se promenait gaiement dans la campagne. — Bartholin cite un homme qui n'osait sortir de sa maison, parce que son nez lui paraissait si démesurément long, que les passants auraient pu marcher dessus. — Une femme croyait porter le monde sur son petit doigt, et pour ne pas en faire périr les habitants, elle s'était condamnée à un repos absolu. — Une autre femme s'obstinait à ne pas vouloir uriner, dans la crainte d'occasionner un déluge. — Autrefois la

croyance aux démons, aux sorciers, au sabbat, aux incubes, etc., faisait de nombreuses victimes, surtout parmi
les femmes. Il existait, il y a quelque temps, à l'hospice
de la Salpêtrière, une vieille de soixante-dix ans, qui
avouait être la victime d'un incube. Si j'étais jeune, disait-
elle, ça se comprendrait, mais à mon âge... c'est affreux!

On ferait un gros volume sur les aberrations intellectuelles plus ou moins bizarres, plus ou moins dangereuses
que renferment nos hôpitaux et nos maisons de santé;
nous nous bornons aux exemples cités.

Nous ferons remarquer ici que le plus grand nombre
de manies, chez les femmes, trouvent leur cause dans les
terreurs superstitieuses et l'exaltation religieuse. Dans les
établissements d'aliénés, le chiffre de ces deux catégories
est de beaucoup supérieur à celui des autres. Évidemment
le point de départ de ces manies est l'organe du merveilleux devenu le siége d'une surexcitation permanente. Cette
surexcitation attire et concentre sur un point du cerveau
tout le fluide vital, au détriment des autres parties cérébrales. Le jugement et la raison se taisent, les idées du
merveilleux se développent, sans obstacle, toujours de
plus en plus, et, au bout de peu de temps, les hallucinations naissent, la manie se déclare.

Les manies causées par une catastrophe, un saisissement subit, une soudaine frayeur, ont aussi leur idée fixe,
leur image persistante. Ainsi, cet homme qui, mordu
par un chien, se crut fatalement enragé. Après beaucoup
de soins et de temps, on parvint à guérir sa névropa-
thie; mais chaque fois qu'il voyait un chien courir, les
symptômes de sa névrose reparaissaient. — Cette femme
qui, arrachée aux flammes d'un incendie, resta comme
hébétée, se croyant toujours la proie des flammes. On

parvint aussi à la guérir ; mais, quand, par hasard, un
incendie se déclarait, et qu'on avait l'imprudence de lui
en porter la nouvelle, à l'instant même elle retombait
dans sa première maladie.

Nous ajouterons que la manie du merveilleux existe, en
général, sans altération sensible du cerveau. La croyance
aux faits surnaturels dont on a farci l'esprit des enfants,
passe à l'état d'habitude, et subsiste depuis l'enfance jusqu'à la mort. Il serait temps qu'on proscrivît de l'ensei-
gnement du jeune âge tout ce qui peut porter le trouble
dans l'organisation physique et morale des sujets impressionnables.

Les choses les plus absurdes, ainsi que le fait observer
le docteur Leuret dans son excellent ouvrage sur la folie, étant débitées et enseignées pendant une longue
suite de siècles, finissent par prendre racine au sein des
populations et passer pour des choses très-vraisembla-
bles. Sans parler des peuples anciens, beaucoup plus
superstitieux que nous, ne trouve-t-on pas, chez les peuples modernes, des traditions si éloignées de toute vérité,
qu'il suffit du simple bon sens pour les mettre au rang
des fables et les croyants au rang des *gobe-mouches* toujours si nombreux ? Alors, objectera-t-on, les personnes
instruites, capables, qui acceptent les faits que vous rejetez
dans les pays des fables, sont, à vos yeux d'une sotte crédulité ? Hélas ! il n'arrive que trop souvent, pour le malheur du progrès, que, parmi les hommes intelligents, les
uns ont intérêt à soutenir l'absurde ; les autres craignent
de le combattre ; ceux-ci pourraient saper les préjugés ;
ceux-là démasqueraient l'erreur ; mais tous reculent devant la peine ou les embarras que leur coûterait ce travail,
et trouvent beaucoup plus commode à rester dans l'or-

nière de la routine. Aussi, combien de faussetés, combien de honteux mensonges sont acceptés comme vérités et transmis tels qu'on les a reçus !

Chaque époque de l'humanité a ses fléaux, ses maladies morales. Ce qu'on vénérait autrefois, on s'en moque aujourd'hui ; ainsi le veut la marche fatale du progrès. De nos jours, croit-on aux naïades, aux dryades, aux oréades et autres divinités de la famille des nymphes ? Nous en rions. Que pensons-nous de ces graves augures et devins, en si grande vénération chez les anciens ? Nous en rions également. — Le boucher qui aurait la prétention de lire l'avenir dans les entrailles du veau qu'il égorge, ne passerait-il point, à nos yeux, pour un insensé ? Et, cependant, les augures étaient regardés comme les plus sages de leur temps ; sur la simple inspection d'un animal éventré, ils décidaient de la paix ou de la guerre. Ces faits authentiques ne sont-ils point une sanglante épigramme contre la raison humaine ?

« S'il n'y avait pas des nations entières, écrit Beausobre, qui eussent égorgé des animaux pour lire l'avenir dans leurs entrailles, ne croirait-on pas qu'il faut être fou pour imaginer que la nature a tracé ses secrets dans le ventre d'un bouc ou d'une chèvre ? On aurait raison de le croire, et je regarde ces nations comme attaquées d'une espèce de folie. » Il aurait pu ajouter de même que l'Europe du moyen âge fut atteinte de la folie des démons et des sorciers.

Il reste donc parfaitement démontré, par l'histoire, que, selon les temps, les peuples et la politique des États, les choses les plus absurdes sont enseignées, et, une fois incrustées dans l'esprit de la foule, passent pour des vérités tellement respectables, que le sage qui entrepren-

drait de les démasquer serait blâmé et même condamné.
Voyez Socrate, Aristote, Galilée, etc., etc., ces illustres
victimes de la raison contre le préjugé.

Le degré avancé de l'instruction des uns est la mesure
de l'ignorance des autres, de même que la raison est la
mesure de la folie. « Accomplir des pèlerinages pieds nus
ou sur le dos, continue le docteur Leuret, ne faire sa
barbe que d'un côté, exécuter quelques pirouettes en l'air,
étant accroché par l'omoplate, rester penché pendant
quinze ans sur une colonne, et tout cela dans l'espoir de
gagner le ciel, c'est pour nous une folie, et si quelqu'un,
de nos jours, se livrait à de pareilles extravagances, on
l'enfermerait à Charenton. Dans l'Inde, c'est l'occupation principale des saints du pays. On croit là-bas qu'un
dos écorché, une moitié de barbe, une pirouette exécutée
à trente pas au-dessus du sol, sont infiniment agréables à
Dieu. Pourquoi les saints de Brahma ne passent-ils pas
dans l'Inde pour avoir perdu la raison ? Parce que, dit-
on, ils ont un but. Mais cette raison n'est pas suffisante,
car, presque toutes les actions des aliénés ont aussi un
but, il n'y a qu'un très-petit nombre qui agissent sans
savoir ce qu'ils veulent ; souvent même leur but est digne
d'approbation ; mais les moyens qu'ils emploient pour y
arriver sont absurdes, et je ne pense pas qu'on m'accuse,
si j'avance que les tortures qu'acceptent volontairement
ces individus et ceux qui les imitent, n'ayant pas d'autre résultat que de les faire souffrir, sont également absurdes. » Nous ajouterons qu'on doit aussi les considérer
comme des actes de folie, par cause d'idées superstitieuses et fanatiques.

C'est parmi les maniaques hallucinés qu'on rencontre
les visionnaires, les inspirés qui entendent la voix d'un

bon ou d'un mauvais génie, qui communiquent avec les habitants du ciel et de l'enfer. Ces hallucinations proviennent toujours d'une altération cérébrale, soit par cause physique, soit par cause morale. L'ascétisme surtout prédispose et conduit à ce genre de maladie ; la vie de ces bataillons de moines qui s'enfonçaient dans les thébaïdes, en est la preuve la plus convaincante. Le nombre de ces anachorètes devint si prodigieux que le seul Pacôme put enrégimenter neuf mille individus qui suivirent sa règle.

C'est bien ici le lieu de faire observer que les épidémies d'ascétisme sont un fléau pour les États, puisqu'elles les privent, sans dédommagement aucun, d'une foule de bras qui leur eussent été d'une grande utilité. Aussi l'histoire prouve que les nations où ce fléau a passé ont vu diminuer leur prospérité, leur puissance, et sont tombées dans l'atonie.

L'un des résultats pathologiques de la vie ascétique embrassée par les moines et anachorètes des thébaïdes était, comme nous l'avons dit, de concentrer l'afflux nerveux sur un seul point du cerveau et de provoquer des visions, des hallucinations, des vertiges. Aussi croyaient-ils contempler des êtres en dehors de notre monde, par exemple, les habitants du ciel et de l'enfer ; mais remarquez bien qu'ils les voyaient avec les formes et vêtements que leur prêtait leur imagination, puisqu'il est impossible d'avoir une idée de ce qui est immatériel. Les théologiens ont eu beau s'ingénier pour accorder les apparitions célestes ou infernales avec leur immatérialité, ils s'en sont fort mal tirés, et la difficulté n'en subsiste pas moins tout entière.

Le docteur Leuret, qui a traité cette question, fait la

distinction suivante : « Les personnes qui admettaient comme réelles les visions, étaient dans l'erreur, et seulement dans l'erreur, je me hâte d'en convenir. Quant à ceux qui avaient des visions, ils se trompaient comme les premiers, mais de plus ils étaient fous, parce qu'ils avaient, en eux-mêmes, une cause invincible d'erreur ; ils éprouvaient des phénomènes insolites qui en faisaient des intelligences à part, en dehors des règles ordinaires, ou plutôt sans règle, vivant dans un monde fantastique et n'en pouvant être tirés par le raisonnement. L'état de l'esprit humain, chez nos aïeux, concourait puissamment à la production si fréquente des visions ; mais, pour dépendre d'une cause générale, une maladie ne cesse pas pour cela d'être une maladie, et comme il n'y a pas de différence essentielle entre les visionnaires d'autrefois et ceux d'aujourd'hui, les uns et les autres doivent être mis au rang des aliénés. »

Quoique le nombre des femmes qui se livraient à l'ascétisme fût loin d'égaler celui des hommes, il s'éleva néanmoins assez haut. Nous ferons aussi remarquer que les visions et hallucinations, chez les femmes, prirent un tel degré d'intensité, que plusieurs périrent victimes de cette vésanie.

Nous ne déroulerons point la longue liste de ces pauvres veuves et filles qui abrégèrent la durée de leur vie par leur exaltation cérébrale, et se firent une réputation par leurs étranges visions ; mais pour que le lecteur puisse avoir une idée de la sublimité de leurs discours et de leurs écrits, nous transcrirons une page de la visionnaire Guyon :

« Les enfants que Dieu m'a donnés ont une tendance à demeurer en silence auprès de moi, ils sentent fort bien ce qui leur manque et ce qui leur est communiqué avec plénitude... A mesure qu'on reçoit la grâce autour de moi, je me sens peu à peu vidée et soulagée... C'est comme une écluse qui se décharge avec profusion ; on se sent emplir, et moi, je me sens vider. (Langage sublime !) Dans un accès de plénitude une comtesse me délaça charitablement pour me soulager, ce qui n'empêcha pas que mon corps ne crevât des deux côtés. Une nuit j'étais éveillée, Dieu m'apparut et me montra ce mystère, me fit comprendre cette lune. Dieu m'a choisie, dans ce siècle, pour détruire la raison humaine, pour établir la sagesse de Dieu par la sagesse du monde, etc. »

Quelle impression ce morceau sublime produira-t-il sur le lecteur ? La réponse n'est pas douteuse, et nous croyons bien sincèrement avec lui que beaucoup d'aliénés enfermés à Bicêtre ou à Charenton seraient plus réservés dans leurs expressions et mettraient plus de suite dans leurs idées.

C'est dans ce goût qu'écrivaient les visionnaires les plus célèbres !... et nous supprimons encore le menu qui blesserait par trop les oreilles.

Mais ce que nous venons de rapporter du style des visionnaires n'est qu'une bagatelle, comparativement au style transcendantal des ascéto-mystiques ; ces derniers avaient composé un glossaire à leur usage qui n'était compris que d'eux seuls et qu'ils enseignaient à leurs initiés. Ainsi, dans l'*Introduction à la vie intérieure et parfaite*, dans les *Lettres spirituelles sur l'oraison mentale* et autres livres du même genre, on trouve entassés les mots et phrases qui suivent :

« Élévation, transformations, unions déifiques, plaisirs très-délicieux : — contemplation pure, contemplation dans les divines ténèbres, oraison du sommeil des puissances, sommeil de l'oraison spirituelle et sommeil spirituel de l'exaltation ; — oraison de suspension ou de ligature des puissances ; oraison d'extase, de ravissement et de vol d'esprit ; oraison de déification, oraison jaculatoire et volupté suprême ; — onction spirituelle qui remplit de délices toutes les puissances du corps et de l'âme ; écoulements spirituels ; — visions, apparitions et révélations ; locution de voix intérieures et extérieures ; — odeur et goût spirituels, etc., etc. »

Nous passons sous silence « la concentration cordiale, la confrication redoublée, la confrication déifiante, la mort anagogique et le soulèvement surséraphique, » qui furent condamnés par des prêtres et docteurs en Sorbonne.

Devant cet indigeste ramassis de mots, ce galimatias mystique, complétement en dehors des habitudes de la vie, que penser des individus qui s'en servaient ? Étaient-ils dans le libre exercice de leur bon sens ? Supposez qu'un ascétique, au suprême degré de son exaltation, eût déployé cette artillerie formidable de mots en face d'une assemblée d'académiciens de notre époque, et veuillez, lecteur, dire vous-même ce que nos savants en eussent pensé ? Vous souriez ; j'ai compris.

« En lisant des cas de folie aussi manifestes, écrit le docteur Leuret, on m'absoudra, sans doute, du reproche qu'on serait en droit de me faire d'avoir paru sortir du domaine de la psychologie des aliénés. La manière dont on considérait autrefois les ascétiques, les visionnaires, les hallucinés, les maniaques, n'a pas dû m'arrêter ; ce qu'étaient et ce que sont encore ces malades, devait fixer mon attention ; je me suis livré à cette recherche, éclairé par les exemples d'aliénation que j'ai sous les yeux, et me servant de ces exemples comme d'un guide pour étudier et expliquer bien des faits historiques. Autrefois, rien d'extraordinaire ne se faisait sans le secours des esprits ; derrière les aberrations de l'entendement et la plupart des maladies nerveuses on voyait toujours un ange ou un diable ; aujourd'hui la physiologie médicale a donné la raison de ces faits extraordinaires. »

Et c'est parce que la physiologie médicale a découvert et publié la cause naturelle de ces désordres intellectuels que nos magiciens et démonologues modernes sont outrés ; c'est parce que nos savants ont guéri l'humanité de la plaie des démons et des sorciers, qu'ils s'emportent contre eux et les déchirent à belles dents ! Un peu plus de tolérance, messieurs les démonologues ; l'injure est de très-mauvais goût et ne donne jamais raison. Ensuite, si vous voulez bien admettre que votre ignorance des choses physiologiques et médicales vous interdit le droit de porter un jugement sur ces questions, vous vous contenterez du rôle d'historien et nous ferez grâce de vos commentaires. Prenez rang, si tel est votre bon plaisir, à côté des Bodin, Delrio, Boquet, Delancre, Carré-Montgeron, dom Calmet et autres passionnés démonologues ; racontez vos rêveries à ceux qui ont la patience de les écouter ; mais, fi ! de l'intolérance et de l'injure ; ces armes sont impuissantes contre la raison et toujours défavorables à ceux qui s'en servent.

FIN.

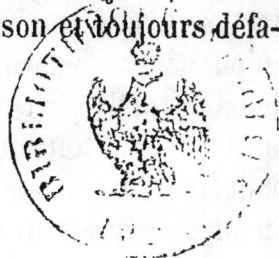

TABLE DES MATIÈRES

22

CHAPITRE XXII.

CONCLUSION. — Surexcitation cérébrale. — Idées fixes. Désordres dans l'innervation. — Dérangements des facultés intellectuelles. — Névroses de l'intelligence. — Visions. — Hallucinations. — Apparitions. — Manies. Folie. — Causes et siége de ces affections. . . . . .

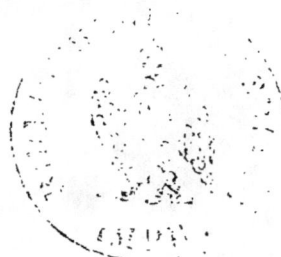

ENCYCLOPÉDIE HYGIÉNIQUE
DE LA BEAUTÉ

PAR

A. DEBAY

Chez DENTU, libraire, Palais-Royal, galerie Vitrée, à Paris.

La *santé* et la *beauté* sont deux trésors aussi chers que fragiles, et que l'*hygiène* apprend à conserver. Or il s'agissait de populariser cette branche de l'art, en la mettant à la portée de toutes les intelligences. Il s'agissait de bien faire comprendre que l'hygiène et la médecine doivent constamment présider aux préparations et opérations qui ont pour but l'entretien de la beauté et le redressement des imperfections physiques. Cette tâche difficile vient d'être accomplie dans une série de petits volumes, rédigés avec une élégante simplicité, et enrichis d'une foule d'aperçus nouveaux qui en rendent la lecture aussi attrayante qu'instructive.

L'auteur de cette intéressante encyclopédie a parfaitement réussi :

1° A dévoiler les dangers des préparations secrètes que prône le charlatanisme, qu'accepte la crédulité et que perpétue l'erreur ;

2° A rendre faciles, à vulgariser les arts et les sciences qui ont pour objet la conservation de la beauté, inséparable de la santé ;

3° A indiquer les moyens les plus simples pour combattre les imperfections de la peau, redresser les vices de formes et cultiver la beauté du corps ;

4° Enfin, à donner un choix de procédés et de formules dont l'efficacité a mérité la sanction académique.

Voici les titres des ouvrages de cette collection utile, dont les journaux ont fait l'éloge, et que les dames ont dénommés LES CLASSIQUES DU BOUDOIR.

HYGIÈNE MÉDICALE DES CHEVEUX ET DE LA BARBE
Formules efficaces contre la chute. (3ᵉ édition). **2 fr. 50**

HYGIÈNE MÉDICALE DU VISAGE ET DE LA PEAU Ouvrage indispensable aux dames (3ᵉ édition). **2 fr. 50**

HYGIÈNE DES PIEDS ET DES MAINS, DE LA POITRINE ET DE LA TAILLE. — Corset hygiénique. **1 fr. 50**

HYGIÈNE DE LA VOIX ET GYMNASTIQUE DES ORGANES VOCAUX. — Des diverses maladies de ces organes et de leur traitement. Régime alimentaire des chanteurs. **2 fr. 50**

HYGIÈNE ET PERFECTIONNEMENT DE LA BEAUTÉ HUMAINE, dans ses lignes, ses formes et sa couleur. (2ᵉ édit). **2 fr. 50**

HYGIÈNE DES BAIGNEURS. — Histoire de tous les bains usités chez les anciens et les modernes, avec l'indication de leurs propriétés hygiéniques et médicales (3ᵉ édition). **2 fr. 50**

HYGIÈNE DU MARIAGE, ou Histoire naturelle de l'homme et de la femme mariés (5ᵉ édition). **3 fr.**

PHYSIOLOGIE DU MARIAGE (3ᵉ édition). — Ouvrage aussi attrayant qu'instructif et d'une incontestable utilité. **2 fr. 50**

LES PARFUMS ET LES FLEURS, considérés comme auxiliaires de la beauté (lecture convenant à tous les âges). **2 fr. 50**

HISTOIRE DES MÉTAMORPHOSES HUMAINES ET DES MONSTRUOSITÉS, ornée de 12 planches. **3 fr. 50**

PHYSIOLOGIE DES PERFECTIONS ET BEAUTÉS DE LA FEMME. **2 fr.**

PHYSIOLOGIE DES FACULTÉS INTELLECTUELLES et physique des tables tournantes. **1 fr.**

HISTOIRE DES MODES ANCIENNES ET MODERNES. — Parallèle fort curieux des toilettes grecques et romaines avec celles d'aujourd'hui. — Considérations sur les modes hygiéniques relatives aux vêtements. — Hygiène vestimentaire. **2 fr. 50**

Paris. — Imprimerie Simon Raçon et comp., rue d'Erfurth, 1

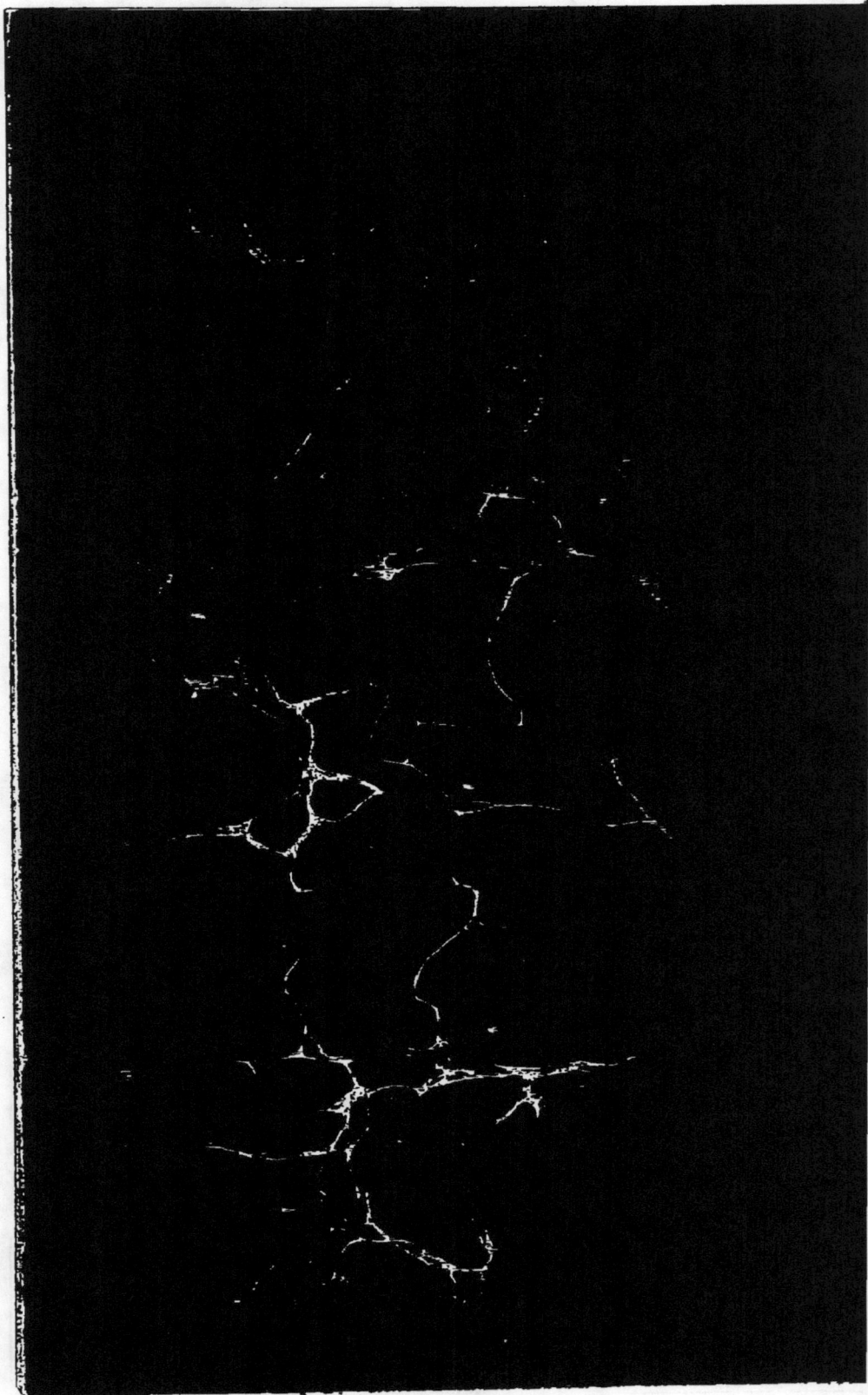

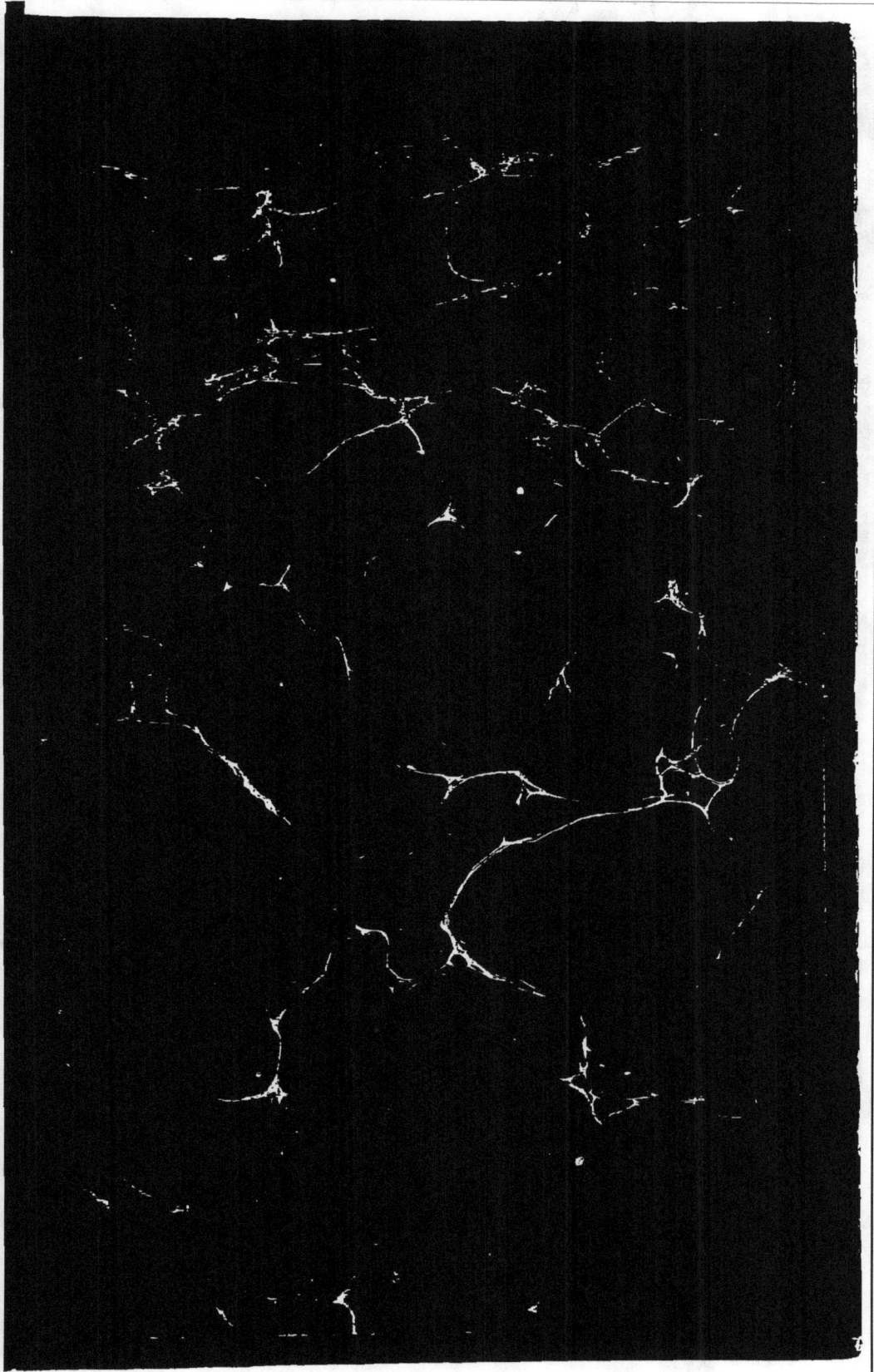